作者简介

黄照权　博士，三级教授，博士生导师，桂林医学院党委书记，校级公共管理学学科带头人，兼任美国纽约科学院学术委员会委员、中华医学会广西病理学会副主任委员、广西壮族自治区临床病理质量控制中心副主任。

王光秀　博士，桂林理工大学客座教授、硕士研究生导师，桂林医学院教授，被广西教育厅评为省级百名学科带头人、首席专家、省级优秀教师、省级教学名师；担任2门省级精品课程主持人、马克思主义哲学省级重点课程主持人、省级重点基地负责人。

当代医学伦理学研究

黄照权　王光秀◎著

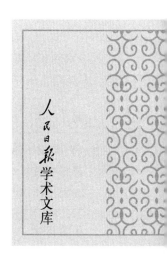

人民日报学术文库

人民日报
出版社

图书在版编目（CIP）数据

当代医学伦理学研究 / 黄照权，王光秀著 . —北京：
人民日报出版社，2017.9
ISBN 978 - 7 - 5115 - 4983 - 9

Ⅰ.①当… Ⅱ.①黄…②王… Ⅲ.①医学伦理学—
研究 Ⅳ.①R - 052

中国版本图书馆 CIP 数据核字（2017）第 241090 号

书　　名：**当代医学伦理学研究**

著　　者：黄照权　王光秀

出 版 人：董　伟

责任编辑：刘天一

封面设计：中联学林

出版发行：人民日报出版社

社　　址：北京金台西路 2 号

邮政编码：100733

发行热线：（010）65369509　65369846　65363528　65369512

邮购热线：（010）65369530　65363527

编辑热线：（010）65369844

网　　址：www.peopledailypress.com

经　　销：新华书店

印　　刷：三河市华东印刷有限公司

开　　本：710mm×1000mm　1/16

字　　数：288 千字

印　　张：15

印　　次：2018 年 1 月第 1 版　　2018 年 1 月第 1 次印刷

书　　号：ISBN 978 - 7 - 5115 - 4983 - 9

定　　价：68.00 元

前　言

　　医学不同于一般的技术科学,它既具有自然科学的属性,也具有人文科学的性质,它是自然科学和人文科学的统一,这也是医学伦理学产生的前提条件和坚实基础。医学技术运用到人的身体上,就会产生可不可以、允不允许、应不应该等伦理学范畴的诸多问题和思考。

　　医学不仅是"人学",也是"仁学",无德不从医。作为一名医务工作者,医学伦理修养是其一生不变的追求和信仰。同时,学习和研究医学伦理学,对于促进我国人民的健康事业,规范医学科学技术发展,培养医务人员现代医学伦理意识和职业精神,推动社会主义精神文明建设,建立和谐社会,都具有现实的价值和意义。

　　为了满足广大医学专业师生医学伦理学学习和研究的实际需要,我们特组织人员编写了《现代医学伦理学研究》一书,本书主要研究和讨论了医学伦理学与相关学科的关系;现代医学伦理学学科发展现状、基本原则与理论;医患关系中的伦理;医学科学研究中的伦理;器官移植中的伦理;临终与死亡中的伦理;基因工程伦理;生育控制与生殖技术中的伦理;行为控制中的伦理;卫生政策伦理;现代护理伦理;现代医院管理中的伦理以及现代医学伦理学评价等,内容全面深入,适合广大医药工作者参考阅读。

　　本书在编写的过程中,学习和参考了许多文献资料,有些直接吸取了公开出版的相关论文、教材、专著和许多科研成果,还有些直接借助互联网获得的资讯,由于不能够及时联系到相关学者和专家,在此恳请有关作者谅解和包涵,在此,也向有关学者、专家致以诚挚的谢意!

　　由于编写时间和编者水平所限,本书疏漏和不足之处在所难免,真诚期待学界同仁和广大师生批评指正!

著者

目 录
CONTENTS

第一章

绪　论

【本章内容提要】

◆ 伦理学的含义、分类

◆ 医学伦理学的含义

◆ 学习医学伦理学的意义

◆ 医学伦理学与相关学科的关系

◆ 现代医学伦理学的研究对象、内容

一、伦理学

伦理学是一种道德哲学，是对人类道德生活进行系统思考和研究的一门科学。伦理学起源于公元前4世纪，由古希腊著名的哲学家亚里士多德创立。我国关于伦理学的思想，起源于公元前四五百年，即春秋战国时期。伟大的思想家、哲学家、教育家老子及孔子都有关于伦理道德的思想论述。老子著有《道德经》，孔子有"仁爱"学说，倡导"忠恕"之道、"德治和教化"等思想。

伦理学以道德为研究对象，是一门研究道德的起源、本质及其发展规律的科学。伦理学作为一门专门以道德为研究对象的科学，是人类社会分工及社会文明发展的结果。其内容主要有：道德的起源、发展和变化的规律；道德的本质及社会作用；道德与上层建筑中其他因素的关系；道德的教育、评价和修养等。随着现代社会经济、政治和文化的发展，人与人、人与社会、人与自然之间的关系将变得更加广泛和复杂，其道德方面的问题在人们的生活中显得越发突出。伦理学研究所涉及的内容将更广泛、更深入。伦理学所要解决的问题很多，但最基本的问题是道德与利益的关系问题。它包括两个方面：一是经济利益与道德的关系，即是经济决定道德，还是道德决定经济；二是个人利益与社会整体利益的关系，即是个人利益服从社会整体利益，还是社会整体利益服从个人利益。伦理学的一切问题，都是围绕着这一基本问题的两个方面来展开的。

现代伦理学的分支学科主要有以下几种。

1. 理论伦理学

它是研究伦理学的基本理论的伦理学分支学科,现代西方理论伦理学的主体是元伦理学。

2. 描述伦理学

它是根据历史材料,描述和研究各种社会、民族、阶级、社会集团实际存在的道德关系、道德观念、道德规范等的学科,是伦理学学科形态之一。

3. 规范伦理学

它是研究人的行为准则,探究道德原则和规范的本质、内容和评价标准,规定人们应该如何行动的理论的学科。它与理论伦理学、元伦理学等都是相对的一个学科形态。

4. 比较伦理学

它根据不同地域、时代、民族和各种文化的道德实践,主要研究各种道德异同及其物质文化背景,与描述伦理学近似。

5. 实践伦理学

它重点研究道德活动,即道德实践的伦理学理论,其内容广泛,涉及犯罪与惩罚、非暴力反抗、自杀、流产、安乐死、环境治理,以及经济领域的公正和国际关系中的道义等问题。它是现代西方伦理学的一个流派。

6. 应用伦理学

它是以伦理学原理为依据,着重研究现实生活中伦理道德问题,在实践中验证和发展规范伦理学的理论和原理的学科,如医学伦理学、生命伦理学、环境伦理学、科技伦理学、经济伦理学等。它与实践伦理学近似,体现在它的许多分支学科领域,归属于实践伦理学。

二、医学伦理学

医学伦理学是研究医学道德的科学。它是一种特殊的意识形态和特殊的职业道德,既具有其一般社会道德共性,又有着与医疗卫生工作直接联系的职业道德特点。它是在医疗卫生工作中形成,并依靠社会舆论和内心信念指导的,用于调整医务人员与服务对象以及医务人员相互关系的行为规范的总和。

(一)学习医学伦理学的意义

1. 有利于促进社会主义精神文明建设

在许多情况下,社会道德是通过职业道德的特殊形式表现出来的,社会主义精神文明与一切愚昧、无知、腐朽、落后是不相容的。在建设社会主义物质文明、政治文明的同时,努力建设社会主义精神文明,是全国人民在新的历史时期的共同任务。从全社会的角度来看,社会主义精神文明程度的提高,依赖于社会各行各业道德水平的提高与良好行风的形成。医疗卫生行业是整个社会的窗口行业,而医疗工作又是一个特殊的职业,涉及千家万户,关系到每个人的生老病死和家庭的悲欢离合,与人民群众有着密切的关系,具有广泛的社会性。医务人员如果能以精湛的技术和高尚的道德情操,一丝不苟地为病人治疗,不仅能使病人获得安全感、安慰感,使病人早日康复,而且病人和家属还可以从高尚的道德、优质的服务中得到启迪,受到感染,产生情感上的共鸣,并通过他们把这种感情传递到家庭、单位和社会,促进全社会的精神文明建设。

2. 有利于推动医学科学事业的发展

大量的实践证明,医学伦理学的道德观念与医学科学的发展总是密不可分的,二者相互影响、相互制约、相互促进。一方面,医学道德观念的转变受医学科学发展水平的制约;另一方面,医学科学的发展又受旧的医学观念的束缚。新的伦理观念的提出和建立,必然推动医学科学理论和医疗卫生实践的发展,而医学科学的发展和新的医疗技术的应用,又对传统的医德观念提出了挑战。医学科研中,经常会遇到一些和伦理相矛盾的问题,如人工流产、器官移植、残缺新生儿的处置及克隆人等。正确解决这些问题,将有利于医学的发展。当今医学科学的飞速发展,影响和改变着人们的伦理道德观念,提出了许多伦理新课题。如人工授精、试管婴儿的成功带来的家庭伦理问题,优生学、遗传学的发展提出的缺陷儿的标准及对待问题,脑死亡新概念引起的死亡标准和安乐死问题,等等。医学伦理学只有不断汲取医学科学发展的新成果,建立和形成伦理观念,才能具有活力,并对医学科学产生有益的影响,推动医学科学的发展。

3. 有利于提高医务人员自身的道德素质

医务工作是崇高的职业,医务人员要做好医务工作必须具备三个条件,即精湛的医疗技术、高尚的医学道德、必备的医疗设备。能否充分发挥医疗技术和先进设备的作用,则取决于医务人员的道德水平。就医务人员的素质而言,包括多个层面,道德素质则在医务人员整体素质中起着举足轻重的作用。通过对医学伦理学特定内容的学习,可以使医学生和医务工作者提高医学道德理论水平,在医德行为过程中进行道德之自评,始终选择从"善"而为之。大量的事例证明,只有道德高尚的人才能正确、自觉地处理好医患关系、医务人员之间的关系,才能刻苦钻研专业知识技能,自觉抵御不正之风的侵袭,更好地履行为病人解除痛苦的义务。学习医学伦理学,可以了解医学道德的历史发展轨迹,感受历史上的国内外的医学家献身医学事业、全心全意为病人服务的高尚医学道德,坚定投身医学事业、全心全意为人民健康服务的信念。

4. 有利于提高医疗质量和医院管理水平

医院面临的首要问题是医疗质量的问题。而医疗质量的提高依赖于多种因素,其中医务工作者的道德水平至关重要。许多医疗差错、医疗事故的发生,不是因为医院条件差或医务人员技术水平不高,而是责任心不强、道德素质低和医院管理混乱造成的。因此,医德水平状况直接关系到整个医疗质量。医务人员树立了良好的医德医风,就会以高度的社会责任感,以优质的服务去处置各项诊疗工作,促进病人康复,力争取得最佳治疗效果。实践证明,医务人员的服务态度和语言,对疾病的发展和转归有很大影响,既可以治病,又可以致病。美好的语言、和蔼可亲的态度可以稳定病人的情绪,坚定其治疗信心和对医务人员的信赖感。同时,医务人员具有良好的道德素质就会自觉地遵守医院各项管理制度,就会积极开展多层次、全方位的人文关怀,使病人在一个温馨的环境中获得人性化的服务,也会使医院的各项工作井然有序,促进医院各系统的功能得以充分发挥。

(二)研究医学伦理学的方法

1. 坚持辩证唯物史观

医学伦理学以医德为研究对象,医德作为职业道德在内容上有较强的时代性和历史性;医德作为上层建筑,也会受一定经济关系的制约。同时,医德又是医学科学的直接产物,必然与当时的医学科学水平相适应。另外,现有的任何一个医学伦理观念,都是以往的道德思想发展的继续。所以,必须把医德问题放在相应的历史条件下进行客观的考察,要根据当时的经济、政治、风俗习惯和医学科学发展水平等历史现状,具体地分析和研究各种不同的伦理观念和行为规范,继承和发扬优良的医德传统。

2. 坚持理论联系实际

理论联系实际是马克思主义活的灵魂,也是学习和研究医学伦理学的根本原则和方法。这种方法要求我们要密切地关注国内外医学伦理学的发展态势,运用辩证唯物主义的观点分析和解决医疗卫生领域中的热点问题。一方面,我们要认真学习和研究医学伦理学的基本理论及相关学科的知识,同时要注意了解医学科学的发展状况;另一方面,要把所学的医学道德理论、规范运用到医学实践中去指导自己的行动,避免学用脱节,做到知行统一,积小善为大善。同时,要紧密联系我国卫生界的医学道德实际,注意调查研究医学实践中产生新的道德问题,不断更新旧的道德观念,以适应医学模式转变的要求。

3. 坚持面向未来适应发展

医药卫生事业的发展,将需要大量高层次的医学"实用型"人才。而医德修养与提高是优化医学高校形象、培养高素质医学人才所必需的。加强医学高职高专的医学伦理学教育与教学,是对医学专业学生进行医德教育的重要内容与方法,也是与国际医学教育接轨的最佳途径。因此,医学专业学生在医学伦理学的学习中,要有意识地更新自己的理念,主动适应新的医学模式要求。尤其是我国扩大对外开放和加入世贸组织后,在各方面将会出现更多的机遇与挑战,当然,也会面临许多的伦理难题。我们要及时抓住机遇,迎接挑战,密切关注医学伦理热点、难点问题,认真履行医学职责,遵守医德规范,争做人民群众的健康卫士,为医学事业、为人民健康献出毕生的精力!

三、医学伦理学与相关学科的关系

（一）医学伦理学与医学的关系

医学伦理学与医学有着密切的联系,两者都以维护、促进人类的身心健康为目的。但两者又都有各自特定的研究对象和内容,只能相互影响、相互渗透、相互补充而不能相互取代。医学是生命科学中综合自然、社会及人文科学的一门应用科学,是以人的生命为对象,研究人类生命过程及如何同疾病做斗争。医学伦理学是在医学基础上,依据一定社会、职业道德要求建立起来的,担负着教育培养医务人员高尚道德的重要任务;旨在研究医学领域中的道德现象,是揭示人们在探索人类生命与疾病做斗争过程中,人们相互关系的道德准则与规范的一门应用性科学。这里不难看出,医学的发展,必须要有医学伦理学给予支持和保证;而医学的发展,也为医学道德奠定了新的物质基础和科学技术基础,并对医学道德提出更高的要求,以解决新技术提出的新的伦理难题。随着现代医学文明的不断进步,像安乐死、器官移植等被越来越多的人所接受,这标志着社会文明的进步和道德水准的提高。

（二）医学伦理学与医学心理学的关系

医学伦理学是对医患关系、医际关系等伦理道德的研究。医学心理学主要是研究人的心理因素在人类健康与疾病转化过程中的作用和规律,进而有效地施行心理治疗,使病人尽快康复,促进人类健康的一门科学。尽管二者研究的侧重点不同,前者侧重研究医学道德规范,后者侧重研究医疗活动中的各种环境因素对人们身心健康的影响,然而,二者又不可分离。医学伦理学研究的这些关系是人们心理变化的客观条件,医学伦理学所涉及的关系会直接影响病人及其他社会人群的心理变化;同时,医学心理学对病人心理状态的了解及其调适方法,也是医学伦理学确定医患关系的重要依据。医学心理学对病人心理的了解和研究,必须以良好的医患关系为前提;而良好医患关系的建立,又有赖于从事医学心理学研究的医务人员的高尚医学道德。可见,医学伦理学有助于医学心理学的研究,而医学伦理学也需要医学心理学的支持和补充,二者密不可分。医学心理学的研究成果也表明,人体疾病的发生、发展和康复,除有各种致病的生物因素和理化因素以外,与人的心理健康因素也有一定的关系。医务人员对病人的态度和工作方法等,也会直接影响病人的心理状态和健康。所以,医学伦理学与医学心理学对解除病人痛苦的作用是相辅相成、休戚相关的。

（三）医学伦理学与医学法学的关系

医学法学和医学伦理学都是调节人们行为的准则和规范,其目的都是维护社会正常秩序,保证医疗实践活动的顺利开展。二者虽然都以规范形式出现,目的一致,但其所起作用的方式及研究的对象则不同。医学法学是运用法学理论和原则,研究解决医学理论和实践中与法律相关的一门医学和法学交叉的学科,侧重研究医学理论和实践中引申出的一些法律问题,保障依法行医,使医疗事故和医疗纠纷等按照相应的法律得到仲裁。其特点是通过法律手段,使医学中许多超越伦理的问题得到强制性的制约和无条件的依法解决。医学伦理学则不同,它是通过社会舆论、传统习惯和人们的内心信念发挥作用的。医学道德作用的范围比医学法学广泛得多。因为在医疗护理实践中发生的许多问题,有些虽然影响很坏,但只要尚未犯法,这些问题只能受到医学道德的谴责,而法学则无能为力。然而,凡是法律要惩罚的,都是医学道德所谴责的。二者在内容上互相吸收,在功能上互相补充。

（四）医学伦理学与医学美学的关系

医学伦理学与医学美学密切相关又不可相互替代。医学伦理学是论述医学职业道德的科学,它研究探讨医务人员行为的善与恶。医学美学的研究对象是医学职业生活中的美与丑,包括医学在为病人、社会提供服务的过程中,医务人员、病人和社会人群三者之间的审美关系及由此产生的医学审美意识、审美实施、审美评价和审美教育等。前者以善恶为评价标准,并依靠社会舆论、内心信念、传统习惯来维系,提高医疗质量;后者以美丑为评价标准,要求从美学的角度去体验和满足病人的审美需求。二者相互联系,医学道德认为是善的,一般总是美的;医学道德认为是恶的,一般也是丑的,反之亦然。善与恶,美与丑是相比较而存在的,既没有离开恶的丑,也没有离开善的美。

（五）医学伦理学与卫生法学的关系

卫生法学是以医学卫生事业中的法律、法规为主要研究对象的学科,是一般法学原理在医学中的应用,主要研究医疗卫生立法问题。医学伦理学和卫生法学是相互关联的,二者都是上层建筑的一部分,都以调节医疗卫生活动中人们的相互关系、维护社会秩序为目的,它们是密切联系、不可分割的。一方面,医学伦理学的主要任务之一就是教育医务人员自觉遵守国家法律,并同一切违法犯罪行为做斗争;另一方面,社会主义法律对于加强医务人员的医德修养,遵守社会主义医德规范,也具有十分重要的积极意义。卫生法学与医学伦理学共同为调整医疗关系,维护医疗秩序和人民健康服务。但是,医学伦理学与卫生法学的区别也是非常明显的。法是由国家用强制手段来保证和实施的,医学伦理道德则主要依靠社会舆论、传统习俗和人们内心的信念来维持,其作用范围更为广泛。因此,在医疗实践中,我们要把开展医德教育同法制、法规的宣传教育相结合,这样才能使之相互促进,达到更好地维护医疗秩序的效果。

四、现代医学伦理学的研究对象

随着时代的变化,医学伦理学也在不断发展和变化,因此,关于医学伦理学研究对象,在不同的阶段侧重点也有所不同。概括地说,现代医学研究的主要对象主要是医德关系和医德现象。

(一)医德关系

医学伦理学以医德现象和医德关系为研究对象,而医德现象总是某种医德关系的表现。因此。医学伦理学主要是研究医德关系,并揭示医德关系中医务人员个人及相应整体的利益、病人个人及相应群体的利益以及他们与社会整体利益的矛盾。根据这些矛盾的性质和特点,总结出反映这种矛盾发展规律的道德理论,确定解决这种矛盾的道德原则和规范,提出道德评价及行为选择的标准、途径和方法,推动医学科学及社会文明的进步。

医患关系是最基本、最重要的医德关系,是人类对抗疾病、维护健康而结成的第一个利益联盟。恩格斯说:"劳动的发展必然促使社会成员更紧密地互相结合起来,因为它使互相帮助和共同协作的场合增多了,并且使每个人都清楚地意识到这种共同协作的好处。"作为劳动分工之一的医学职业与其他职业相辅相成。医者衣食住行等需求的满足,必须以全心全意为其他社会成员的健康服务为前提。医患关系只能是服务与被服务的关系。舍此,便失去了医学职业存在的必要和医务人员赖以生存的基本方式。当然,服务的形式可以多种多样。常见的医患关系模式有维奇模式、布坦斯坦模式和萨斯·荷伦德模式,其中萨斯·荷伦德模式已为医学界广泛接受。1976 年,美国学者萨斯·荷伦德在《医学道德问题》上发表文章《医生、病人关系的基本模型》,提出医患服务的三种模式:①主动被动型。医生是绝对权威,病人被动适应并服从医生治疗。②指导合作型。医生处于主导地位,仍然发挥权威作用,但病人不是被动服从,而是主动配合,可以发挥部分能动作用。③共同参与型。医患双方平等参与,互相配合,能充分发挥双方的主观能动作用,有利于生理、心理和社会的全面医疗质量的提高,也有利于双方人格的完善和医疗关系的改善。三种模型有着不同的适应对象和使用情境,应当认真研究。

医患关系不仅受医学职业的影响,而且受社会生产资料所有制关系、各阶级集团的相互作用、分配方式和交换形式等社会关系性质的影响,甚至后者的影响更明显、更重要。同时,社会文化、个人素质、认知及利益等也会影响医患关系。这样由医学职业所确定的服务与被服务的关系,必然在不同的社会条件下染上各异的色彩,单纯的医患关系必然揉进复杂的因素,理想的团结互助平等友爱的医患模式必然与现实的复杂多样的医患状况存在着差距和矛盾。医患关系的发展规律是什么? 当前社会主义中国处理医患关系的道德原则和规范是什么? 怎样在现实条件下使医患关系最大程度地趋向和接近理想水平? 这就是医学伦理学研究的重要课题。

医际关系是在医患关系基础上发展起来的第二个利益联盟。随着社会和医学的发展,医际关系的作用日渐突出。近现代医学活动是任何个人都不可能独自完成的,它必须依靠医生、护士、检验人员、管理人员及全体卫生界成员的协同工作和密切配合。医疗质量的高低不仅取决于医务人员个人的德才学识,而且取决于医际的合作及医疗团体的凝聚力。同时,医际关系与医务人员的身心健康和全面发展密切相关。为此,我们不能不重视对医际关系的研究。如果我们把医务人员的个性特征分为 P 型(即 parent,以父母角色、权威角色自居,乐于发号施令)、A 型(即 adult,以成人角色出现,以理智的态度对待对方和处理问题)和 c 型(即 child,无主见,少理智,无所适从,感情用事),则医际关系便有 PP 型、PA 型、Pc 型、AA 型、Ac 型和 cc 型,其中以 AA 型最为理想。医际之间有共同的目标、共同的事业、共同的利益和共同的语言,虽然在各种复杂因素的影响下可能会出现各种各样的矛盾和冲突,但是协同和一致是必要和可能的。怎样建立合理的道德规范,进行有效的道德教育,培养医务人员的道德品质,使医际关系趋向最理想的状态,是重要的研究课题。

患际关系、医社关系等也是我们的研究对象,其中涉及医药卫生资源分配的道德原则、道德冲突等问题都应该认真对待。

(二)医德关系与社会背景的关系

医德关系不是孤立的,而是在自然和社会两重背景下产生、发展和变化的。而医德关系同社会背景的关系是医学伦理学研究的重要课题。

社会背景对医德关系的影响,首先表现为不同社会形态的社会关系对医德关系的影响。马克思在世界历史中划分出四大类型的社会关系。

第一种类型是原始公社社会形态所固有的自然氏族关系、血缘部落关系。这一时期人们的行为特征是粗糙的整体性。维护人类、氏族和部落的共同利益,是这一时期的基本道德原则。共同劳动、相互关心、维持氏族内部的自由和平等,是这一时期的重要道德规范。此时的医德关系表现为互助、平等和团结。因为不这样就不能战胜自然灾害,就不能抵御疾病的侵袭和外族的侵扰。

第二种类型是人对人的直接统治和服从,即人身依附关系。这种类型又有两种形式。

(1)简单残酷的奴隶制。人们的行为特征是畸形的个体性。奴隶主的个体性表现为对奴隶的绝对占有,甚至死后还要奴隶殉葬。奴隶失去了人的地位和尊严,他们的个体性则是反抗奴役,争取做人的基本权利。这一时期的基本道德原则是维护奴隶对奴隶主的绝对屈从和人身依附。这种屈从和依附关系在医德关系中也得到充分表现。古巴比伦的《汉谟拉比法典》第218条指出:"倘医生用青铜刀为自由民施行严重的手术,而致此民于死,或以青铜刀割自由民之眼疮,而损毁自由民之眼,则彼应断指。"第219条说:"倘医生以青铜刀为穆什钦努之奴隶施行严重的手术,而致之于死,则彼应以奴还奴。"第220条则说:"倘彼以青铜刀割其眼疮,而损毁其眼,则彼应以银赔偿此奴买价之半。"该法典维护奴隶对奴隶主的屈从和依附关系的道德原则跃然纸上。我们在运用阶级分析的方法,从一定社会的经济基础和阶级关系去考察道德,充分认识阶级社会中道德阶级性的同时,还要看到职业对道德的影响,承认其与职业要求和职业活动密切相关并表现为世代相袭的稳定而连续的职业道德。《周礼·天官·医师》中不分患者阶级地位,仅以疗效为据,提出"十全为上,十失一次之;十失二次之;十失三次之;十失四为下"的医德评价标准。《周礼·地官·大司徒》说:"以保息六养万民,一日慈幼,二日养老,……五日宽疾……以本俗六安万民。"这些都是由医业特征所确定的带有全民性特征的医德在奴隶社会的具体表现。

(2)复杂伪善的封建制。这一时期人们的行为特征,基本上是抹杀个性特征的严密的整体性。这种整体性在托马斯·阿奎那的等级正义论中得到充分体现。阿奎那认为,社会是上帝安排的组织,等级分化,高级事物统治低级事物是上帝的旨意。一个人要获得幸福和正义,就必须服从上帝,根据上帝的旨意,世俗权力服从宗教权力;个体利益服从国家整体利益,必要时可以牺牲个体利益。要维护封建等级制度,任何人都不能改变自己的等级。这一时期的基本道德原则,就是维护封建的宗法等级关系。忠君孝亲、男尊女卑,是这一时期重要的道德规范。这些原则和规范在医德中的反映,则有"君有疾饮药,臣先尝之;亲有疾饮药,子先尝之""身体发肤,受之父母,不敢毁伤"等。对于复杂的人类社会生活中的道德,切忌简单化、公式化和庸俗化地加以理解。在封建社会的医德中,既有统治者宗法等级道德的巨大影响,又有劳动阶级反抗宗法等级的道德要求。孙思邈"普同一等"与龚信"不论贫富,施药一例"的平等思想,龚廷贤"博施济众"的人道思想,都体现了对宗法等级道德的反抗。这一时期,博大精深的中国文化对医德关系的影响极深,我们一定要认真对待,仔细研究,切不可采取民族虚无主义的态度。

第三种类型是物的依附关系,在法律上"独立自主"的个人被金钱所支配。这一时期人们的行为特征是竞争的个人主义。利己主义是这个时期的基本道德原则。以财产为价值目标,以买卖关系贯穿一切人际关系,是这个时期的道德特征。霍布斯说:"人是利己的动物,人的自然本性就是要'自我保存'。自然状态中的人就像狼一样,处于'每个人对每个人的战争中',只是由于自我保存的需要,才订立契约,成立政府,让出部分权力,用法律规定等办法使彼此共存。"在资本主义社会,利己主义导致人际关系的冷漠、对立和僵化。金钱是从人异化出来的人的劳动和存在的本质,这个外在本质却统治人、奴役人,使人向它膜拜。与所有阶级社会一样,资本主义时期的道德也充满了斗争和矛盾。这一时期的医德既丰富又复杂。它既吸收了人文主义、人道主义伦理思想的合理因素,又摆脱不了资产阶级个人主义的影响。拜金主义必然反映到医德关系之中,而完整的医德体系及其重要原则规范又反映了对利己主义和拜金主义的批判、鄙视和对抗。1847 年美国医学会的《医德守则》,1949 年世界医学会的《日内瓦宣言》,1975 年世界医学会的《东京宣言》,1977 年世界精神病学大会通过的《夏威夷宣言》等,都倡导人道,尊重病人,提倡医务人员的自我牺牲,与利己主义和拜金主义的主张截然相反。我们一定要正确看待一些全人类共同遵守的道德,遵守共同的"游戏规则"。

第四种类型是联合起来的个人的自由的社会关系。他们共同占有生产资料,并有计划地控制社会完善和个人完善的过程。个体和群体的辩证统一,人的主体意识加强,是这一时期的行为特征。集体主义是这个时期的基本道德原则。有的人认为集体主义抹杀个性、否认个人利益,其实不然。马克思和恩格斯曾经明确指出"共产主义者既不拿利己主义来反对自我牺牲,也不拿自我牺牲来反对利己主义",而是要消灭造成个人利益和社会利益对立的根源——私有制。对于集体主义,应当作以下理解。

(1)要以集体主义为基础,实现个人利益与集体利益的统一。"只有在集体中,个人才能获得全面发展其才能的手段,也就是说,只有在集体中才可能有个人自由。"

(2)当个人利益与集体利益,眼前利益与长远利益,局部利益与全局利益发生冲突的时候,个人的、眼前的、局部的利益,应该服从集体的、长远的、全局的利益,甚至在必要时牺牲个人利益。

(3)必须以最广大人民的最大利益作为出发点和归宿点。这一时期的道德与现代医学伦理学许多原则具有相容性。当代医学已从医患双方的相互合作,发展成为一项社会性事业。它的广泛性和长远性的活动与影响,已与百年以前不可同日而语。医德不仅涉及从事医疗工作的医务工作者,而且涉及卫生行政管理人员;不仅涉及个人行为,而且涉及政策制定、资金分配和管理方式。发达国家培养公共管理硕士(包括卫生事业管理硕士)的著名大学,如锡拉丘兹大学的马克斯韦尔学院、哈佛大学肯尼迪政府学院、普林斯顿大学伍德罗·威尔逊国际事务学院等,都把"公共管理与伦理学"列为必修课或核心课程。伦理学已把它的关注重点从个人行为扩大到更广泛、更长远的领域。正如美国学者 Twiss 和 Jonson 等所说,医学伦理学应是"长远责任的伦理学",是为"社会性事业"提供的伦理学,这种伦理学坚持公益论。公益论坚持眼前利益服从长远利益,重视社会利益。它作为传统医学伦理学美德论与职责论的补充和发展,已经迅速建构起来。

社会背景对医德关系的影响,还表现在医德关系在不同的民族、地区和文化中有着不同的形式。在天人相分的古希腊文化,肉体死亡与灵魂分离的基督文化,以及快乐主义、功利主义的近代西方文化中,安乐死的阻力较小;在天人合一、主张孝悌福寿的中国传统文化中,安乐死的阻力较大。温顺谦让在斯尼·印第安人眼中是品德高尚、行为正常,而在克瓦恰乌特罗·印第安人看来却是行为异常。尸体解剖在儒家文化的中国难以推行,在"人是机器"观念下的西方文化下却有几百年的历史了。

此外,人化的自然环境的变化也对医德关系有重要的影响。一方面,环境与健康有密切的关系。环境构成及状态的任何异常变化,都会不同程度地影响人体的正常生理活动。如果这些变化超过了人类正常生理调节范围,就可能引起人体某些结构和功能的异常甚至改变病理。另一方面,人类自身的盲动所带来的环境污染问题已经严重威胁到人类的健康和生存。可怕的环境污染和严重的生态破坏,已经使不少生物濒于灭绝,使人类面临险境。人们越来越明确地认识到,要保护人类的健康,就必须保护人类赖以生存的环境。因此,医患关系必须扩大到人与环境的道德关系。

人口问题是自然背景和社会背景的综合反映,对医德关系产生了重大影响。由于人口发展与生产资料生产的比例不协调,从而出现了劳动力安排困难和耕地面积缺乏等问题。由于人口发展与消费资料生产的比例不协调,从而给衣食住行带来了极大的困难。面临人口问题,多数国家变鼓励生育为控制人口,我国也实行了计划生育。因此,医务界必然面临控制人口所带来的一系列道德问题,如人工流产中的生命道德问题,优生中的先天畸形儿处理问题,人工授精中婚育分离而导致的一系列伦理问题等。这些问题甚至在今后一定时期内仍然是医学伦理学研究的重点问题。

医学科学作为自然与社会两重背景与医德关系之间的一个中介,也对医德关系产生着巨大影响。在原始医学时期,处于萌芽状态的医德有两种表现形式。物质丰富时,人们对病人非常友爱,表现出朴素的人道思想。物质匮乏时,却不得已而将病人遗弃、处死,甚至当作食物,表现出简单的功利思想。在漫长的经验医学阶段,历代医学家在大量的医德实践中积累了极为丰富的医德经验,朴素人道主义思想逐步形成,涌现出《希波克拉底誓言》《素问·疏五过论》《大医精诚》等大量医德文献。对于这一时期的医德,我国有着十分突出的贡献。在内容上,提出了贵人、尊生、爱人、平等等医学人道主义思想,总结出济世救人、正派庄重、勤精不倦、尊重同道的美德论,提炼出"欲救人学医则可,欲谋利学医则不可"及"赠医施药于贫"的义务论。在形式上,有《大医精诚》式的专论,也有"五戒十要"式的规范。当西方医学随着资本主义对中世纪的更替而进入实验医学之后,医德学逐步产生了。

实验医学不仅提出了尸体解剖、人体实验等活动中的道德问题,丰富了医德内容,而且促进了医疗卫生事业的社会化,使医德从个人道德扩大到群体和社会道德。此外,文艺复兴以后蓬勃发展的人文主义、人道主义运动促成了医学人道主义体系的形成,使医德迅速规范化、系统化。《日内瓦宣言》《世界医学会国际医德守则》《纽伦堡法典》《赫尔辛基宣言》等就是对一系列医德规范的总结。我国没有经历过实验医学阶段,却同世界医学一道迎来了现代医学阶段。我国与世界各国同步进入了医学伦理学和生命伦理学阶段。现代医学越来越多地干涉和改变着人的生命、健康和死亡状态,并提出了生命控制、行为控制、死亡控制、器官移植,以及近年来有关人类基因组计划及克隆等一系列新的伦理问题。这些问题不仅使医学伦理学和生命伦理学的研究日益深化,而且使全世界的民众对医学伦理学更加关注,从而促进了医学伦理学的发展。同时,现代医学使医务人员的责任越来越受到重视,使医学的道德后果越来越受到重视,使卫生事业的道德问题越来越受到关注。现代医学的发展不仅丰富了医德的内容,完善了医德的形式,而且使人们认识到,仅仅描述性的医德学已经不能满足当前的需要,必须建立既有规范性又有工具性,既有协调性又有进取性,既广泛深刻又系统实用的医学伦理学。

五、现代医学伦理学的研究内容

现代医学伦理学研究的主要内容,概括起来有医德的基本理论、医德的规范体系、医德难题、医德实践等。

(一)医德的基本理论

医德基本理论是医学伦理学得以构建的基石。医德基本理论主要包括两部分内容:一是支撑整个医学伦理学体系的基础理论,如生命神圣论、生命质量论、生命价值论、医学人道论、医学功利论、医学公正论、医学美德论、病人权利论、医患和谐论等;二是医德客观规律性基本理论,主要包括医德的产生、发展规律的理论,医德的本质、特点及社会作用的理论,医德与医学科学、医德与医学模式转变、医德与卫生事业发展相互关系的理论等。这些理论贯穿于整个医学伦理学体系,起着指导作用。

(二)医德的规范体系

医德规范是各种医德要求的总称。医德规范体系则是各种医德规范按照一定逻辑关系建构而成的相对独立的系统。医德规范体系由医德原则、医德准则和医德范畴等三个层次构成。医德原则是指医德规范体系中居统帅和主导地位的医德规范,它是某一医学发展阶段及特定社会背景下医德基本精神的集中反映,是调节各种医德关系必须遵循的最高要求。医德准则是医德原则的具体化,它是依据一定的医德理论和原则制定的,医务人员在具体医学情境中应该遵循的职业行为准则,是用以调整医学实践中各种具体人际关系、评价医学行为善恶的主要尺度。医德范畴是对医德实践的概括和总结,广义的医德范畴包括医学伦理学所使用的全部基本概念,如医德善、医德行为等,狭义的医德范畴则是指医德规范体系中全部的医德基本概念,如医德权利、医德义务等。

(三)医德难题

高新医学技术的研究和应用为人类征服疾病、延长寿命、提高生活质量带来了福音,但同时也引发了新的伦理冲突,产生了许多新的医德难题。所谓医德难题,是指在做什么或不做什么的时候已不再是简单的善恶选择,而是更为复杂的价值抉择,即进行利弊、善恶、美丑等比较,以求在诸多善果中取最大,在众多恶果中择最小。然而,由于缺乏或难以找到现成的答案,致使抉择者处于左右为难、进退失据的窘境。医德难题主要有两类:一是医学新技术研究应用与现有医德观念之间的伦理冲突,如人类辅助生殖技术、器官移植技术、基因技术等研究与应用中的伦理难题;另一类是新的医改举措及其道德嬗变与传统的职业行为模式之间的伦理冲突,如经营管理与公益原则的相悖、同行竞争与相互协作的矛盾等。

(四)医德实践

实现医学道德的基本实践,就是通过医德教育、医德培养、医德修养、医德评价等方法,使社会确定的医学道德在医务人员身上得以实现,形成优良的医学美德。医学道德规范是外在的、客观的社会要求,必须转化为医务人员内在的、主观的自身信念,其价值才能得以体现。这项任务是复杂的、具体的、丰富的,主要通过医学道德实践得以完成。

第二章

现代医学伦理学学科发展概述

【本章内容提要】

◆ 中国古代医学伦理思想

◆ 中国近代医学伦理思想

◆ 中国现代医学伦理思想

◆ 国外医学伦理思想的历史演变

◆ 国外现代医学伦理学学科发展概况

◆ 国外医学伦理学学科发展阶段的划分

一、中国医学伦理思想的历史演变

在人类发展史上,医学伦理学和医学伦理思想是伴随着人类的医疗实践的发展而发展的。探究现代医学伦理学发展的基本规律,掌握其发展的概况,对于我们全面了解医学伦理学发展的特点,继续深入研究、发展现代医学伦理学具有非常重要和现实的意义。

中国是一个有"礼仪之邦"美称的文明古国。中国的医学伦理思想随着医学实践的发展而不断发展。概括地说,中国的医学伦理思想经历了古代医学伦理思想、近代医学伦理思想与现代医学伦理思想三个发展阶段。

(一)中国古代医学伦理思想

中国传统医学源远流长,博大精深,伴随其产生的医学伦理和实践极为丰富,其发展过程可以分为四个时期。

1. 萌芽时期

中国古代没有专门的医学伦理学科和专著,但有丰富的医学伦理思想。中国古代医学伦理思想,主要体现在古代医学典籍的序言或独立的篇章之中,其他的著作中也有体现。

《帝王世纪·路史》中记载:"伏羲氏……画八卦……乃尝味百药而制九针,以拯天枉焉。"《淮南子·修务训》里说:"神农氏……尝百草之滋味,水泉之甘苦,令民知所避就。当此之时,一日而遇七十毒。"《通鉴外记》也说道:"民有疾病,未知药石,炎帝始味草木之滋,尝一日而遇七十毒,神而化之,遂作方书,以疗民疾,而医道立矣。"尽管伏羲、神农、炎帝这些人物是神话传说中的,但从一个侧面说明了我国古代医学道德思想的基本特点、状况及其萌芽状态。

2. 形成时期

在奴隶社会,由于社会生产力的发展,社会分工进一步具体化,出现了体力劳动和脑力劳动的分工,医生这个职业此时便产生了。据《周礼》记载,周代已出现了专司医业的医生,随之便建立了我国最早的医德制度。《周礼·天官·医师》中写道:"医师,掌医之政令,聚毒药以共医事,凡邦之有疾病者……则使医分布治之,岁终则稽其医事,以制其食,十全为上,十失一次之,十失二次之,十失三次之,十失四为下。"这既包含了对医疗技术的评价,也包含了最古老的医学道德思想和道德评价。为什么"次"呢?《素问·徵四失论篇》注释:"所以不十全者,精神不专,志意不理,外内相失,故时疑殆。"意思是说医师之所以不能取得十全的疗效,是由于医生在治病时,不专心致志,缺乏认真的分析思考,没有把外在的临床表现和内在的病理变化联系起来,因此时常疑虑不决,造成过失。由此可见,当时对医生的考核,不单纯是技术的考核,还包括医师的思想品德、医疗作风和态度方面的考核。

到了春秋战国时期,在我国古代哲学和伦理观念的影响下,随着经验医学的兴起,医学人道思想,即生命神圣论已经有了相当的发展。"医乃仁术""仁爱救人"等医学伦理思想出现了,此时的医德思想要求医师重视人的生命,要以"无伤"为原则。孟轲言:"无伤也,是乃仁。"(《孟子·梁惠王上》)此时,中国医德思想还强调用药要慎重。《孟子·滕文公上》曰:"若药不瞑眩,厥疾不瘳。"《礼记·曲礼》曰:"君有疾饮药,臣先尝之;亲有疾饮药,子先尝之。医不三世,不服其药。"

成书于战国时期的我国第一部医学典籍《黄帝内经》,阐明了中国古代朴素唯物主义医德观。其内容包括《素问》《灵枢》两大部分,它以朴素的唯物主义思想作为医学理论体系,以整体观念为原则,阐述了有关病理、诊断、防疫、治疗等医学问题。与之相适应,在医学道德方面也有专门论述。如《素问·阴阳应明大论》中指出:"治病必求于本。"所谓"求于本"在诊断上要求"必知始终",在治疗上要求"各司其属",以所利而为之。如《灵枢·师传篇》专论了医生的责任和良心;《疏五过论篇》将五种行医过失列举出来,并指出医生必须具备四个方面的医德;《素问·徵四失论篇》专论了医生在临床诊疗中易出现的四种失误,以诫医生。这几篇关于医学道德的专论,成为后世医生的必修课,并经他们的言传身教,逐渐形成了我国具有约束力和优良传统的古代医德。所以,可以说《黄帝内经》的问世,不但确立了我国古代医学理论体系的雏形,而且也标志着我国传统医德的初步形成。

3. 发展时期

到了东汉时期,名医张仲景有著名的《伤寒杂病论》一书,其序言是具有很高价值的医德文献。序言对医学的性质和宗旨、医学道德、医学的发展都做了精辟的论述,指出治病应不分贫贱富贵,"上以疗君亲之疾,下以救贫贱之厄,中可保身长全"。他以救人活命为己任,以仁爱救人为准则,指导自己的医疗实践活动。他在《伤寒杂病论·自序》中指出要以"精究方术"与"爱人知己"的精神,反对那种"孜孜汲汲,唯名利是务"的居世之士,"自非才高识妙,岂能探其理至哉"。张仲景还指出应当"勤求古训,博采众方",并结合临床实践的方法,进一步继承发扬前人的医学成就,以推动医学的发展。张仲景的医德思想,推进了中国古代医德思想的向前发展。

三国时期的江西名医董奉,隐居庐山,专为贫民治病,不取报酬,病人痊愈后,凡来感谢者,病轻者嘱其种杏树一棵,病重者嘱其种杏树五棵,不到十年,董家周围的杏树蔚然成林,杏子成熟后,董奉把杏子换成粮食济贫,这一故事广泛传颂,后被称为"杏林佳话",流传至今。今天,病人时常用"杏林春暖"来表示对医生的敬意,也体现了一种良好的医患关系。

隋唐是我国封建社会发展的繁荣时期,名医辈出,医德更加完善与规范化。孙思邈(581—682年)是这一时期我国传统医德的集大成者。他写的《备急千金要方》,就是以"人命至重,有贵千金,一方济之,德逾于此"的意义而命名的。这不仅是一部医学名著,也是一部包含深邃医学伦理思想的著作。其开卷序例《论大医精诚》,主张医家必须具备"精"和"诚"两个方面。所谓"精"就是要具有精湛的医术,所谓"诚"就是指医生应具有高尚的品德。他指出学医的人要"先发大慈恻隐之心,誓愿普救含灵之苦",要平等待患,"不得问其贵贱贫富",对患者要"普同一等""一心赴救",不得浮夸自吹,诋毁同行。总之,他比较全面地论述了医生的个人品德、专业学习态度、对待病患的态度、与同道的关系等方面的医学道德准则,他还紧密联系临床实践,使伦理渗透于医理之中,进行医德教育与评价。其巨著既是中国医学之典籍,也是中国医德史上的重要文献,对后世医德发展产生了深远的影响。

4. 初步成熟时期

到了两宋,随着医学科学的不断发展,传统医德活动的内容日益丰富,医学伦理思想有所突破和创新。林逋著的《省心录·论医》重视医德评价,把那些在医疗活动中贪图钱财、沽名钓誉和粗疏轻率的医生,斥之为"庸医"。医学家张杲著有

《医说》告诫病家,不得"轻以性命托庸医",把"治病委之庸医比之不慈不孝"。由此可以看出,张杲的医学伦理思想开始从患者的角度来进行论述和主张,扩大了医学伦理思想研究的视角。

金元时期,医学界有四大学派,即寒凉派刘完素、攻下派张从正、补土派李杲、养阴派朱震亨。四大派形成了当时医学界百家争鸣的局面,充分体现了他们勇于创新的精神。这四大家各树一帜,突破旧的学说,提出新的见解,改变了泥古不化和墨守成规的面貌,对医学的发展起到了较大的推动作用。刘完素认为评价一个医生应从医道和医德两个方面考虑,"医道以济世为良,而愈病为善",根本的一点就是济世和愈病。他认为"欲为医者,上知天文,下知地理,中知人事,三者俱明,然后可以语人之疾病。不然则如无目夜游,无足登涉,动致颠殒,而欲愈疾者,未之有也"。刘完素十分重视深入民间,扶危济困,同病家有密切联系,家门前经常求诊者众,深受人民群众热爱。他曾三次拒绝朝廷的征召,不愿当宫廷御医,坚持行医民间,因此被御赐"高尚先生"。

金代医学家张从正,攻下派倡导人。他主张爱病人但不讨好病人,顺潮流但不随大流。他据个人临床实践指出,迷信巫神是绝对治不好病的,呼吁医生要努力钻研医学。他对情志疗法颇有研究,用行为疗法证明迷信和宿命论的谬误。他十分重视医患关系,认为治病"必标本相得,彼此相信",既要相信病人主诉,又要注意分析病情,谨慎从事。

金代医学家李杲是补土派的代表,他"忠信笃敬",与人交往"无戏言",说到做到,生活严谨,作风正派,十分自爱;反对虚妄,重视客观,为传后人医术呕心沥血,挑选教授学生十分重视医德。

元代医学家朱震亨提出"阳常有余,阴常不足"之论,被称为养阴派的代表人物。他主张生活俭朴,诚恳正直,严于律己,宽以待人。要求对病人热忱,同情病人疾苦,凡病家有请,"虽雨雪载途,亦不为止"。一次,朱震亨出诊刚刚回来,又有病人家属前来请求出诊,家人想拒绝,朱震亨表示,"病人痛苦不安,度刻如岁,当医生的怎能自图安逸呢?"说完立即不顾劳累再次出诊。金元四大家的医德思想各有特色,但都深远地影响了我国医德的发展。

我国的医学道德规范、医学道德教育、医学道德理论发展到明朝已日臻完善、成熟。明代医学家龚廷贤著《万病回春》,提出"医家十要"和"病家十要"两则。"医家十要"为:一存仁心,二通儒道,三精脉理,四识病原,五知运气,六明经络,七识药性,八会炮制,九莫嫉妒,十勿重利。这"十要"表明了龚廷贤心目中医家的理想模型。"病家十要"为:一择明医,二肯服药,三宜早治,四绝空房,五戒恼怒,六息妄想,七节饮食,八慎起居,九莫信邪,十勿惜费。"病家十要"表明了他心中理想的病患模型,是能够积极配合药物治疗、心理治疗、行为治疗的人。这两个"十要"是对医患双方提出的一种道德规范,具有较高的伦理价值和实际意义。

清代医学家在医德规范的探索与实践方面,既继承了前人医德学说的精华,又有新的发挥。喻昌著的《医门法律》,结合临床阐述了四诊及辨证论治的法则,明确地对医生提出了在诊断与治疗病人时的医德规范和是非标准,因而可以说是一本临床医学伦理学书籍。清代医学家王清任是第一个接受经验医学向实验医学转变、传统医学向近代医学转变的医学家。他不受当时"封建礼教"的束缚,勇于进行解剖学研究。1799年,今河北省唐山市一带由于瘟疫流行,很多儿童死亡,他破除迷信,冒着被许多人指责和判罪的风险,不避污秽,对百余具儿童尸体进行解剖,然后进行观察和研究,并且在沈阳和北京等地开展了解剖学研究。经过40余年的努力,著成《医林改错》一书,纠正了古代医书中记载脏器结构及功能的某些错误,同时,他还大胆发表自己的著作,并且声明:"非欲后人知我,亦不避后人罪我。惟愿医林中人……临证有所遵循,不致南辕北辙,出言含混,病或少失,是吾之厚望。"这种为广大病人和后世子孙着想的用心及其对科学的探索精神,都是极为可贵的。

总之,中国医学伦理思想丰富,源远流长。古代医家的仁爱救人、廉洁正直、精研医术、不畏权势、不惧艰难、创新开拓、献身医学的精神是值得我们当代人继承并发扬光大的。当然,我国由于长期处于封建社会之中,古代医学伦理思想中也包含着杂质与糟粕,如因果报应思想、神学宗教思想等,我们应该抛弃。

(二)中国近代医学伦理思想

近代中国一步一步地沦为半殖民地半封建社会。英国向中国输入鸦片,造成了中国严重的社会经济危机。面对鸦片的输入,医家何其伟探究古方编辑成《救迷良方》一书。道光十八年(1838年)林则徐给皇帝的奏折"戒烟断瘾药方"就是根据何其伟的《救迷良方》而改写的。林则徐领导的禁烟运动和何其伟的《救迷良方》"拯救了中国四百万以上吸毒者,使他们脱离了痼毒的苦海,恢复了健康,重新做人"。

近代医学伦理思想表现出救国救民的特点,从关注医学临床伦理转变为关注救亡图存,从医人转为医国,从重医德进而转为重政德。许多具有爱国情怀和民族主义思想的医生,开始探索救国救民的道路,此时最杰出的代表人物有孙中山和鲁迅。孙中山,又名孙文,号逸仙,早年学医,1892年毕业于香港西医书院,后投身于民主革命。他早年行医时,曾以科学方法为难产孕妇接生,拯救了许多母婴的生命。行医时他不仅对生活困难的患者免收诊金,还赠送药品,因此,行医两三个月后就声名鹊起。孙中山当时面对国家民族这个"垂危病人",逐步认识到"医术救人，所济有限"，因而弃医，投身"医国"的民主革命活动。从医人到医国，其伦理思想和奋斗目标是一脉相承的，其医德和政德是相互联系的。鲁迅也是怀着"医学不仅可以给苦难的同胞解除病痛，但愿还可以成为我们民族进行社会改革的杠杆"的希望而学医的，后来留学日本的经历才使他走上弃医从文的道路。

民国时期，随着西方医学在我国的传播和发展，在如何对待中西医学问题上产生了三种态度：一派主张全盘西化；一派主张完全尊古；一派主张中西会通。最后中西会通派获得最后胜利，中国的医学伦理思想也得到了发展。

宋国宾（1893—1956）是中国医学伦理学的先驱者。他是我国医学教育家，曾在法国巴黎学医，获博士学位。先后任震旦大学医学教授，上海医师公会主席，中华医学会业务保障委员会主席等职，并主持《医药评论》杂志工作。为使医者"自尊其业"，他立志于开展医学道德教育。为此，他拟定了《震旦大学医学院毕业宣誓》《上海医师公会医师信条》，后又于20世纪30年代著成我国第一部医学伦理学著作——《医业伦理学》（1933年国光印书局出版），成为我国医学伦理学学科的开拓者。其伦理思想以"仁义"这一传统伦理观念为基础，阐述了医生之人格、医师与病人、医师与同道、医生与社会关系的伦理主张等。在"医师之人格"篇中，他把才能、敬业、勤业和良好的仪表言辞作为医师的理想人格；在"医师与病人"上，重视应诊、治疗、健康人事指导、手术、医业秘密等伦理问题；在"医师与同道"上，注重"敬人"与"敬己"；在"医师与社会"上，强调医师对社会、国家应尽的义务；在医学与其他有关学科的关系上，已开始注意安慰剂的作用和行为疗法等。

新民主主义革命时期，在中国共产党的领导下，我国人民医师继承我国古代医家的优良道德传统，发扬救死扶伤的革命人道主义精神，建立了民主革命的新型医患关系，使中国医学道德跨入了一个新的历史阶段。1941年毛泽东同志给延安医大的题词"救死扶伤，实行革命的人道主义"，是对这个时期医学道德思想的集中概括。同时，国际医学家来到中国帮助革命，也带来了医学的国际主义伦理精神，极大地促进了我国医学伦理思想的传播和发展。

加拿大医学家诺尔曼·白求恩（1890—1939），1915年毕业于麦吉尔大学，获医学博士学位，1938年辗转来到延安，他以对人民极端负责的精神，在太行山区、冀中平原开展医疗救治工作，克服重重困难开展战地手术，并多次将自己的鲜血输给危重的伤病员。1939年他在一次手术中因感染而发展成败血症，因公殉职。白求恩的国际主义精神和高超的医术，为中国人民的抗日事业做出了不可磨灭的贡献。毛泽东为颂扬其不朽的精神而发表了著名的《纪念白求恩》一文，高度赞扬他"毫不利己，专门利人"的崇高精神，从此他成为中国医务工作者学习的楷模。同时，印度医学家柯棣华、美国医学家马海德也来到中国，帮助中国人民抗日,在医疗事业上也做出了卓越的贡献,传播了医道国际主义精神,深受中国人民的尊敬。

(三)中国现代医学伦理思想

新中国成立后,医学伦理学的发展经历了曲折前进的三个阶段。

1. 第一阶段(1949—1966 年)

防病治病,救死扶伤,全心全意为人民服务的医学伦理思想和医学伦理原则,在更加广泛的领域内得到了贯彻和体现。

1949 年,中国人民政治协商会议通过的《共同纲领》第 48 条,把"提倡国民体育,推广医药卫生事业,并注意保护母亲、婴儿和儿童的健康"的任务,列为建国纲领中的一项重要内容。1952 年,党中央提出了卫生工作要"面向工农兵,预防为主,团结中西医,与群众运动相结合"的医学方针。1954 年我国第一部宪法第 93 条就明确规定了保护人民群众的健康权利,确立了劳动者有享受休息、休养、治疗和福利设施的权利。从 1950 年起,我国政府就组织力量防治危害人民群众的最严重的疾病,在控制传染病,如霍乱、鼠疫、性病、血吸虫病等,以及常见病、多发病、地方病普查普治方面都取得了可喜的成绩。1965 年,毛泽东进一步提出"把医疗卫生工作重点放到农村去"的号召,农村卫生工作队伍迅速壮大,涌现出数以百万计的亦农亦医的医疗保健人员,这支遍布城乡工厂企业、穷乡僻壤的群众性卫生队伍,活跃在基层,实践初级救护,普及卫生保健常识,宣传计划生育,有力地保障和维护了最广大人民的身体健康。这一时期,卫生政策伦理思想得到了广泛传播。今天看来,公平、公正、公益的卫生政策伦理基本思想在当时得到了具体体现。

2. 第二阶段(1966—1976 年)

由于受一些事件的干扰和破坏,社会主义医学人道主义精神遭到了严重亵渎,医院内的一些行之有效的规章制度被斥为"条条框框",被"砸烂"废止了,医护人员之间的分工被取消,混乱的工作使医院的医疗质量受到了严重影响,差错和医疗事故时常发生,医疗纠纷不断增加。甚至有个别医务人员利用医疗职务和医疗手段,参与到制造冤假错案的错误行为之中,使社会主义医学人道主义精神和医学道德受到了严重玷污。

3. 第三阶段(1976 年至今)

20 世纪 70 年代末,医学伦理学在中国处于复兴时期,特别是十一届三中全会以来,党在指导思想上实行"拨乱反正",恢复了实事求是的思想路线。随着社会主义精神文明建设不断加强,医学伦理学的研究得到了卫生行政部门和医学院校的重视。

1981年6月,在上海召开了首次全国医学伦理道德学术讨论会。同年,卫生部、各高等医学院校、各省(自治区、直辖市)科协开始加强医学伦理的宣传教育,重视医德医风建设。从此,全国高等医药院校普遍开设了医学伦理学(医德学)课程。

1982年11月,在大连召开了第二次全国医学伦理道德学术讨论会,这次会议的主要成果是讨论了社会主义医德原则,倡议建设有中国特色的医学伦理学。同年12月,卫生部颁布了《医务人员医德规范及实施办法》。

1984年12月,在福州召开了第三次全国医学伦理道德学术讨论会,会议着重研讨了医学伦理道德与改革问题。

1986年10月,在南宁召开了第四次全国医学伦理道德学术讨论会,会议讨论的主要问题是医学伦理学的义务论、价值论、公益论的理论与实践,个人伦理与社会伦理关系的结合,道德理论与道德实践的转化与提高,以及中国伦理法规与护理伦理法规、生命伦理问题。

1988年10月,第五次全国医学伦理道德学术讨论会暨中华医学会医学伦理学分会成立大会在陕西西安召开,这次会议标志着中国医学伦理学的理论队伍已经形成并走向正规化。

1991年6月,第六次全国医学伦理道德学术讨论会在成都召开,会议总结了前10年的医学伦理道德的建设成就和学术成果,并对20世纪90年代进行了展望。同年9月,国家教委、卫生部、国家医药管理局、国家中医药管理局联合制定了《高等医药院校教师职业道德规范》《高等医药院校学生行为规范》《医学生誓言》,迈出了医学伦理道德走向规范化道路的第一步。

除召开全国性医学伦理道德讨论会外,全国各地相关学术机构还不定期地举办了各种研讨会、各种专题研讨会,对拓宽医学伦理学的研究范围,深化现代医学伦理学的研究内容,促进医学伦理学的学科发展,都具有重要的意义。

20世纪80年代以后,我国医学伦理学的相关学术出版物和研究机构不断出现,有力地推动了我国现代医学伦理学学科的发展和深化。西安交通大学医学院主办的《中国医学伦理学》,是我国医学伦理学研究的重要阵地。中国自然辩证法研究会主办、中国科学技术协会主管的《医学与哲学》,也大量发表关于医学伦理学的研究论文,成为我国医学伦理学研究的重要刊物之一。华中科技大学同济医学院主办的《医学与社会》、北京市法庭科学技术鉴定研究所主办的《法律与医学杂志》、卫生部政策与管理研究专家委员会和云南省卫生厅主办的《卫生软科学》等杂志,都发表了许多关于医学伦理学、医学法律法规方面的论文,也是我国医学伦理学研究的重要刊物。

在医学伦理学学术出版物不断涌现的同时,大量的医学伦理学专业研究机构和学术团体不断出现。1988 年 10 月成立的中华医学会医学伦理学分会,是中国医学伦理学方面的群众性学术组织,是中华医学会体系内的专科学会之一。中华医学会医学伦理学分会成立后,开展了广泛持续的学术交流,举办了多次医学伦理学教师培训班,为高校和医院培训医学伦理学教学人才;通过调查研究和较为充分的讨论,先后制定并公布了《医院伦理委员会组织条例》《病人的医疗权利与义务》《器官移植的伦理原则》等大量可资借鉴和研究的伦理规范;开展了大量的国际学术交流,先后多次邀请日本、美国、加拿大、德国等国的学者来我国访问讲学,扩大了我国医学伦理学的国际影响。同时,一批生命伦理学研究中心在东南大学、武汉大学、华中科技大学等单位成立,极大地促进了我国现代医学伦理学的研究。

二、国外医学伦理学的发展概况

对于国外医学伦理学的发展,我们可以从医学伦理思想与学科发展两个方面来加以了解和把握。

(一)国外医学伦理思想的历史演变

1. 古希腊医学伦理思想

公元前 6—前 4 世纪,古希腊医学形成,以后成为欧洲医学的基础。西方医德思想最早、最著名的代表人物是被称为"西医之父"的希波克拉底(公元前 460—前 377)。他是古代希腊医学思想的集大成者。他敏于观察,善于思考,吸收了东方医学和其他医学学派的成就及民间医学的长处,提出了自己的医学学说。他提出的"体液学说"和机能整体的观点,初步奠定了西方医学的科学基础。他不仅确定了自己的医学体系,而且确立了自己的医学道德规范体系。

希波克拉底不仅使希腊医学摆脱了宗教迷信的束缚,走上了科学发展的道路,而且提出了医生应当具备的美德和优良品质,建立了医生行医的行为伦理准则。著名的《希波克拉底誓言》(以下简称《誓言》)成为西方医学道德的典范,对后世产生了极为深远的影响。《誓言》中提倡的不伤害原则、为患者利益着想的原则、保密原则、尊重同道原则,成了西方医学伦理的价值核心思想。他的医学著作被后人编辑成《希波克拉底全集》,这部集子中收集了他的《誓言》《原则》《操行论》《论医生》《论可贵的品行》等著名的医学伦理学思想的宝贵文献。其中,《誓言》作为西方医学伦理学的典范,一直沿用至今,达两千多年之久,可谓经久不衰。

概括地说,以希波克拉底为代表的古希腊医学伦理思想主要有:①尊师如父母;②接济患者急需犹如兄弟;③行医的目的是为病患谋幸福;④平等对待病患;

⑤敬重医学同道;⑥作风正派;⑦保守职业秘密;⑧举止高雅,给患者以信心。

2. 古罗马医学伦理思想

公元前 1 世纪,古罗马医学全面继承和发展了古希腊医学,在医学伦理思想方面,也继承和发展了古代希腊的思想。这一阶段最著名的医学家及医学伦理思想家是盖仑(129—200 年)。

盖仑是一位具有独立思考精神的医学家和哲学家。他提出医生的合理的知识结构应该是精通哲学的三个分支:逻辑学,即如何思维的科学;物理学,即自然的科学;伦理学,即为什么的科学。医生具备了这些知识就能获得患者的信赖和钦佩。他认为,从理想上讲医生从事医疗实践的目的是爱人类而不是爱利益,因为科学探索与金钱追求是相互排斥的。他在《最好的医生也是哲学家》一文中指出:"我研究医学,抛弃了娱乐,不求身外之物……作为医生不可能一方面赚钱,一方面从事伟大的艺术——医学。"

盖仑还对医学中的医患关系十分重视。他认为在疾病治疗过程中,患者的合作和信任是十分重要的,这种合作与信任能通过医生在临床上的适当方式建立。他指出医生能通过谨慎的、患者所能接受的语言,通过指出患者已知道但尚未告诉医生的事情,以及通过预后判断,使患者对其产生信任。同样,要准确地评估医生的能力,可通过比较他的预言和实际治疗效果得出答案。尽管理解患者,明了疾病是不容易的,但盖仑声称:只要医生通过严密的观察和认真的思考,就能将不确定性减到最小。此外,盖仑十分重视医生的行为在治疗中的价值,认为适当的治疗行为包括道德上的善和医疗上的有效。

古罗马的医学伦理思想除了体现在医学家盖仑的思想中外,还有一些医学伦理思想体现在古罗马的法律之中。例如,《十二铜表法》中就记载:禁止在城市中进行尸体埋葬,不得饮用河水而要饮用泉水;孕妇死时应取出腹中之活胎儿等。在公元160年安多尼王朝所颁布的法令中,有任命救治贫民之医师的条文。在查士丁尼制定的法典中,有劝告医生侍奉富贵者时,力避逢迎献媚,而应将救治贫民视为乐事的规定。

在这一时期的医学伦理思想中,也有我们今天应该抛弃掉的宗教迷信的成分。盖仑医学体系的一个基本特征是将自然看做有目的的,自然的行为具有完美的智慧,自然不做无用功。盖仑认为,造物主创造的每个结构都是为了满足于一定的功能需要,通过解剖学研究可以发现和证实物主的智慧、力量和完美。盖仑虽然注重逻辑思维,试图建立一个可证明的科学,但是他同时也意识到逻辑证据的局限性,因此他承认创世者的存在。今天看来,这显然是不正确的。

3. 古印度医学伦理思想

古代印度也是文明的发源地之一,其医学伦理思想是世界东方伦理思想的重要组成部分。医学伦理思想在古代印度有悠久的历史,成书于公元前 600 年的医学经典《阿输吠陀经》(又译《寿命吠陀经》《生命经》),其中就包含着不少医德思想。公元前 5 世纪名医"印度外科鼻祖"苏斯拉他著的《苏斯拉他集》和公元前 1 世纪名医"印度内科鼻祖"科拉加著的《科拉加集》,其中包含的医学伦理思想具有广泛的影响。他们对医学本质、医师职业和医学伦理都做了精辟的论述。

苏斯拉他的医学伦理思想可归纳为:①为医须具备四德,即正确的知识、广博的经验、聪敏的知觉和对患者的同情心。②医生要尽一切力量为患者服务,甚至牺牲自己的生命。③医生应有良好的仪表、习惯和作风。④医生要全面掌握医学知识和技术。⑤在外科治疗中,医生要和助手密切配合,挑选助手时要选择那些聪明能干、乐于助人、和蔼忍让的人。⑥军医除了学识应高深外,还应兼有高尚的道德,并为神明所喜悦。

科拉加反对医学商品化,他提出一系列医学伦理标准,要求一个医生在开始接受行医培养的时候,就应学习这些标准。他曾说:"医生治病既不为己,亦不为任何利欲,纯为谋人类幸福,所以医业高于一切;凡以治病谋利者,有如专注于沙砾,而忽视金子之人。"这些论述都体现了医学的人道主义精神。当然,古代印度医学伦理思想中也有封建的宗教伦理思想的糟粕成分。

4. 古阿拉伯医学伦理思想

在医学伦理思想中,有突出建树的代表人物是阿拉伯名医迈蒙尼提斯(Maimonides,1135—1204),他是犹太人,著有《迈蒙尼提斯祷文》。《迈蒙尼提斯祷文》的中心思想是,作为一个医生,一切要为病人着想,不能有贪欲、吝念、虚荣,不为名利侵扰,"事功难且巨,愿神全我功。若无神佑助,人力每有穷。启我爱医术,复爱世间人。存心好名利,真理日沉沦。愿绝名利心,服务一念诚。神请求体健,尽力医病人。无分爱与憎,不问富与贫。凡诸疾病者,一视如同仁"。体现迈蒙尼提斯的医学伦理思想方面的著作还有《摩西箴言》《养生法》《论毒物》等。

5. 近代西方的医学伦理思想

公元 476 年罗马帝国灭亡,欧洲奴隶制瓦解。此后的 1000 多年里,欧洲处于中世纪黑暗时代,科学文化和艺术都被宗教迷信所控制而停滞不前。基督教和经院哲学思想渗透到医学领域,医学的发展被引向引证、注释权威著作的道路,变成了经院式的医学。作为与医学密切相关的医学伦理思想和观念也同样受到了宗教的影响,严重阻碍了医学伦理道德的向前发展。14—16 世纪,是欧洲文艺复兴时期,文艺复兴运动冲破了中世纪封建宗教统治的黑暗,代表新兴资产阶级生产力和生产关系的思想家提出了人道主义的口号,批判了以神道为中心的传统观念。资产阶级人道主义思想唤起了良知、自由、平等、博爱的思想潮流,使它们不断渗透到医学领域,人类伦理思想包括医学伦理思想发展到一个重要时期。人道主义思想促进了以实验医学为基础的医学科学的迅速发展,从而也大大促进了人类医学伦理思想的向前发展。

17世纪,英国医学家威廉·哈维(1578—1657),在塞尔维特等前人研究成果的基础上,经过长期研究,用实验方法发现了血液循环,不仅纠正了流行1500年之久的盖仑的错误理论(认为人有两种血液流动,即从肝脏出来的血液,通过静脉来为身体各提供营养;从心脏出来的血液,则通过动脉来分布生命的灵气),而且对基督教的宗教神学思想统治也是一个有力的打击。他于1628年发表了《动物心血运动的解剖研究》一文,恩格斯称赞说,哈维由于发现了血液循环而把生理学(人体生理学和动物生理学)确立为一门科学。

1865年,伯尔纳著的《实验医学导论》在法国巴黎问世。1543年,比利时解剖学家,人体解剖学奠基者维萨里(1514—1564)出版了划时代的《人体的构造》一书,第一次正确地描述了静脉和人类心脏的解剖,纠正了古罗马盖仑关于人体构造的200多处错误,给予了人类全新而正确的人体构造认识,也极大地冲击了当时欧洲宗教神学的观点。

近代医学牢固地在生物科学的基础上发展了起来。医学的发展和医疗卫生事业的社会化,使医务人员的医德行为准则从个体走向群体,从临床走向科研、实验、社区等,内容不断充实,影响面也越来越大。针对这些医学伦理新课题,不少医学家和伦理学家进行了研究。此时德国柏林大学医学家胡佛兰德(1762—1836)发表的《医德十二篇》是其中的代表作。《医德十二篇》中提出了救死扶伤、治病救人的十二条医德要求,在西方世界广为流传,被称为《希波克拉底誓言》的发展。

英国医学家、医学伦理学家帕茨瓦尔(1740—1804)1791年为英国曼彻斯特医院起草了《医院及医务人员行动守则》,并在此基础上于1803年出版了世界上第一部《医学伦理学》(*Medical Ethics*)著作。帕茨瓦尔的《医学伦理学》一书,首次提出了"医学伦理学"的概念,虽然他没有正面给医学伦理学下定义,但从有关的材料可以分析出他对医学伦理学概念的理解。在这本书中,帕茨瓦尔提出了应由古典医德学重视行医者个人德性和医生与患者关系转换为强调医生群体执业行为的标准化和医方内部关系的和谐;应由古典医德学过分强调医生的道德义务与责任转换为法律对医疗活动的调节作用。他认为,职业伦理学是"人性的知识"与"广泛的道德责任"之间的综合,医学伦理学的一般体系是使无论是官方正式的行为还是医学领域之间相互的交往都受文雅和正直原则指导。这种观点在19世纪被广泛接受。从此,医学伦理学作为一门学科走上了广泛研究、影响日益深入的发展道路。1847年,新成立的美国医学会(American Medical. Association,AMA)制定的伦理准则,其主要内容也是直接引自帕茨瓦尔的《医学伦理学》,从中可见《医学伦理学》的广泛影响。帕茨瓦尔的《医学伦理学》的出版,标志着医学伦理学学科的诞生。1864年,在日内瓦成立了万国红十字会,1884年订立了《万国红十字会公约》等,这样使医学伦理迈步走向成熟,趋向系统化、规范化、理论化。

(二)国外现代医学伦理学学科发展概况

20世纪以来,自然科学和社会科学突飞猛进发展,使得医学对社会的伦理影响、作用、冲突加剧,引起社会各方面的重视。第二次世界大战期间,纳粹医生大量违反医学人道主义精神的罪行,震惊了医学界和伦理学界,第二次世界大战后,医学伦理学得到了应有的重视,各国加强医学伦理学的研究,把它作为医学院校的一门课程开设的趋势迅速发展,一些国家或地区相继成立了医学伦理学的专门研究机构或组织,各类学术出版物也不断涌现,各种专题学术研讨会纷纷在世界各地举办,医学伦理学学科发展呈现出前所未有的繁荣景象。

20世纪80年代,医学伦理学在西方的医药院校已成了一门标准化的课程。一系列国际医学伦理文献和法律文献相继产生。各国纷纷制定准则,将医学伦理以条例、宣言、誓词等形式确定下来,作为约束医疗行为和评价道德的标准。其中影响较大的有:1947年,美国医学会制定了医师道德标准;1949年世界医学会全体大会在伦敦举行,通过了《国际医德守则》;1953年7月国际护士会议采纳了《护士伦理学国际法》;1965年国际护士协会通过了《国际护士守则》,并于1973年作了重要修改;1964年,在芬兰赫尔辛基召开的第18届国际医学大会,通过了《赫尔辛基宣言》(以人类为对象的医学研究的伦理学准则);1975年10月,第29届世界医学大会在东京召开,通过了《东京宣言》(关于对拘留犯和囚犯给予折磨、虐待、非人道对待和惩罚时,医师的行为准则);1968年,在澳大利亚悉尼召开的第22届世界医学大会通过了《悉尼宣言》(关于人的死亡的五项标准);1977年在美国夏威夷召开的第6届世界精神病学大会,通过了《夏威夷宣言》(关于对待精神病人的医学伦理准则);1996年3月,国际人类基因组组织在德国海德堡会议上批准通过了《国际人类基因组组织关于遗传研究正当行为的声明》;1997年11月,联合国教科文组织通过了《世界人类基因组与人权宣言》;1997年,国际人类基因组组织伦理委员会在英国伦敦会议上通过了《国际人类基因组组织伦理委员会关于DNA取样:控制和获得的声明》;1999年,国际人类基因组组织伦理委员会发表了《人类基因组组织伦理委员会关于克隆的声明》,等等。

与此同时,现代医学伦理学的学术出版物和研究机构也不断涌现。西方现代医学伦理研究及其在实践中的应用,已被越来越多的国家和地区重视,许多新的医学伦理研究课题正为世界所瞩目,也大大地推进了社会医学伦理观念的深入和整个世界医学伦理水平的提高。

同时,世界上还成立了许多著名的现代医学伦理学的研究中心或学会。美国有著名的哈斯廷斯研究中心,该中心成立于1969年,当时称"美国社会、伦理学和生命科学研究所",1971年改为现名。该中心的致力于医学、保健、环境对于个人及社区和整个社会影响的伦理学问题的研究。该中心研究内容已涉及死亡、人口控制、遗传咨询、行为控制、卫生政策、职业伦理学和应用伦理学等诸多方面,并且通过组织各种专项讨论会、学者讲学、提供政策建议等多种形式发挥其作用。美国还设有著名的肯尼迪伦理学研究所,该所出版的《生命伦理学百科全书》《医学伦理学原理》《生命伦理学原则》《医生的习惯》《当代生命伦理学问题》等学术著作对现代医学伦理学的发展都产生了积极的推动作用。在学会与其他组织机构方面,著名的有国际生命伦理学学会(世界生命伦理学联合会)、联合国教科文组织生命伦理学委员会、国际人类基因组组织伦理委员会等等,这些学会的成立,极大地提高了公众对现代医学伦理学的敏感性,推动了现代医学伦理学的向前发展。

概括地说,国外医学伦理学学科发展表现出以下几个特点或趋势。

(1)研究领域不断扩大。20世纪以前,传统医德学的研究范围局限在医疗工作中医生与病人、医生与医生个体间的关系,主要论述医生的行为规范、义务职责和道德品质(美德)。20世纪以后,随着医学科学的分化及卫生保健事业的社会化,现代医学伦理学的研究对象从医患关系(特别是临床医患关系)、医际关系扩展到医社关系,研究领域从医疗临床扩展到预防保健、康复护理、医学科研、教学教育以及医药卫生管理各个方面。20世纪70年代以后,医学模式理论诞生,现代医学模式在实践中逐步转变,生命科学取得了长足的进展,把医学伦理学的研究推向了一个新的阶段。

(2)医学伦理观念不断更新。在医学伦理学学科不断向前发展的过程中,其积极的成果就是医学伦理观念不断更新。从传统的义务论、美德论扩展到社会公益论;从传统的生命神圣论转变为生命质量论,进而转变为生命价值论;从反对堕胎、节育到计划生育、优生优育观念的深入人心;从强调医学是治病救人、延长生命、战胜死亡到增进维护人类健康,注重提高生命质量,追求尊严死亡、安乐死;从医生的绝对权威地位到主张建立"参与式"的医患关系模式;从义利对立观到义利统一论,所有这些新的医学伦理观念的逐步发展和建立,都使医学伦理学的面貌为之一新。

（3）教学研究空前活跃。世界各国都将医学伦理学列入医学院校的课程教学体系，并努力使之成为一门标准化的课程，不少国家还开设了医学伦理学的专业系科，培养硕士、博士等高层次人才。美国、英国、法国、日本、加拿大、澳大利亚等国相继成立医学伦理学等人文医学的独立研究机构，广泛开展医学伦理学的各种专题研究，教学研究呈现出空前活跃的态势。

（4）医学伦理道德逐步走向法规化道路。第二次世界大战以后，人们逐步认识到，只依靠伦理道德的教化作用，不足以实现伦理学的主张，必须使伦理道德有法律法规的保障。因此，第二次世界大战后，国际上通过了一系列医学伦理的法律法规化的文献，实际上就是医学伦理道德实现法律法规化转变的开端，今天看来，这一转变的步伐仍有加快的趋势。

（5）作用与地位日益提高。国际卫生组织及各国政府、卫生机构设立了数目众多的"医学伦理委员会"与"生物技术伦理委员会"，发挥其决策、指导、协调、监督等职能，对医学行为与卫生政策进行规范、约束和监控，促进了人类社会对伦理的关注，对伦理的敏感度，也加深了国际社会对伦理的理解和关注，灌输了医学伦理的观念，在全球范围内引发了一次又一次激烈的争论。例如，20世纪60年代关于脑死亡和器官移植的伦理争论，70年代关于安乐死问题的伦理争论，80年代关于人工生殖技术的伦理争论，90年代关于基因技术和克隆人的伦理争论。可见，现代医学伦理学日益发挥了其不可替代的作用和功能，其地位日益提高。

（三）国外医学伦理学学科发展阶段的划分

从国外医学伦理学发展阶段的角度来划分，医学伦理学学科的发展大致经历了传统医学伦理学、生物医学伦理学和生命伦理学三个阶段。

1. 传统医学伦理学

传统医学伦理学以临床医患关系为主要研究对象，研究领域局限在临床医疗内，强调医生的义务、责任和美德，受宗教神学思想影响较大，又可称为医德学。从时间上看，传统医学伦理学主要是指欧洲文艺复兴以前的医学伦理学。这一时期影响最大的医学伦理思想是古希腊的希波克拉底的医学伦理思想。希波克拉底的医学伦理思想影响了整个传统医学伦理学时期。这个时期医学伦理学的基本理论是美德论、义务论、生命神圣论。

2. 生物医学伦理学

文艺复兴以后，科学革命为机械工业、物理学、化学、生物学带来了巨大成功，医学的发展奠定在生物学、解剖学、生理学巨大成功的基础之上，因此，这一时期的医学称为"生物医学"时期，此时的医学伦理观念也深受"生物医学"观念的影响,因而便称之为生物医学伦理学。哈维的心血运动论最终取代了盖伦的关于血液运动的学说,以后在机械论为主导哲学思想的指导下,以解剖学和生理学为主的实践医学在 18 世纪取得了突飞猛进的发展。19 世纪的病理学有了长足的进步。实验医学家头脑中产生了尊重科学、尊重事实的理念,宗教神学的伦理道德观念日益淡薄,他们认为医学的最高任务莫过于延长人的寿命。一系列新的科学的诊断和治疗疾病方法的产生,为医生关心同情患者、治疗疾病、解除患者痛苦提供了科学的现实基础和条件,这都是医学人道主义的集中体现。这一时期,医学伦理学虽然也研究医患关系,但并不局限于此,研究范围扩大了,从临床走向保健、预防、康复医学,生物实验医学中人体实验道德成了生物医学伦理学的紧迫课题;生物医学技术发展本身及其所带来的伦理观念的变化,焦点集中在生死两端,如生殖技术、生育控制、残废新生儿处置和安乐死等新的伦理问题。生物医学伦理学这一概念,一般认为是美国学者比彻姆(T. L. Beauchamp)和查尔德仑斯(J. F. Childress)首次提出来的,他们合著了《生物医学伦理学原则》一书,在书中首次提出了生物医学伦理学的概念。他们认为,"生物医学伦理学作为一门应用伦理学,是一般道德理论、原则、规范在医疗实践与卫生保健实施以及医学和生物医学研究中的应用"。生物医学伦理学的基本原则是医学人道主义,基本理论是公益公正论、权利论、生命质量论、生命价值论。

3. 生命伦理学

一般认为,生命伦理学一词最早由美国威斯康星大学的生物学家和癌症研究者波特(V. R. Potter)在 1970 年提出。他在 1971 年出版了一本重要著作《生命伦理学——通向未来的桥梁》,在书中明确提出了"生命伦理学"的概念,并认为生命伦理学是"一门把生物学知识和人类价值体系知识结合起来的新学科",它在科学和人文学科中间建起一座桥梁,帮助人类生存,维持并促进世界文明。同年,英国学者瑞南·吉伦(Raanan Gillon)在《应用伦理学百科全书》中,列出了生命伦理学词条,认为生命伦理学研究产生于生物学实践领域(包括医学、护理、兽医在内的其他卫生保健职业)中的伦理学问题。它的研究范围很广,除了生物科学研究中的伦理学,还包括环境伦理学(涉及环境污染、人与动物及自然界中其他部分之间的适宜关系)、性、生殖、遗传和人口中的伦理问题以及各种社会政治道德问题,如失业、贫穷、歧视、犯罪、战争和迫害对人群健康的负面效应。

生命伦理学最先产生于美国,有其独特的历史背景。生命伦理学的诞生建立在 20 世纪医学科学发展的基础上。对于 20 世纪医学的发展,可从医疗技术的科学含量程度、卫生保健费用投入的规模、享受服务人群的数量、医务人员和专家队伍、医疗服务系统的复杂性等多个方面看出其历史背景。生命伦理学正是在这一背景下应运而生的。生命伦理学是传统医学伦理学、生物医学伦理学的继续发展,它并不是不研究传统医学伦理学、生物医学伦理学的内容,只是其研究的范围更加广泛而已。生命伦理学的基本原则是"人本主义",其基本理论除继承生物医学伦理学时期(阶段)的公益公正论、生命质量论、生命价值论外,还发展了环境论、境遇论、动植物权利论。

　　生命伦理学的概念虽然诞生于美国,但是这一概念提出以后,为许多国家的医学伦理学家引用和采纳。自20世纪中叶以来,随着现代医学的发展和医疗技术、手段、设备的更新,在与人的生命活动各阶段密切相关的医疗实践中,伦理、社会、法律等问题层出不穷。例如,"试管胚胎"养育的婴儿长大后寻找生父的权利问题;由其他人工生殖技术诞生的后代是否享有各种相关权利的问题;人体器官、精子、卵子等的出售与商业化倾向问题;器官移植受者的身份认定问题;寻求胎儿优生、流产与胎儿性别鉴定问题;脑死亡条例的制定及实施问题;安乐死与临终关怀问题;基因技术与基因歧视、克隆人问题等,许多仍是争论不休、悬而未决的问题,有待进一步深入探索与研究。近些年来,人类基因组研究带来的一系列伦理、社会、法律问题更是引起全球的关注。科学家预测:21世纪是生命科学的世纪。而生命科学的进展,生物技术更广泛地应用,不仅会给人类展现更美好的希望曙光,同时也带来了更多的伦理难题,给生命伦理学的理论研究和实践提供了更大的空间。

第三章

现代医学伦理学的基本原则与基本理论

【本章内容提要】

◆ 现代医学伦理学的基本原则

◆ 美德论的含义和内容

◆ 后果论的含义和内容

◆ 生命论的含义和内容

◆ 人道论的含义和内容

一、现代医学伦理学的基本原则

现代医学伦理学的基本原理是医学伦理学的一个最根本的问题,也是医务工作者的道德基础和总纲,其基本原则主要体现为以下四条。

（一）尊重原则

尊重原则是指人际交往中相互尊重的伦理准则。临床医学伦理学中的尊重原则是指医患交往时应该真诚地相互尊重,并强调医务人员尊重患者及其家属。在临床实践中,狭义的尊重原则要求尊重患者的人格权,强调医务人员把患者当人来对待,尊重患者独立平等的人格、尊严,不允许重病不重人,不允许做有损患者人格的事;广义的尊重原则要求尊重人格权和自主权,强调医务人员尊重患者人格和患者（患方）自主权,即包含狭义尊重原则和自主原则两个方面。不论医学如何现代化、科学化和技术化,临床医学的基本点依然是为病人服务,而服务的基本品质是对人的尊重。医务人员尊重病人是绝对的无条件的,只有尊重病人,病人才会信任医生,才可能建立起真诚的医患关系,进而维护正常的医疗活动,避免各种性质的医疗纠纷的发生。在医学领域,尊重原则就是对能够自主的病人的自主性的尊重。

尊重自主性的原则体现的是对自主的人及其自主性的尊重。自主性是指一个人自我控制和自我管理的状态,主张每个人都自由地做决定,不受他人的限制。人的自主性不是绝对的,由于年龄、健康或处于胁迫状态等原因,有时一个人的决定不是自主的决定。尊重原则的核心是知情同意,即对患者或受试者提供充分的信息,并让他们理解,然后才能做出自愿地接受治疗或参加临床试验的决定。人人都有做决定的权利,但并非人人都有做理性决定的能力。尊重原则只能适用于能够做出理性决定的人。如果患者做出放弃治疗的理智的决定,医生也应尊重其决定。但当遇到患者自杀或患者伤害其他人时,医务人员应实行特殊干涉,不能以此原则为重。

尊重原则是现代生物—心理—社会医学模式的必然要求和具体体现,是医学人道主义基本原则的必然要求和具体体现,实现尊重原则是建立和谐医患关系、保障患者根本权益的必要条件和可靠基础。尊重原则实现的关键是医方对患方的尊重,但同时也要有患方对医方的尊重。如果缺少患方对医方应有的尊重,就难以建立良好的医患关系和医疗秩序,并将给医疗过程及其效果带来严重影响。

(二)不伤害原则

不伤害原则是把有利于患者健康放在第一位并切实为患者谋利益的伦理原则。它的意义在于强调培养医护人员为患者高度负责的、保护患者健康和生命的理念和作风,正确对待医疗护理伤害现象,在临床实践中努力使患者免受不应有的伤害。在医学上,临床的一切诊疗手段均是有利与有害的综合体,一些对病人有利的诊疗措施,常常伴随着对病人的伤害作用。不伤害原则要求医护人员强化以患者为中心的动机和意识,坚决杜绝有意和责任伤害;恪尽职守,千方百计防范无意的但却可知的伤害及意外伤害出现,不给患者造成本可避免的身体、精神上的伤害和经济上的损失;正确处理审慎与胆识的关系,经过风险与治疗、伤害与收益的比较评价,选择最佳诊治护理方案,并在实施中尽最大努力,把不可避免但可控伤害控制在最低限度之内。

不伤害原则认为医务人员不能刻意对患者进行伤害,其中包括生理和心理两方面。此原则在逻辑上是其他原则的前提和基础。但不伤害不是绝对的,如手术并发症、药源性疾病等,既可能表现为“利大于害”,也可能表现为“利害均等”,又可能表现为“害大于利”,在无法确定有利与有害哪个为主的情况下,采用的诊疗手段可能无利于病人,反而会有一定的损伤,如进入内脏的辅助检查。因此,可能的医疗伤害与医疗给予病人的健康利益纠缠在一起,成了现代医学技术一个十分显著的特征。不伤害原则主张,凡是在诊疗护理上是必需的,或者是属于适应症范围的,那么所实施的诊疗护理措施是符合医学道德的。相反,如果诊疗护理措施对病人是无益的、不必要的或是禁忌的,而有意或无意地去勉强实施,从而使病人受到伤害,也就违背了不伤害原则。医务人员在决定采取何种医疗措施时,应该遵循最优化原则,以最小的损害代价使病人获得最大利益,并努力避免各种伤害的可能或把伤害减小到最低限度。

（三）有利原则

有利原则是把有利于病人健康放在第一位并切实为病人谋利益的伦理原则。有利就是行为能够带来客观利益、好处，就行为主体医务人员而言，就是为患者行善，西方也称为行善原则。无论在传统的医学道德体系或是在现代的医学道德体系里，无论在西方医学道德体系或是在中国医学道德体系里，它始终是一条最基本的和最重要的道德原则，也是医疗行为准则中层次最高、最具普遍性的伦理要求。

有利于病人是中外优良医德传统。在中国，利他性的助人思想是最早的医学道德观念的精髓，后来逐步形成医乃仁术的行医准则。在西方，古希腊名医希波克拉底在《誓言》中明确提出并阐明了"为病家谋利益"的行医信条。到了现代，有利于病人成为医学伦理第一位的、最高的原则。由1948年国际医学大会提出、1949年世界医学协会采纳的著名的《日内瓦宣言》明确规定："在我被吸收为医学事业中的一员时，我严肃地保证将我的一生奉献于为人类服务。我的病人的健康将是我首先考虑的。"1988年年底，中国卫生部颁布的《医务人员医德规范》的第一条规定："救死扶伤，实行社会主义的人道主义。时刻为病人着想，千方百计为病人解除病痛。"有利原则应该具体体现在树立全面的利益观，真诚关心病人的以生命和健康为核心的客观利益（止痛、康复、治愈、救死扶伤，节省医疗费用等）和主观利益（正当心理学需求和社会学需求的满足等）；提供最优化服务，努力使病人受益，即解除由疾病引起的疼痛和不幸，照料和治愈有病的人、照料那些不能治愈的人，避免早死、追求安详死亡，预防疾病和损伤、促进和维持健康；努力预防或减少难以避免的伤害；对利害得失全面权衡，选择受益最大、伤害最小的医学决策；坚持公益原则，将有利于病人同有利于社会健康公益有机统一起来。

有利原则广义上包括积极地促进患者的利益，以及友善和慈善等。目前，有利原则狭义上指的是避免对患者的伤害，预防可能的伤害和增进患者的利益，它是所有医疗实践的伦理学基础，是医学伦理学的终极本质。

（四）公平原则

在医疗保健服务中，要坚持公平、正直地对待每一位患者的伦理原则。公正的原则作为医学伦理原则是现代医学服务高度社会化的集中反映和体现，其价值主要在于合理协调日趋复杂的医患关系，合理解决日趋尖锐的健康利益分配的基本矛盾。

公正原则包括形式上的公正和内容上的公正。公正主要是对于基本的社会物质和基本的政治权利等方面而言的。与有利原则有些相似，没有单独的、一成不变的具体规则的公正,只有在不同的情况下不同的具体的公正规则。在现代社会中,医疗公正的伦理学依据主要有:患方和医方在社会地位、人格尊严上是相互平等的,人人享有平等的生命健康权和医疗保健权。患者处于医患交往的弱势地位,理应得到医学所给予的公平、正义的关怀。这些因素决定了医疗公正的必然性和合理性。

在医疗实践中,公正原则体现在两个方面:首先,医患交往公正和资源分配公正。医患交往公正要求医务人员与患者平等交往和对有千差万别的患方一视同仁。在最基本的医疗照顾方面上,力求做到人人享有基本的医疗保健,并以同样的服务态度、医疗水平对待有同样医疗需要的病人,不能因为医疗以外的其他因素,如民族、性别、职业、信仰、党派、国籍和血缘等条件而亲此疏彼。其次,公正原则还体现在对不同医疗需要的病人,给予不同的医疗待遇。公正原则不否认人人均有生命和健康的权利,但也不是人人都应得到平均的医疗保健和照顾。给予不同需要的病人以平均的医疗资源、医疗照顾等待遇,也是一种不公正。

卫生资源分配公正要求以公平优先、兼顾效率为基本原则,优化配置和利用医疗卫生资源。医疗公正是医疗卫生改革必须遵循的首要原则,由不公正到公正,由低层次的公正到高层次的公正,是推进医疗卫生改革必须解决的关键问题。

二、生命伦理学的基本理论

(一)美德论

美德论是美德伦理学的理论体系,又被称为德行论或品德论。它以品德、美德和行为者为中心,研究和探讨人应该是什么样的人,有道德的人是什么样的人,人应该具有什么样的品德或品格。

医学美德论是传统的医德学的理论,它以医学品德、医学美德和医务人员为中心,研究和探讨医务人员应该是什么样的人,有道德的医务人员是什么样的人,医务人员应该具有什么样的品德或品格。

1. 医德品质的含义

所谓医德品质,即医学品德,是医务人员在长期的医德行为中形成和表现出来的稳定的心理状态。为了准确地把握医德品质,需要注意以下几点。

2. 医德品质的构成要素

(1)医德认识。所谓医德认识,就是医务人员对医学道德的所得。它包括对社会的医学道德要求即医学道德规范的所得和对个人的医学道德品德的所得。医德认识与医学伦理实践关系密切。

(2)医德情感。所谓医德情感,就是医务人员具有的或所得的引发医学道德行为的情感。它包括先天具有的和后天习得的,后者又包括对社会医学道德要求的情感和对于自己或他人的医学道德行为的情感。

(3)医德意志。所谓医德意志,就是医务人员在医德行为中,克服困难,从行为的思想确定到实际实现的整个心理过程。

(4)医德认识、医德情感和医德意志之间的关系。一个人的医德情感形成于他的医德认识等活动中,医德意志形成于他的医德认识和医德情感等活动中。医德认识则形成于医学道德实践等活动中。一个人的医德品质就是医德认识、医德情感与医德意志之和。

3. 医德品质的内容

在批判地继承古今中外医德品质的基础上,人们形成了在当今社会和医学背景之下的优良医学品质体系。在这里我们主要阐述五个方面的内容:仁慈、诚挚、严谨、公正和节操。

(1)仁慈。就是仁爱慈善,具体说来就是医务人员具有人道精神的品德。医务人员是仁慈的化身,仁慈是医务人员的人格特征,仁慈最能体现医学人道主义思想和道德要求,仁慈是长期一贯遵守"医学人道"道德要求所形成的医德品质。

(2)诚挚。就是医务人员具有的坚持真理、忠诚医学科学、诚心诚意对待病人的品德。

(3)严谨。就是医务人员具有的对待医学和医术严肃谨慎的品德。

(4)公正。就是医务人员具有的公平合理地协调医学伦理关系的品德。具体地讲,主要是具有按照社会医学道德要求合情合理地对待服务对象、人己关系、公私关系的品德。

(5)节操。就是医务人员扬善抑恶、坚定遵循医学道德规范的品德。

在医学史上,涌现出许多"富贵不能淫,贫富不能移,威武不能屈"的具有节操的医德典范。如三国时期的名医华佗,不为权贵所屈服,一心为民除痪,宁死不屈;宋代名医何澄医不贪色;明代名医严乐善见利思义,坚决制止利用医学害人。

4. 医学美德的养成

(1)进行医学道德教育。医德品质与医学道德规范体系之间有着密切的关系,医德品质是医务人员在长期遵守或违背医学道德规范的行为中。形成和表现出来的心理自我。医学道德规范是个人医德品质的社会内容,医德品质是医德规范在医务人员身上的积淀。既然医德品质是在一定的医学道德规范的指导和制约下养成的,对医务人员进行医学道德教育,让他们把握在当今医学和社会背景下的医学道德规范体系,就是医务人员养成良好医学美德的前提和基础。

(2)加强医学道德修养。医学道德教育仅仅是医务人员养成良好医学美德的外在条件,而医德品质是医务人员个体内在的稳定的心理状态,这就决定了在医学美德的养成中起决定作用的根本条件,是医务人员的医学道德修养。在医学美德养成中,医学道德教育是外因,而医学道德修养是内因,外因是条件,内因是根据。只有医务人员自身加强医学道德修养,把外在的医学道德规范转化为内在的医学道德规范,由医学道德认识开始,经过医学道德情感、医学道德意志中介,最后树立医学道德信念,形成医学道德行为习惯后,医学美德才能形成。

5. 医学美德论的意义

医学美德论在医学伦理学中占有重要地位,对医务人员塑造完美人格具有重要的理论指导意义。

(1)医学美德伦理是医学伦理学的重要组成部分。医学伦理学是关于医学道德的理论体系,是由以下三者组成的完整体系——元医学伦理,即医学道德制定的方法;规范医学伦理,即优良医学道德之制定;美德伦理,即优良医学道德的实现。优良医学道德的实现——医务人员养成良好的医学美德,无疑是医学伦理学的归宿和目的。医学美德伦理无疑是医学伦理学的重要组成部分。

(2)医学美德论有利于医务人员塑造完美人格。医务人员除了要具有健康的体魄外,还应该德才兼备。一方面,具有高尚的医德。另一方面,具有精湛的医术。"大医精诚""医乃仁术"。古人早已认识到这一点。医学美德论为医学界提出的优良美德的框架,就成为医务人员医德修养的目标和方向。医学美德论有利于医务人员塑造自己的完美人格。

6. 医学美德论的局限性

医学美德论是医学伦理学理论的重要组成部分,但仅仅反映美德医学伦理,它是医学伦理学发展初始阶段的知识积累,人们首先认识到的是医学美德这样直观的、具体的医学道德现象,并对此进行了理论概括。但是,如上所述,医学道德规范是医学美德的前提和基础,对人类医学道德需要进一步认识,需要对医学美德背后的医学道德规范进行揭示和研究,研究医学道德规范的内容,并使之发挥作用。

但医学美德论在这里就显示出其局限性,医学义务论是对此进行研究的理论,医学义务论弥补了医学美德论在医学伦理体系建构中的这种缺陷。

(二)后果论

后果论认为判断人的行动在伦理上对错的标准是该行动的后果。一个行动在伦理上正确与否,要看它的后果是什么,后果的好坏如何。

如何判断一个行动的后果? 后果论的最大学派是效用主义,认为要看行动的效用如何。什么是效用? 主体是活动者,因而也就是认识者、行为者、实践者;客体是主体的活动对象,因而也就是认识对象、行为对象、实践对象。那么,主体为什么进行活动?现代心理学表明,主体活动最终引发于主体需要,主体需要产生了满足这些需要的主体欲望,主体欲望产生实现这些欲望的主体目的,主体目的则产生达到这些目的的主体的全部活动过程。主体的活动为什么指向客体?因为客体具有有利或有害于达成主体目的、实现主体欲望、满足主体需要的属性——价值(正价值、负价值、无价值)。客体对于主体的利与害以及无利无害、符合不符合以及客体与主体无关,无疑就是客体对主体的效用性。价值就是客体中所存在的对满足主体需要、实现主体欲望、达成主体目的的属性,就是客体对于主体需要、欲望、目的的效用性,就是对主体的效用。简单地说,效用是看该行动是带来快乐或幸福,还是带来痛苦或不幸。效用主义的决策程序如下:首先列举一切可供选择的办法。计算每一种办法可能的后果,给所有有关的人带来多少幸福(快乐)和不幸(痛苦),比较这些后果。例如,杀人那样的行为本身在伦理上不一定是错的,这就要看后果,如果杀某个人给世界带来的不幸少于不杀这个人,那么,杀这个人就是对的。医生可以为临终病人实施安乐死,只要它使临终病人感到舒服,不那么痛苦。

1. 一元与多元效用主义

英国古典功利主义伦理学家边沁认为效用是指快乐(幸福)或痛苦(不幸),所以,他们的效用主义是一元价值论问题,或叫快乐主义、效用主义。有人认为,效用还包括友谊、爱情、献身、健康等,所以,叫做多元效用主义。

2. 利己主义、功利主义和公益论

(1)利己主义。即根据行为是否以自身利益为直接目的而确定道德规范的后果论。利己主义分为极端利己主义和合理利己主义。前者认为确立的道德规范必须直接有利于实现自身利益,不考虑别人的利益,即使伤害他人利益也不顾。如德国的施蒂纳提出了"我就是一切"的极端利己主义理论。后者是追求个人利益而不损害他人利益,"主观为自己,客观为大家"。如法国的爱尔维修、德国的费尔巴哈、俄国的车尔尼雪夫斯基等持这种观点。

(2)功利主义。即根据行为是否以相关者的最大利益为直接目的而确定道德规范的后果论。功利主义的著名原则是"最大多数人的最大幸福"。功利主义认为确定的道德规范必须直接有利于实现最大多数人的最大幸福。如英国的休谟、边沁、穆勒等持这种观点。

(3)公益论。即根据行为是否以社会公共利益为直接目的而确定道德规范的后果论。随着人类的不断社会化,不同群体、国家乃至整个世界都有着共同的、长远的利益,这些公益与每个人的利益息息相关。公益思想自古就有,当今世界人们共同面临的环境污染、资源短缺、人口猛增、贫富差距等一系列现实问题,使人们的公益意识空前强烈。公益论认为确定的道德规范必须直接有利于人类的共同利益。

3. 行动效用主义和规则效用主义

(1)行动效用主义。主张将效用原则直接应用于所有特定的行动。假设有两个犯人甲和乙,甲犯了罪被捉拿归案,乙却逃之夭夭。计算效用的结果是:乙逃之夭夭带来的效用要比甲被捉拿归案少。此主义存在的问题:我们是否鼓励犯人逃之夭夭?

(2)规则效用主义。主张将效用原则不直接用于行动,而是用于规则(如"不许杀死无辜的人")。实行或破坏规则可带来正效用或负效用。此主义存在的问题:规则有没有例外?

A. 当两条规则发生冲突时,就必须使一条规则成为例外(如"不说谎"与"不伤害无辜的人")。

B. 在特定情况下,例外的后果比遵守规则好(如穷汉捡了百万富翁的钱包),这时不能完全拒绝将效用用于行动。

4. 后果论的优点

在实际工作中,我们广泛应用后果论或效用主义来评价行动方针,成本效益分析、风险评估等的发展和应用都体现了这一点。

5. 后果论的问题

(1)后果或效用难以定量和计算,也难以预测。如何将后果或效用还原为一个单位进行计算呢? 在采取行动前,不可能预测所有行动的后果。另外,来自不同文化的人,甚至不同个性的人,对后果的权衡也是不同的。

(2)有可能导致社会不公正。如果我们选择了一个我们认为能导致"最大多数人的最大幸福"的行动,那么,对没有从这种行动中得到益处的处于弱势地位的少数人而言就不公正了。由此,我们必须对这些少数人给予必要的补偿。

(三)义务论

义务论认为对一个行动对错的评价不能诉诸行动的后果,而是规定伦理义务的原则或规则。而有些原则或规则是不管后果如何都必须贯彻的(如"不许说谎""必须遵守诺言")。义务论认为体现在伦理原则或规则中的我们对他人的义务来自一些特殊的关系,如亲子关系、医患关系、雇佣关系、契约关系。在这种关系中,双方互有义务,而这些义务并非来自效用或后果。

义务论的主张和分类如下。

1. 行动义务论

行动义务论认为,个人无须伦理规则就能够直接把握应该做什么。具体地说,唯有良心、直觉和信念能最后决定应该做什么——直觉主义——跟着感觉走。其存在的问题是:什么是一个人的良心、直觉和信念呢? 如何保证这些能够达到一个应该做什么的伦理判断呢?

2. 规则义务论

规则义务论认为,行动的对错要视它是否符合伦理原则或规则,这些原则和规则要比过去的经验更重要。规则义务论分为一元规则义务论和多元规则义务论。

1)一元规则义务论

(1)一元规则义务论认为,只有一条基本的伦理原则。如你要如何对待别人,就如同你希望别人怎样对待你一样,其他原则都是从这个原则中衍生出来的。正如孔子说的"己欲立而立人,己欲达而达人""己所不欲,勿施于人"。

(2)康德的绝对至上命令。第一种形式:一个行动在伦理上是对的,于是这个行动准则的普遍化便可以接受。例如,自杀这个行动不可能是对的,因为它不能普遍化,即使它对某个特定的个人可能是一种较好的选择。第二种形式:一个行动在伦理上是对的,那么行动者在完成这个行动时就不能把任何人仅当做手段。

(3)王海明的《新伦理学》认为,社会制定道德规范的目的,即道德终极标准是"保障社会存在与发展,增进每一个人的利益"。道德终极标准由一个总标准和两个分标准组成。道德终极总标准是"增加全社会和每一个人的利益总量"。两个分标准是:其一,在人们的利益不发生冲突而可以两全的情况下,是"不损害地增加利益总量"。其二,在人们的利益之间发生冲突的情况下,表现为"最大利益净余额"原则——在他人利益之间发生冲突的情况下,表现为"最大多数人的最大利益"原则;而在他人、社会利益与自我利益发生冲突的情况下,表现为"无私利他"原则。在此基础上,提出了社会治理的道德原则,即"公正"和"人道";善待自己的道德原则,如幸福、诚实、自尊、谦虚、智慧、节制、勇敢以及"中庸"等。

2)多元规则义务论

多元规则义务论认为,有若干条道德原则,它们很难还原为其他原则。规则义务论的优势是有利于决策,人们可以根据明确表述的伦理原则做出决策,但根据模糊的多元的良心、直觉和信念能够有效地做出决策吗? 规则义务论认为,不同学科间的合作与信任,基于其虽然专业不同但对为数不多的伦理原则容易有共同语言;但不同专业的良心、直觉和信念就可能大相径庭了,很像听力障碍者和盲人之间的对话。

义务论的优势和存在的问题如下。

1. 优势

义务论非常直接地告诉了人们应该遵循的道德,便于人们按照道德去行动,大大提高了行动的效率。实际上,伦理学给人们带来的价值就是这些"义务"——道德规范和文化。

2. 存在的问题

(1)两条规则或规则规定的义务之间发生矛盾,怎么办?例如,日本侵略军来查问抗日志士藏在何处时,"防止伤害无辜的人"与"不说谎"这两条规则之间产生矛盾;医生在赴约路上遇到一个病人倒在地上,他把病人送到医院后再去赴约,朋友已经离去,"遵守诺言"与"治病救人"这两项义务产生矛盾。实际上,原则和义务的权衡已经也必须考虑后果。

(2)义务论通常注重动机的重要性,从而带来一些问题。例如,"有人看到一个人失足落水,只要有救人的善良动机即可,至于是否把人救上来并不重要,谁会说这个人不是一个道德高尚的人呢?"其存在的问题是:"看到一个人失足落水,义务论认为只要有救人的善良动机就是道德高尚的人。至于是否去救人并不重要,难道有动机没有行动的人和有动机也有行动的人都是道德高尚的吗?"另外对于"事与愿违"如何评价?对于"歪打正着"又如何评价?

(四)生命论

1. 生命神圣论

1)含义

生命神圣论是认为人的生命具有最高道德价值的伦理观。它认为人的生命是神圣不可侵犯、至高无上、极其重要的。

2)生命神圣论的意义

(1)使人们珍重生命,有利于人类的生存和发展。在人类社会早期,人们意识到生存的艰难,产生了生命极其宝贵的生命神圣思想。生命对于人是第一重要的,生命与世界上的其他事物相比具有至高无上性,离开了生命,世界上万事万物就失去了存在的意义。

(2)促使医学科学和医学职业的产生并促进其发展。生命神圣论是医学科学和医学职业产生的基础。生命宝贵,所以当生命受到伤害、受到疾病折磨的时候,就需要一种学问予以研究和解决,就需要有一种职业、一部分人专门为这些受到伤害、受到疾病折磨的人们提供帮助。这门学问就是医学,这种职业就是医疗卫生职业,这些专业人员就是医务人员。生命神圣思想激励人们探索生命的奥秘,发现诊治疾病的新方法,建立维护人类健康的完善医疗卫生制度,也大大促进了医学科学的发展和医疗技术的进步。

3）生命神圣论的局限性

（1）生命神圣论具有抽象性，缺乏辩证性。从历史上考察，人的生命并不是绝对神圣不可侵犯的；在现实生活中不难发现，人的生命也不是绝对神圣不可侵犯的。

（2）生命神圣论在现实中导致大量医学伦理难题的产生。例如，能否控制人口数量；能否实施生育控制措施；能否停止对病人的抢救；能否对生命进行研究；能否摘取人体器官进行移植，等等。

2. 生命质量论和生命价值论

1）生命质量论的概念

所谓生命质量论，是指根据人的自然素质的优劣而进行不同对待的生命伦理观。生命质量的种类如下。

（1）主要质量。主要质量指个体生命的身体或智力状态。根据这一生命质量标准，生命质量论认为，诸如严重的先天心脏畸形儿和无脑儿，其主要质量已经非常低。

（2）根本质量。根本质量是与他人在社会和道德上相互作用的生命的意义和目的。

（3）操作质量。操作质量是利用智商或诊断学的标准来测定智力和生理状况。

2）生命价值论的概念

所谓生命价值论，是指根据生命对自身和他人、社会的效用如何而进行不同对待的生命伦理观。生命价值的种类如下。

（1）根据生命价值主体的不同，生命价值分为内在价值和外在价值。内在价值就是生命对自身具有效用的属性，是生命具有的对自身的效用；外在价值就是生命对他人、社会具有效用的属性，是生命具有的对他人、社会的效用。

（2）根据生命价值是否已经体现出来，生命价值分为现实的生命价值（现实价值）和潜在的生命价值（潜在价值）。现实价值指生命已经显现出对自身、他人和社会具有效用，潜在价值指生命目前尚未显现，将来才能显现出对自身、他人和社会的效用。

（3）根据生命价值的性，生命价值分为正生命价值、负生命价值和零生命价值。正生命价值是指生命有利于自身、他人和社会的效用的实现，即对自身、他人和社会有积极效用；负生命价值是指生命有害于自身、他人和社会的效用的实现，即对自身、他人和社会有消极效用；零生命价值（无生命价值）是指生命无利无害于自身、他人和社会的效用的实现,即对自身、他人和社会既没有积极效用也没有消极效用。

生命价值论要求根据生命对自身和他人、社会的效用如何,进行不同对待。可见,确定生命价值量是极其重要的。

3)生命质量论和生命价值论的意义

(1)生命质量论和生命价值论完善了人类对于生命的医学伦理理论。

(2)生命质量论和生命价值论具有重大的现实意义:为我国的人口政策提供了伦理依据;为人类的生育控制措施提供了伦理依据;为人类停止对不可救治病人的抢救提供了伦理辩护;为对生命进行研究提供了伦理依据;为摘取人体器官进行移植提供了伦理依据,等等。

（五）人道论

人道论是一种认为人具有最高价值从而应该善待每一个人的思想体系。人道论具有两个基本的含义:一方面指人本身具有最高价值,另一方面指应该善待每一个人。广义的人道主义则指一切维护人的尊严、尊重人的权利、重视人的价值、实现人的全面发展的"以人为本"的思想。可以说这种思想贯穿于人类社会的始终。中国古代孔子的"仁者爱人"、墨子的"兼爱"、中世纪基督教的人道主义、革命的人道主义、社会主义人道主义等都属于广义的人道主义。医学人道主义也属于广义的人道主义范畴。

1. 医学人道主义的含义

医学人道主义是指认为人具有最高价值,因此医学界应该尊重、同情、关心、救助服务对象的思想。

2. 医学人道主义的历史与现实

(1)古代的医学人道主义。其特点是:具有朴素性;水平有限;带有宗教迷信色彩。

(2)近现代的医学人道主义。其特点是:崇尚科学,摆脱神学束缚;实行的范围和程度得到了拓展。

(3)当代的医学人道主义。其特点是:具有国际性;得到更加具体细致的贯彻;指导理论更加科学。

3. 医学人道主义的伦理意义

(1)医学人道主义伦理价值的根源:由人的基本需求决定的;由医学的目的决定的。

(2)医学人道主义的伦理意义:体现医学的道德价值;规定医学界的基本道德要求;代表着人类的共同价值。

第四章

医患关系中的伦理

【本章内容提要】

◆ 医患关系的含义和特点

◆ 医患关系的内容与模式

◆ 医患关系的历史发展

◆ 影响医患关系发展的主要因素

◆ 医患的权利与义务

一、医患关系的含义和特点

医患关系是医疗工作中最重要、最基本的人际关系,也是医学伦理学的核心问题。良好的医患沟通有助于医务人员调整自己或患者的医学观念,也有助于医患正确理解对方、协调关系,保证医疗活动的顺利进行。

(一)医患关系的含义

医患关系的含义有广义与狭义两种。广义的医患关系是以医务人员为主的个体或群体(医疗方)与以病人为中心的群体(就医方)在医疗实践活动中所建立的一种相互关系。狭义的医患关系是指医务人员与病人相互间的关系。在医患关系中医者大多处于主导地位,医者的任务是治疗病人,帮助其恢复健康;患者则接受医务人员的治疗。在几千年的医学实践活动中,医患双方在相互关系中的地位及性质是始终如一的。医患关系的满意程度主要取决于医务人员。医患关系的和谐与否受到一定社会意识形态及社会总体道德水平的制约,并受到医学科学发展的影响。

(二)医患关系的特点

医患关系是一种双向的、特定的人际关系,它有技术方面和非技术方面的内容,并有其特定的契约形式,因此,它又有自身的特点。医患关系是在医疗过程中产生、发展的,而我国医疗卫生公益性福利事业的性质就决定了社会主义医患关系的基本特点,具体如下。

1. 平等性

医患关系是以社会主义人道主义为原则建立起来的平等关系,具有平等性。社会主义制度的确立为尊重人的尊严、价值创造了条件,"我为人人、人人为我"成为人们的行为准则,社会主义人道主义成为社会公德范畴。社会主义人道主义在医疗工作中表现为对广大人民群众生命的尊重和爱护,体现在爱护病人、尊重病人的平等诊治权上,反映在医患平等协调的人际关系中。医患之间的平等关系表明:医务人员尊重病人的医疗权利,一视同仁地为其提供医疗服务;病人尊重医务人员的劳动,并积极密切地配合,共同完成诊治疾病、维护健康的任务。

2. 诚信性

医患关系是以社会主义法制为保障建立起来的契约下的信赖关系,具有诚信性。社会主义法制的根本职能就是保护人民群众的合法权益,患者就医和行医者行医同样受到法律保护。社会主义法制保护医生为患者提供的医疗卫生保健和康复的特殊职权,有机会获得患者身体、心理、隐私等信息,而患者为了诊治的需要,信任医生,也要将这些信息告诉医生,这是建立在契约下和诚信基础上的特殊人际关系。任何超越法规允许范围的行为,都要受到社会舆论的谴责以至于法律的制裁。事实证明,受社会主义法制制约和保护的医患关系,医患彼此之间完全可以信赖。

3. 委托性

医患关系是与救死扶伤相关联、以医疗技术为保证的契约下的委托关系。医生将救死扶伤、防病治病作为己任,国家赋予了医生某种特权(对疾病诊治权、处置权和特殊干涉权等),并以医疗技术作为保证,为病人提供服务。病人以信任为前提,将自己的生命、疾病的诊治权经由某种契约委托给医生。这种委托关系是由医患之间的医学知识占有不同,所处的地位职责不同所决定的,医生具有医学知识,一定程度上处于主动地位,并有某种特权,这就要求医生恪守职责,钻研技术,以高尚的医德、精湛的医术,全心全意为病人服务,不辜负患者的委托。

二、医患关系的内容与模式

医患关系是一种配合与合作的关系,它建立在患者对医生的信赖和对生命健康的渴望的基础上,只有彼此沟通理解、相互信任,医患双方才能共同参与诊疗活动,共同完成对疾病的诊疗,也便于患者对医疗活动过程和目的进行了解。

(一)医患关系的内容

在医疗活动中,医患关系的内容主要表现在技术与非技术两个方面。

1. 技术方面

在技术方面,医患关系就是指医患双方在诊断、治疗、用药、手术、护理等医疗技术实施过程中的关系。医患关系技术方面的交往,就一般情况而言,医务人员应当处于主体地位,应当是病人的老师。这是因为相对于求医者,医务人员掌握了更多的医学科学知识和技能,在技术上医方主动提供医疗方案,然后在医生的帮助下由患方选择,因而医方在技术方面发挥指导作用是正常的、合理的,对患方有利。但在技术交流过程中应当防止粗暴的家长式的作风,认为医者时时处处都高人一等,以专家自居,甚至有条件让患者知情同意时,也独断专行,去实施未征得患方同意的重大医疗措施,这样就容易导致医疗纠纷和矛盾。因此,在技术方面,既要承认医者在技术方面的主导地位,也要防止这种地位被绝对化。

2. 非技术方面

在非技术方面,医患关系就是指医疗过程中医患双方在心理、社会、伦理方面的关系。它是医患关系重要而基本的方面,也是我国研究医患关系的侧重点,更能引起患者的关注。因为对大多数病人及求医者来说,对医院及医务人员是否满意,主要是从非技术方面,即服务态度、医疗作风等方面进行评价的。这是因为由于患方缺乏必要的医学知识,因而无法理解和监督医疗技术的运用是否合理。另外,患方由于长期特殊的社会角色,特别是病人,其心理需要与正常人不同,他(她)们对医方的社会角色的要求一般是较高的,而且会特别敏感自己在医疗过程的非技术交往中的地位和待遇。最后,医疗工作涉及每个当事人的生命健康利益,因此,非技术方面往往成为社会公众及社会舆论关注的焦点。主要表现为以下几个方面。

1)行为关系方面

医患双方在医疗活动中的行为表现,如姿势、语言、动作、情感等,既可有助于建立融洽的医患关系,也可能破坏良好的医患关系,因此医务人员要注意自己的服务行为,从一言一行开始,加强修养,促进良好医患关系的建立。

2)利益关系方面

医务人员为患者提供卫生劳务,需要得到经济利益的补偿以及精神、心理上的满足和愉悦。患者付医药费,期望得到良好的医疗服务,满足了其早日康复的需求。因此,医患双方要正确认识利益关系,医疗收费应公开、合理,妥善处理好双方的利益关系。

3)伦理关系方面

在医疗活动中,由于医患所处的地位、环境不同,文化教育和利益关系不同,常常会导致医患矛盾的发生。医患双方只有按社会公德和医学道德约束自己的行为,才能维护和建立良好的医患关系。

4）法律关系方面

医者的医疗权和患者的就医权都受法律的保护。医患双方都要遵守国家的法律法规,并运用法律解决好医疗事故和医疗纠纷,双方共同努力促进法律的完善。

(二)医患关系的模式

在医学的长期发展过程中,医患关系的基本内容逐渐形成并以固定的方式来表达,这就是医患关系的模式。

1. 生物医学模式

1976 年,美国学者萨斯·荷伦德根据医生和患者的地位、主动性,将医患关系划分为 3 种类型。

1）主动—被动型

这一模式指的是在医疗措施的制定和执行过程中,医生处于主动而病人则处于被动的地位,病人要无条件服从医生的意志。其要点和特征是"为病人做什么"。这一模式适合无自主能力的患者,如危重休克患者、婴幼儿、精神病、智力障碍等。"

2）指导—合作型

这是现代医疗实践中医患关系的基础模式。医生与患者之间存在着相互作用。病人因患病去求医,医生根据病情告诉病人做什么,并期望病人按医嘱服从治疗,给予合作。在这种医患关系中,医生处于指导地位,病人应该配合。大部分疾病的治疗应采取这种模式。其要点和特征是"告诉病人做什么"。这种模式能够充分发挥医生的主观能动性,医患之间是双向活动,有利于提高诊治水平,无疑比主动—被动型前进了一大步,是目前我国应大力提倡的。

3）共同参与型

这是现代医患关系的模型。患者在医疗过程中并不是处于被动地位,而是主动与医生合作,还要参与医生诊治,提供各种信息,帮助医生做出正确的诊断,有时患者还和医生一起商讨治疗措施,共同做出决定。同时,医生也能认真听取患者的反映,采纳合理的意见,医患间有近似相等的权利和地位。这对消除隔阂、建立真诚的医患关系,提高医疗质量是非常有利的。其要点和特征是"帮助病人自疗"。大多数慢性病的治疗适于用这种模型。

我国医患关系模式的选择,强调要根据患者的具体情况,选择对应的模式,努力倡导指导—合作型和共同参与型。医生既要在医疗活动中尊重患者的意见,又不能放弃自己的责任,听凭患者的自由选择。医生应在认真听取患者的反映和意见后,给予正确的解答,坚持诊治中的正确意见,充分调动医患双方的积极性,达到最佳诊治效果。

2. 现代医学模式

1977年,美国精神病学和内科学教授恩格尔首次提出了新的医学模式,即"生物—心理—社会"医学模式。随着医学科学和现代社会的发展,尤其是抗生素在临床上广泛的应用和疫苗在人群中普遍接种,原来的细菌性疾病已不再是人类死亡的主要原因,并且过去的传染病、营养不良等疾病也不再是威胁人们的主要疾病,取而代之的是心脑血管、肿瘤等疾病。这些疾病的共同特点是:疾病因素不像细菌感染性疾病那样具有单一性,而是具有多因素相互交叉的复合性。其中尤以不良的社会生活方式和心理行为受到医学界的普遍关注。医学科学对人体、疾病等的研究进入了整体化阶段,这必将引起医学模式的发展。"生物—心理—社会"医学模式就是对医学观、人体观和疾病观更新的认识,它很快被各国医学界所接受,成为现代医学发展的标志,也是现代医患关系的发展趋势。它的建立具有重要的社会意义。

1)强调尊重患者的生命价值

现代医学的发展,需要重新确认希波克拉底爱护、关心患者的人道主义医学传统,当今社会对人的认识和理解越来越深刻,人的权利意识和参与意识不断增强,人类社会历史总的趋势是越来越尊重人。体现在医疗关系中,就是要尊重人的生命和医疗权利,尊重人的尊严。依据新的医学模式,要把患者看做是一个完整的人,既重视对其的生理治疗,也重视对其的心理治疗。

2)确立双向作用的医患关系

传统生物医学模式下的医患关系是单向型的,只讲医者对患者的道德义务。而今社会强调人的权利,重视患者的地位和自主权利,使单向医患关系转为双向医患关系。医疗活动已不仅仅是医者向患者实施道德义务,而是患者应该享受和保证的一种基本权利。这种双向作用的医患关系,有利于医疗质量的提高。

3)扩大医疗服务的范围

一方面,医学科学发展向微观深入,如向亚细胞、分子、量子层次的生命活动和疾病过程的内在机理深入;另一方面,从宏观来看,医学又在更高层次上把人当做一个整体来认识,把人看做包括自然环境在内的生态系统的一个组成部分。从生理学、心理学、社会学、伦理学等不同层次来观察人类的健康和疾病,运用科学的综合措施来防治疾病,增强体质。这些表明,现代医学科学发展必将克服近代医患关系中的种种弊端,一种新型的、道德的医患关系必然能使医患双方在诊治方面都感到满意。

三、医患关系的历史发展

医患关系在医学尚未成为一门专门化的技艺,没有专职医生从事这项活动时,就有了雏形。当时所谓的医治只不过是精心护理加上意志意念和信仰,完全依靠服务态度和医疗作风,从这个意义上说,医患关系的非技术方面是医疗服务的基础。患者的家属和巫师术士们在特定条件下临时承担了医疗救护的任务,这种原始的"医患关系"融入其他的人际关系中,没有明确分化出来,医疗救护的技术性非常低。当时的医学尚处于经验医学阶段,医患之间的交往是一种面对面的直接交往。同时,由于当时医学没有过多、过细的分科,医者对所有患者的疾病一般予以通盘考虑,全面负责,不仅重视患者的疾病,而且重视患者的心理、社会因素对疾病的影响,因而医患关系较为稳定和亲密,被视为"仁爱救人"的良好、和谐的关系。

经过漫长的实践,医疗救护工作的技术性提高了,出现了职业医生,有了稳定的医患关系。在医疗过程中,医生始终占主动地位,患者服从医生是天经地义的事情。这一时期的医患关系仍然主要靠道德信念、靠良好的服务态度和认真负责的敬业精神来维持,因此,要求医生仁慈、正直、庄重、值得信任。如希波克拉底在其《誓言》中提到的那样,以"遵守为病家谋利益"为信条,以"纯洁与神圣之精神,终身执行我职务",以"为病家谋幸福"为唯一目的。

近代以来,随着生物科学的发展,一系列生物科学的重大成果被应用于医学,给人类带来了福音,为人类健康做出了贡献。医学逐渐克服了细菌传染病,开始向恶性肿瘤、病毒性疾病和衰老等发起挑战,医学研究逐步从细胞水平向分子、基因水平迈进,器官移植和人工器官的植入综合地反映出了医学在战胜疾病、保护健康方面的新能力。但是医学的进步也使人们对技术产生了崇拜心理,技术统治了医学。尽管在这一时期患者在医患关系中的地位和自主权有所提高,但是医生仍处于主导地位,医学技术决定一切,并主宰着医患双方的关系。

医学发展到今天,医患关系已经经历了由强调非技术方面及人性,转向只强调技术性方面而忽视医患关系的非技术方面这一过程。这一过程也是从人文关怀向技术主义发展的过程,它既是医学进步和发展的必然结果,也是医学科学技术巨大成果的一种展现。但在享有医学科学带来的健康和前所未有的希望的同时,也带来了医学和医患关系的人性和道德的丧失,引发了许多伦理、法律和社会方面的问题。

总之,随着医学模式由生物医学模式向生物—心理—社会医学模式的转变,只强调技术性、忽视人性的医患关系已不适应医学的发展。医学的发展不应是纯技术的发展,同时还应是医学人文价值的发展。医患关系必须向人性复归,医生不能仅从生物学的角度考虑疾病诊疗的需要,还必须考虑患者的社会与心理特点,使患者得到应有的尊严;不能只重视疾病与诊疗的技术性,而应将技术性与人性相统一。

四、影响医患关系发展的主要因素

医生作为一种独立的职业出现以后,医生与病人的关系就作为一种特殊的关系存在于社会中。在几千年的医学活动中,随着社会伦理背景的变更、医学的发展,医患双方的相互关系、相互影响和彼此地位也发生着变化。其中医患关系中医生的主导作用始终没有变,而医患间的密切程度,病人在医患关系中的地位、自主权利却不断发生变化。医患关系的演变有两个趋势:一是医生与病人的关系越来越淡漠;二是病人的地位和自主权利越来越受到尊重。影响医患关系发展的主要因素包括以下几个方面。

(一)医学科学发展影响医患关系

古代的医患关系具有直接性、稳定性、主动性等特点,这些特点是由当时的医学水平所决定的。首先,古代的医学基本上是一种经验医学,医生从诊断到治疗均是以直接与病人交往为前提的,如中医的望、闻、问、切均须同病人直接接触。其次,当时的医学分科不细,因而任何一个医生对任何病人的疾病都是全面考虑和负责的,这样就形成了医患关系在某种程度上的稳定性。最后,无论是中国还是西方古代医学均有朴素的整体观,即把人的生理、心理、社会及环境看做一个有机联系的整体。在这种医学观的指导下,医生重视心理因素,主动地接近、关心和了解病人。随着生物医学的确立,医学科学的进步,这种建立在古代医学基础上的传统医患关系不可避免地要发生转变。这种转变表现在与传统医患特点相对应的三个方面。

1. 医患关系物化的趋势

在近代医学中,由于大量地采用物理、化学等科学的诊疗设备,医生在诊断、治疗病人时对这些设备有极大的依赖性,这样在医患关系中便引进了第三者媒介,医生与病人之间的关系在某种程度上被物化了。技术和医疗设备的介入,使医患之间亲密直接的思想、情感的交流大大减少了,感情淡漠了,导致医生只关注生物、物理的因素对疾病的影响而忽视了患者心理、社会因素对健康的影响。

2. 医患关系分解的趋势

一方面,由于分科越来越细,医生日益专科化,这样形成了一个医生只对某一种病或病人的某一部位(器官、系统)的病变负责,而不对病人整体负责的情况。

另一方面,由于医院的出现,病人集中于医院治疗,表面上医患双方生活于同一空间,交往似乎密切了,但实际上医患关系的稳定性,即一个医生与一个病人的稳定联系却大大降低了,也就是说,以往那种一个医生与一个病人的稳定联系,被分解为几十个甚至更多的医生与一个病人的联系,这样医患双方的情感联系也相对地淡漠了。

3. 患者与疾病分离的趋势

近代医学是以生物学为基础的,因而只是以生物学的观点来分析、研究人,况且使用的又是还原论的方法,为了深入了解某种疾病及其发病因素,以及探求某种疾病病原体,这就要求把某种疾病的致病因素从病人整体中分离出来,同时又舍去病人的社会、心理因素。这样,在医生看来,他的试管里、显微镜下,以及各种现代检测设备的影像里,就只有血液、尿液,就只有细胞、分子形态了。如此,疾病和病人被分割开来,自然的人与社会的人、生理的人与有头脑的人被割裂开了。

(二)社会因素影响医患关系

对医患关系的影响还有多种社会因素,包括经济发展、文化传统、伦理风尚等。

1. 医患关系的商业化

随着商品经济的发展,医患关系商业化的倾向是不足为奇的。医患关系的商业化有其积极的一面,也有消极的一面。总体上讲,商品经济是有利于医学科学发展,有利于病人利益实现的。在美国病人作为消费者已成为现实,1962 年美国国会通过了消费者权利法案,其中包含了保护消费者健康的一些基本原则。过去医学界认为医生推销自己的业务是不道德的,美国医疗协会的规章对大部分医疗广告是禁止的,但 1975 年联邦法院确认这种限制应当放宽。这些明显地证明医疗保健事业同样存在着销售者和消费者的关系,并且这种关系在某种程度上可以产生医疗保健更优质、更方便、更带有"顾客第一"的服务性。其消极面表现在商品经济中货币的因素所产生的副作用,难免有人唯利是图,片面地一切向钱看。少数医务人员把市场经济的"等价交换"原则移植到医患关系中来,使本来纯洁的救死扶伤的神圣职责成了与病人交换的筹码。在这些人的心目中,金钱与利益成为唯一渴望得到的东西。与此同时,由于部分患者对自身权利缺乏认识,以为医务人员的诊断和精心照料是一种恩德,只有物质的感谢才能获得心理平衡,加上一些开假证明、开大处方等不健康的求医行为,加速了医患关系的商品化。

2. 医患关系的民主化

生物医学时代有一种神化医学和医生的倾向,从而使医生权力过大。随着民主社会的确立,医患关系的民主化趋势也越来越明显,反映为理性上的尊重病人,并体现在两方面：一是希波克拉底爱护、关心病人的人道主义医学传统得到重新确认。在现实中医患权利不平等，将来也不可能完全平等，因此更需要用人道的力量去平衡医患关系。科学的力量使医生确立了其在人们心中的地位，但是如何使用科学，在医学领域有一个伦理学问题。有一位外国医生曾经说过，"医师穿上象征自然力量神圣的白大衣，往往容易滑向术士的角色"。人们在发展、应用医学科学技术的同时，理性地认识到医学伦理学的重要性。"没有医学伦理学，医师就会变成没有人性的技术员、知识的传播者、修配器官的匠人，或者是无知的暴君。"二是从现实上讲，病人的地位也在不断地上升。病人成为医疗的消费者，医生为了争取更多病人就医，必须努力提高服务态度和医疗质量。经济的发展带来了医疗事业的发展与变化，也带来了医患关系的民主化，过去很常见的专制自大的医生现已大为减少，患者的地位不断提高，患者权利不断得到增强。在诊疗过程中，患者不再是被动的接受体，而是在知情同意的前提下，主动参与治疗，医患双方的地位越来越平等。

3. 医患关系的法律化

医患关系的法律化是现代社会法制进程的必然结果。西方发达国家普遍施行法制，西方医学伦理学家、医疗法学家普遍认为，要建立稳定、和谐的医患关系，制定基本医疗法律是前提和基础，医务人员和患者都应在法律的范围内活动，都应树立基本的医疗法律意识，遵循基本的医疗法律规范。

传统的医患关系仅是一种单向关系，即只讲医生对病人的义务。现代社会的医患关系特别是病人权利的提出，使这种单向关系转化为双向关系，病人从道义上有权得到治疗、保健和健康，而不仅仅是由医生出于义务给予病人的。这样就从病人道德需要角度上，对医生提出了更高的要求。

传统的医患关系在很大程度上是靠伦理道德规范维系的。在现代社会，单是靠伦理准则约束人的行为显得不够有力，因此法律规范逐步成为制约医患关系的重要手段。例如，对于"知情同意""保密"等事项，一些国家法律都有相关的规定。现在医患双方的权利和义务多以法律规定的形式出现，医患关系既是道德关系，又是法律关系。在临床医疗实践中，医患双方的医疗行为都是特定的法律事实，是能在当事人之间引起民事法律关系产生、变更和消灭的客观事实，例如，医生和患者就治疗签订的医疗协议、合同等。

五、医患的权利与义务

(一)患者的权利

患者的权利是指患者应享受的权利和利益。在我国，患者的权利问题越来越受到人们的重视。重视病人的权利,是人类走向文明的一个重要标志。病人的权利可概括为五个方面。

第一,享受平等医疗权。任何一个病人都应当享有医疗服务的平等权利。这是一个医务工作者必须熟知和具备的起码的职业道德要求。当人患某种疾病,或精神和肉体上遭受极大的刺激和痛苦,或生命受到严重威胁之时,病人具有得到医疗照顾、要求解除病痛的权利。任何医疗单位和医务工作者都要一视同仁,尽自己最大的努力,解除病人的病痛,挽救病人的生命。

第二,知情同意权。首先,病人有获知自己病情的权利。医务人员在不影响治疗的开展和不损害病人健康利益的前提下,要尽可能对病人病情提供详尽的说明。其次,病人有权拒绝治疗。医务人员对此种情况要认真分析,如果是病人不知情,医务人员应耐心劝说、解释,晓之以理,使病人理解并同意治疗。另外,病人还有拒绝参加各种临床实验的权利。在不征得病人同意的情况下,进行某种实验,这是违反医学道德和不尊重病人权利的错误做法,应该被禁止。

第三,保守隐私秘密权。在疾病的诊断治疗过程中,病人对自己的秘密和隐私有权要求医务人员予以保密。医务人员在询问病史和进行身体检查中,常常会接触到一些病人的隐私或生理缺陷,医务人员应尊重病人的人格,如随意透露给他人,是违反医学道德的。

第四,免除一定社会责任和义务权。由于疾病因素,影响病人的正常生理功能,使病人承担社会责任和义务的能力减弱时,医务人员应根据病人病情的严重程度,出具一定的诊断证明,免除或减轻病人无力承担的那部分社会责任和义务,这是病人应有的权利。

第五,监督和实现自己的医疗权。在医疗活动中,病人在自己韵疾病遭到拒绝治疗时,有权直接或间接地向有关部门或单位要求得到解决。医疗部门或医务人员应当接受病人的监督,不能草率行事,更不能对病人进行打击报复。

我们应当在医疗卫生工作的实践中尊重病人的权利,并制定必要的法规和政策措施,以保证病人的权利得以实现。

(二)病人的义务

病人的义务是指病人应承担的责任,也是医疗服务向病人提出的要求,有如下几方面。

第一,尊重医务人员。在医疗工作中,病人及其家属不得以任何借口要挟医务人员,妨碍医务人员的治疗,不能把医务人员视为佣人,百般挑剔,故意刁难,甚至动手殴打。遇有医患纠纷,应以科学为依据和依法解决,不能侵犯医务人员的人格权和职业自主权。

第二，尊重医嘱，主动配合治疗。病人尊重医生，信任医生，能较好地发挥心理因素的治疗作用。在充分信任医务人员的基础上，病人主动配合，积极参与到医疗活动中，发挥医患双方的积极性，才能获得较好的疗效。

第三，按照规定缴纳医疗费用。为了增加医院的发展活力，调动医务人员的积极性，医院按国家规定收取适当的医疗费用，来弥补部分服务消耗和成本消耗，是应该的。但有时遇到急诊或危重病人，医院本着人道主义精神，也常常允许先救人后交费，如果有人借机钻空子，病中拖欠，病愈逃账，给医院造成经济损失，那是不道德的。因此，病人在就医前或就医中应按规定缴纳医疗费用，这是病人应遵守的最起码的道德义务。

(三)医务人员的权利

医务人员的权利是指在医疗卫生服务过程中，医务人员行使的权利和应享受的利益。关于医务人员的权利，有以下四方面的内容。

第一，医疗权。在医疗卫生服务过程中，医务人员有行使医疗的权力和享受病人尊重和理解的权利。这主要是保障病人医疗权利的实现，以维护病人康复的权利。医务人员应尊重病人的平等医疗权利，在自己的职责范围内，尽力为病人服务，使病人尽早恢复健康。医务人员不能滥用权力，拒绝为病人服务，这是不道德的表现。

第二，提出减少病人担负社会责任和义务权。在医疗活动中，医务人员有权根据病人的病情，出具诊断证明，证明病人应减少一定的社会责任和义务，这是有利于病人治疗或恢复健康的。但医务人员应实事求是，一切从病人的病情出发，对社会负责，不能弄权渎职，开具假诊断证明，这既是有违医疗道德的，也是违反法律规定的。

第三，维护个人正当利益权。医务人员从事的是特殊的脑力与体力相结合的劳动。毫无疑问，医务人员的劳动是创造价值的，而且医务人员的劳动是复杂劳动，所以，他们有权得到相应的报酬。医学道德保护医务人员个人的正当利益。当然，医务人员本身在各种利益面前，绝不可见利忘义，置病人利益和社会利益于不顾，一味追求甚至不择手段地谋取个人功利，这不符合社会主义医德的要求。

第四，干涉权。医务人员在医德原则的指导下，在特定情况下限制某些病人的自由，不得有害于自己，也不得有害于别人，这是一种特殊权。它包括：①当精神病人、自杀未遂病人等拒绝治疗时，医生可以运用干涉权，强迫对其予以治疗和抢救。②一些高度危险、致死致残的实验，即使病人出于某种目的已同意了，医生也可以运用干涉权不予做这种实验。③当诊断或预后被病人知道后可能影响治疗甚至造成严重后果时，医生可以行使干涉权，不告诉病人或暂时隐瞒，但应向病人家属讲明真相。④在计划生育中,医生可以在法律的指导下行使干涉权。

(四)医务人员的义务

医务人员的义务,指医务人员对社会承担的道德责任,是医德基本原则和规范对医务人员的道德要求。它要求医务人员要以极端负责的态度做好本职工作,不断提高医疗技术水平;在工作中不讲条件,忠于职守,竭尽全力,为人民的身心健康服务。其主要内容应包括以下三点。

第一,治病救人。医务人员行医为民,治病救人,是由其职业特点决定的,不管医务人员本身是否意识到,这都是责无旁贷的。一旦选择了从医的道路,就得把解除病人痛苦、恢复病人的健康当做自己的天职。任何见死不救,置病人病痛或生命于不顾的行为,都是有悖于医德的。

第二,全心全意为病人服务。在我国医务人员与病人的关系是服务与被服务的关系。这种服务是无条件的、全心全意的。不能把商品交换原则引入到医务人员与病人的关系中,不能见利忘义,把病人及家属是否送红包、请客送礼作为服务的条件。不论在何种情况下,医务人员都应满腔热忱地为病人服务,把病人的健康利益摆在自己工作的首位。能否做到这一点,是衡量医务人员是否履行医德义务的标准。

第三,坚持病人利益和社会利益的统一。医务人员为病人治病,使其迅速恢复健康,为社会发展贡献力量。从这个意义上讲,医务人员对病人个人尽义务同对社会尽义务是统一的。但是,在某些情况下,也会产生一些矛盾,如有些病人及其家属利用生病之机,要求医生多开补药、营养品甚至与治病无关的其他物品;有的病人小病大养,要求医生多开病假证明或要求开"工伤"假证明等等。在这种情况下,医务人员切勿送人情,要坚持原则,维护集体和社会利益,努力使病人个人要求服从社会整体利益。此外,医务人员还有发展医学科学的义务和承担医疗咨询保健宣教以及普及医学科学知识的义务。

第五章

医学科学研究中的伦理

【本章内容提要】

◆医学科研的基本特点

◆医学科研伦理的意义

◆医学科研伦理原则

◆人体实验中的伦理

◆人体实验的伦理原则

一、医学科研与伦理

医学科学是预防人类疾病、增进人类健康的一门特殊的科学。医学研究的对象是人。人既具有自然属性，又具有社会属性；既是个体存在的实体，又是社会生活中的一员。这就决定了医学属于自然科学，同时，还应该看到社会因素对医学发展和人体健康的影响。伦理是调整人与人、人与社会之间关系的行为规范的总和。医学科研伦理就是用于调节医学科研活动中各种人际关系的行为准则和规范。

（一）医学科研的基本特点

医学科研是以人作为研究对象，提高人类与疾病做斗争的能力和方法的实践活动。医学科研除了具有一般科研的特点以外，还具有以下一些特点。

1. 研究对象的差异性

由于每个人在形态、生理、心理及病理等方面存在着较大的差异，加之其所处的环境和条件不同，这样就很难找到完全一致的研究样本，实验结果必然具有差异性。因此，要求研究人员不仅要以科学的态度慎重地对资料和信息进行分析与处理、总结与概括，还要有高度的道德责任感，保证人们的健康利益和生命安全。

2. 研究方法的多样性

医学研究的对象是人，作为生命体的人不仅具有生物学属性，还具有语言、思维、情感、人际互动等社会属性，是有意识、有情感、有丰富内心世界、从事创造性劳动的社会成员。因此,医学科学研究不仅要用自然科学的方法,还要用社会科学、人文科学和心理学的理论和方法进行研究。

3. 研究过程的复杂性

由于人的生命是不可逆的,在以人为研究对象的科研过程中必然具有较大的风险,因此,不能直接在人体身上进行实验。在人体实验前必须要有充分的基础实验和动物实验作为铺垫,要采取模拟的方法,建立必要的动物模型,只有当动物模型实验结果证明对人体无害后,才能进行人体实验。因此,这就使得医学科研的实验程序较为繁杂,效果难以很快显现,增加了科研的复杂性。

4. 研究内容的综合性

医学科研不仅立足于医学本身,而且立足于医学与其他学科交叉渗透后的一些新的课题之中。现代医学包括基础医学、临床医学、预防医学、康复医学、医学理论和社会人文医学等众多不同的门类,各门类又有自己不同的专业领域和亚专业领域。医学研究促使各专业间交叉渗透,出现了很多交叉学科和边缘学科,它们为医学科研带来了良好的势头,使医学研究者以全新的视角去看待自己研究的内容。因此,医学研究者在重视专业性的同时,还应当特别关注相关学科的最新动态,这样才能树立综合的、客观的研究理念。

5. 研究结果的双重性

科学是把"双刃剑",有利有弊。与许多科学研究一样,医学科研结果也具有双重性,要么有益于人类,要么给人类带来危害甚至灾难,这些利与弊相伴而生,可以出现在研究过程中,也可以出现在成果运用上,产生局部的或广泛的、近期的或远期的利与害的双重性。例如,放射治疗和化学治疗均可杀死癌细胞,但同时也会伤害体内的正常细胞;呱替啶具有镇痛作用,但若使用不当就会造成患者成瘾。医学科研结果的这一特点,要求科研工作者在使用科研成果时,必须要特别慎重。

(二)医学科研伦理的意义

医学科学研究的目的是维护和增进人类健康,造福于人类。医学科研不同于其他科研活动的关键在于,它直接或间接地为人的生命和健康利益服务,因此,医学科研必然要受到道德的制约,不管医学科研工作者是否意识到,医学科研活动都始终在人类的道德天平上,接受着道德的检验。概括起来,高尚的科研道德具有以下几个方面的意义。

1. 促进医学科学的发展

医学是关于人的生命过程的本质和防病治病、增强人类健康、促进机体康复的科学知识体系。其研究的对象是生活在一定社会关系中的人。因此,医学科学研究中也就自然存在着调整人与人之间、人与社会之间关系的问题,即道德问题。医学科学本身要求医学科学工作者必须具有高尚的医德,而高尚的医德又是医学科学事业发展的必要保证。纵观医学科学发展史,凡重大的医学科学成就和技术成果的取得,都是医学科学工作者学术上的精深造诣和高尚道德的结晶,从而促进了医学科学的发展。如我国明代医药学家李时珍拒绝去朝廷当太医,宁愿遍访名医宿儒,搜集民间药方,风餐露宿,冒死饮毒,亲尝药性,用毕生精力和心血写出了举世闻名的医学巨著《本草纲目》。我国已故著名热带病专家钟惠澜教授夫妇,在 60 年代为研究黑热病,冒着生命危险在自己身上进行犬黑热病病原体的注射试验,首次证明了犬、人、白蛉三者在黑热病流行中的关系,写出论文 300 多篇,为消灭黑热病做出了重要贡献。16 世纪,近代人体解剖学奠基人维萨里,冒着被教会和政府以"盗尸犯"罪名通缉的危险,以刚强的毅力、不畏艰险,五年如一日,夜晚到无主的荒冢寻取残骨,到绞刑架下收集罪犯遗尸进行解剖和研究,终于写成世界上第一本有关人体构造的书。他最后虽然遭到教会的迫害而牺牲,但其给予人们的全新的人体构造知识,宣告了近代医学的兴起,为医学的发展做出了巨大贡献。从国外的巴斯德、白求恩、南丁格尔到中国的张孝骞、林巧稚、陶其敏……,他们为医学事业勇于献身的崇高精神和坚忍不拔、严谨治学、勇于探索、坚持真理的高尚品质及强烈的事业心和责任感,正是他们取得成功的不竭动力。医学科学工作者肩负着发展医学科学、造福人类的历史使命,不仅应当具有精勤不倦、勇于开拓的科研精神,还应当具有高尚的道德品质和社会责任感。只有这样才能成就理想,有所作为,增进人类健康,促进医学的发展。让我们记住爱因斯坦的话:"道德……它是一项永远无终结的任务,它始终指导着我们的判断,鼓舞着我们的行动","一切人类的价值基础是道德!"

2. 保证医学科研的正确方向

科学的作用是双向的,将它用于造福人类的力量是巨大的,将它用于不道德的目的就会给人类带来深重的灾难。众所周知,在第二次世界大战期间,德日法西斯分子为了侵略扩张的目的,进行了大量惨无人道的人体实验,如利用活人做高度压力试验、冷冻试验、斑疹伤寒致死试验、黄热病毒致死试验、糜烂性毒气试验等,他们将活人置于冰水中以测试其存活时间;残酷地切断人的肢体来试验新药的止血效果。1945 年第二次世界大战结束以后,国际军事法庭在德国纽伦堡对纳粹战犯进行审判。在接受审判的战犯中,竟有 23 名是医学专家。他们的主要罪行就是把医学科研用于为法西斯侵略扩张服务。

由此可见,医学科研工作者的道德素养决定了医学科研的方向,高尚的科研道德使科研工作者在科研活动的目标确定、计划制订及成果应用等环节中动机和方向正确,只有高尚的科研道德才能保证科研活动始终以促进人类健康和造福人类为神圣目的。

3. 为科研创造良好的环境条件

随着医学科学技术的迅猛发展,医学各部门之间、医学与其他学科之间相互影响、相互渗透的现象日益明显,医学科研成果的取得往往需要多学科的参与甚至国际的协作,医学科研活动已经成为集体创造性活动,在共同的创造性活动中,要求科研工作者相互尊重、团结协作,如果科研人员缺乏良好的道德素养,自我中心,各自为政,不识大体,不顾大局,就会阻碍科研工作的顺利进行。因此,高尚的科研道德是联系科研人员的一条纽带,是创造良好科研环境的重要条件。例如,达尔文经过20年的苦心研究,创立了生物进化论,在即将发表这一观点的前夕,他收到了另一位生物学家华莱士寄来的论文,其观点与自己不谋而合。此时,达尔文想到的不是抢先发表自己的文章以取得首创权,而是决定只发表华莱士的论文,后来经人再三劝说,达尔文才联名发表了自己的论文。华莱士在得知此事后谦虚地说,达尔文比自己高明,建议把生物进化论命名为"达尔文主义",他则为自己是"达尔文主义者"而感到自豪。西班牙举世瞩目的神经组织学专家卡哈曾经说过:"科学的发现总是集体脑力劳动的产物,很难评价某一学者所做的贡献。"像这样具有高尚的科学道德素养的科学家举不胜举,正因为他们具有良好的科学道德素养,才为其成功奠定了基础,创造了条件。

(三)医学科研伦理原则

医学科研伦理是医学科学工作者在科研过程中正确处理个人之间、个人与集体之间、个人与社会之间各种关系所应遵循的行为规范的总和。在医学科研活动中,研究者应坚持以下原则。

1. 目的明确、动机纯正、勇于探索的原则

目的把握方向,纯正的动机、崇高的目的是医学科研道德的灵魂,是保证医学科学沿着正确方向发展的首要条件。医学科研工作者只有拥有纯正的动机和目的,才会树立造福于人类的责任感,才会产生科研的动力,激发科研的热情,忘我地工作,通过不断地拼搏去取得丰硕的科研成果。乡村医生琴纳为了攻克在当时猖獗流行的烈性传染病"天花",经过大量的观察和实验提出若将牛痘接种到人身上可以预防天花的观点。然而,他的想法遭到社会各种保守势力的攻击,有人竟污蔑他"神志不正常",有的人嘲笑他是"牛医生",还有的人怀疑接种牛痘会在天真无邪的儿童身上显现母牛的特征,甚至连"世界天花权威"伦敦天花院院长也不接受琴纳的观点。不过这并没有动摇琴纳的意志和决心。他怀着攻克天花造福人类的强烈的责任感和事业心,精勤不倦地工作,终于获得了成功,为人类战胜天花做出了卓越的贡献。

纯正的动机、崇高的目的也是保证医学科学沿着正确方向发展的前提条件。第二次世界大战期间,德日法西斯中一些有名的医学家为了战争的目的无视人的生死,进行了一系列惨无人道的人体实验,使大量无辜百姓失去生命。这些事实说明,尽管拥有先进的科技知识和设备,但如果背离了纯正的科研动机和目的,就会背离医学的崇高宗旨。

2. 尊重科学、实事求是、捍卫真理的原则

医学科学的性质决定了医学科研工作者必须具备严谨的科学思维、严肃的科学态度、严格的科学作风、严密的科学方法,必须坚持尊重科学、事求是的态度。巴甫洛夫曾形象地描述了科学与实事求是之间的关系,他说:"鸟的翅膀论多么美,若不依靠空气的支持,就决不能使鸟体上升。事实就是科学家的空气,没有事实,任何的理论都是枉费心机。"只有实事求是,医学科研才有生命力,只有实事求是,科研成果才能经得起实践的检验。实事求是要求医学科研工作人员在具体的科研工作中做到以下几点:①按照实验设计的合理要求,完成全部实验步骤和项目,同时要达到实验的质量和数量要求;②认真观察实验,如实记录各项指标和相关数据,客观评价阴性和阳性反应,真实收集和积累调研数据,不得隐瞒或随意编造;③实验失败或不符合要求时必须重做,不能把不合规格的实验结果作为分析的依据,在总结实验或撰写论文时,要尊重客观事实。有的医学科研人员在实验中暗示或诱导受试对象,只提供自己主观上希望的实验"效应";有的医学科研人员只按自己主观愿望片面收集资料,随心所欲地取舍数据,甚至杜撰资料;有的医学科研人员盗名窃誉,或剽窃他人成果占为己有,或将共同合作取得的成果完全归于一人等等,这些都有悖于医学科研道德。

科学真理是建立在客观事实基础之上的,是在与谬误的斗争中产生和发展起来的。尽管许多科学理论、学说、创造、发明,在它刚刚问世时受到种种责难与否定,甚至围攻和批判,但由于它立足于客观事实,经得起时间的考验,即使暂时未被社会承认,也一定要坚持,绝不能因畏惧权威、屈服于压力而抛弃真理。相反,那些违背事实的谬误,尽管名噪一时,却难免遭到事实的惩罚,关于这点历史上有正反两方面的经验和教训。例如,近代医学的奠基人、著名西班牙医学家塞尔维特提出心脏是最初的本源,血液从右心室经过肺动脉流向肺部,再经过肺静脉流向左心房。然而他的观点和教会支持的血液产生于肝脏、存在于静脉的观点是根本对立的,塞尔维特遭到了教会惨无人道的迫害。但是他坚持自己的观点,尽管最后塞尔维特被教会处死,但他不畏强权、捍卫真理的精神正是医学科研道德的突出体现。1969 年美国斯洛思凯特林癌症研究所的研究员威廉·萨姆林声称,他

成功地研究出了新的植皮法,只要将移植皮放在一种培养液中处理以后,就可以安全移植给受体动物,而不会产生异体排斥现象。这一发现,轰动了医学界。但人们很快就发现这是一个骗局。这一"着色老鼠事件"成为科学界的丑闻,萨姆林最终落得了身败名裂的下场。

3. 谦虚谨慎、团结协作、尊重他人的原则

谦虚谨慎,要求医学科研工作者要正确对待自己的成绩和缺点,摆正个人与集体、个人与他人的关系,善于发现和纠正自己的错误,虚心听取他人的意见,正确对待利益和荣誉,正确对待他人的批评,尊重他人的劳动。

由于新技术革命的迅猛发展,科学信息量和知识量剧增,科技上的尖端问题日益复杂,过去那种由个人完成重大发明的时代,已经一去不复返了。现代医学科研已经进入到群体创造的时代,任何一个重大科研项目的完成,都是群体协作的结果。科研协作不仅能保证发挥个人优势,而且能弥补相互之间的不足,从而有利于多出成果、快出成果。许多重大科研成果都是团结协作的结果,如我国1965 年人工合成胰岛素,1982 年酵母丙氨酸转移核糖核酸的人工合成,都是几十个单位协作的结果。世界级的医学科研项目"人类基因组计划",是几十个国家、跨国、跨洋合作的一个大课题,没有众多国家和民族的参与,没有不同地域的研究成果,是无法完成这一重大科研项目的。

我国"863"生物领域组织工程研发基地有一项世界领先的生物技术,那就是让人的耳朵长在老鼠的背上,这种老鼠是没有免疫力的,被称为"裸鼠"。具体方法是:先用高分子化学材料聚羟基乙酸做成人耳模型支架,然后让人的细胞在这个支架上繁殖生长,待人耳长成后,支架会自动降解消失。最后,在老鼠的背上割开一个口子,将已培养好的"人耳"植入后缝合。我国的这项组织工程技术是曹谊林教授发明的,曹教授在美国曾制成了世界上第一只背上长人耳的老鼠。为了使这一项科研成果得以顺利完成,"863"生物领域组织工程研发基地的执行主任商庆新教授亲自喂养这只老鼠,与它同居一室,昼夜为伴,因老鼠缺乏免疫力,非常娇气,不仅时要喂水、喂食,饲料也需特制,还得每天进行几次消毒,才能完成这项科研。当然,手捧鲜花站在领奖台上的是曹谊林教授,但我们不要忘记在通往成功道路上,有许多甘当人梯、心甘情愿地承受着攀登者的重压,让别人去摘取成功的果实的无名英雄,没有他们的无私奉献,科研活动就难以顺利开展并获得成功。

4. 正确对待保密与资源共享的原则

医学科研是为人类健康服务的事业,它的最终目的是促进医学事业的发展。消灭疾病,增进人类健康,它的每一个进展、每一个成果都将造福人类,从这个意义上讲,科学是没有国界的,科学研究是全人类的共同事业,科研成果是全人类的

共同财富。然而,科学家有自己的祖国,由于国家和社会制度的不同,科研追求的目标也就有所不同,当代科学技术是伴随着社会制度的矛盾和竞争的需要而发展的,谁先占有科技成果,谁就先占有有利地位,就可能成为竞争优胜者。因此,不同国家之间、不同社会制度之间的医学科研工作和科研成果,需要在一定时间和一定范围内进行保密,各个国家都制定了相应的法律、法规来对本国的科技信息、科研成果进行保密,谁要是向他国泄露科研机密,将被视为民族的罪人和国家的叛逆者,不但要受到道义上的谴责,还要受到严厉的法律制裁。

因此,医学科研工作者为了国家和民族的利益,对涉及国家安全和经济发展等方面的重大科研成果必须保密。在社会主义市场经济体制中。各单位间或个人之间也存在着维护集体和个人经济权益的问题,所以,国家专门制定了科学保密级、专利法以保护国家、集体和个人的合法权益,医学科研及成果在一定条件下保密是允许的,是符合科研道德原则的。但在科研协作单位之间,从事同一研究工作的系统和个人之间,不能封锁消息,应该做到资源共享,注意学术情报和信息资料的交流。在仪器设备、图书资料、情报信息等方面要给协作单位或个人提供方便,以避免不必要的浪费,使有限的人力、物力、财力发挥出最大的效益。

5. 现代需要与防止危害未来相统一的原则

随着信息时代的到来,自然科学和技术突飞猛进,高分子化学、电子学、分子生物学、分子遗传学等学科的迅速发展和计算机网络信息技术的广泛应用,推动了生命科学研究的进展。现代医学研究领域不断拓新,内容不断丰富,使得器官移植、试管婴儿、精子银行、重组 DNA、克隆人技术等新成果和技术相继问世。这对于不孕夫妇、研究治疗遗传病、恶性肿瘤和一些疑难病症无疑是一大福音,但却给未来家庭、社会、人类留下一大堆伦理问题、社会问题、法律问题以及环境污染和生态失衡等难题。1988 年,我国妇产科专家苏延华教授在接受记者采访时曾十分忧虑地说:"如果一哄而起,滥用人工授精,那么,到 20 世纪末我国将会出现几千万畸形儿、低能儿。以此类推,每隔 25 年,将出现一连串的乘法效应。"医学科研成果的问世存在着满足现代需要与防止危害未来的统一问题,这已成为当前科研成果应用中尖锐的道德问题。是不是所有医学科学技术的发展与问世都对人类有利? 如何解决新技术在实际应用中与传统医德的冲突? 对于这些问题,医学科研人员必须以对人类极端负责的精神来权衡利弊,树立新的伦理道德观,把义务论和公益论、生命神圣论与生命质量论和生命价值论结合起来;把对病人个人负责和对社会、对人类及后代负责结合起来,把满足现代需要与防止危害未来统一起来。肯定完善有利的东西,防止和克服新成果给人类带来的远期的、潜在的危害,肩负起促进医学科学发展的神圣职责。

二、人体实验中的伦理

人体实验是以人体作为受试对象,用人为的手段,有控制地对受试者进行研究和考察的行为过程。人体实验是医学产生和发展的客观要求和历史必然,医学的发展和医学理论的建立与人体实验紧密相连。

人体实验分为天然实验和人为实验。

天然实验:实验的发生、发展和结果都是一种自然演进的过程,不以实验者的意志为转移,实验者仅仅是借此机会对其进行有目的的观察和研究,所以实验者没有道德责任,其道德价值应被肯定。如对战争、饥荒、自然灾害等所引起的疾病的流行规律、特点、防治措施的实验研究。

人为实验:研究人员按照随机的原则,对受试对象进行可控制性的观察和实验研究以检验假说。人为实验又分为自体实验、自愿实验、强迫实验及欺骗实验。

自体实验,即实验者利用自己的身体进行实验研究。医学研究人员为了获得人体生理、病理的科学数据,或者为了探寻某种诊断、治疗方法,避免给他人造成伤害,在事业心和责任心的驱使下,会在自己身上进行实验。在医学发展史上,曾有许多感人的事迹发生,如心导管术的发明者福斯曼,冒着生命危险将一根65厘米长的导管插入自己的左肘静脉。经上腔静脉管,最后抵达右心房,并拍下了第一张心导管的X线片,从而证实了心导管的诊断价值,并由此开创了一门新学科——介入性心脏病学。

自愿实验,即受试者自愿参加的人体实验。受试对象在一定的社会目的、治疗目的或经济目的的支配下,自愿参加某些新药、新的诊断治疗技术的临床实验。这是人体实验中最常见的一类。

强迫实验,即未经受试对象同意或违背受试对象意愿而进行的人体实验。通常这类实验是在武力或政治压力下,强迫受试对象接受他们不愿意的人体实验。强迫其进行实验是不道德的,不仅侵犯了受试者的人身自由,甚至可能会对受试者造成严重的伤害。如纳粹医生对战俘和集中营内被关押者进行人体极限状态的实验,日本731部队对中国平民进行的化学武器实验,都是不道德的,是对人权的粗暴践踏。

欺骗实验,即在受试者不知情的情况下或以谎言诱骗受试者进行的实验。实验者为了达到某种目的,利用病人的求生欲望,编造不切实际的事实欺骗受试者。如1963年,美国布鲁克林的一家医院,对缺乏知识的老人注射活的癌细胞的实验。这类实验也是不道德的,甚至可能会触犯法律。

（一）人体实验的道德意义

（1）人体实验是医学的起点和发展的手段，人体实验自古有之。我国古代就有"神农尝百草之滋味，一日而遇七十毒"的传说；李时珍为写《本草纲目》亲尝药性；钟惠澜夫妇在自己身上进行黑热病病原体试验；18 世纪英国医师琴纳在妻儿及邻居中接种牛痘预防天花；外科医生亨特在自己身上接种淋病患者的脓液而致感染；拉奇尔用疫蚊叮咬自己以证明蚊子是传播黄热病的元凶；现代医学家兹格瑞不顾个人安危，在自己身上试验艾滋病疫苗等等。人体实验是医学产生和发展的客观要求和历史必然，医学的发展和医学理论的建立与人体实验紧密相连，医学水平的提高与众多医学家的无私奉献、亲身体验以及对病人诊治经验的积累分不开。近代实验医学的产生建立在大量人体实验的基础之上，它不但扩展了人们对自身结构、功能等信息的认识，还为早期预防、消除疾病、恢复健康提供了新的疗法和途径。可以这样说，没有人体实验便没有现代医学的今天。

（2）人体实验是医学基础理论研究和动物实验之后，常规临床应用之前不可缺少的中间环节，也是医学实验的最后阶段任何一项医学新技术和新药，不论做过多少次动物实验，在临床推广应用之前都必须进行人体实验，以便进一步验证有效率高低、毒副作用大小、安全性和功效。因为人与动物存在本质差别，所以任何动物实验都不可能完全代替人体实验。此外，由于人有不同于一般动物的心理活动和生理特征，人类某些特有疾病是不能用动物复制疾病模型的，可见科学的人体实验是保障人类健康、促进医学发展的必要环节和重要手段。只有当临床证明医学新技术和新药物确实对人体无害而又有益于疾病的治疗时，才能在临床上推广和应用。

（二）人体实验的道德价值分析

不同类型的人体实验有不同的社会后果和不同的道德价值。因此，有必要对不同类型的实验进行伦理分析，为医务工作者的人体实验提供伦理指导。对人体试验的道德价值应从实验的目的、手段、道德代价等方面加以分析。

（1）人体实验的目的。根据人体实验的目的，可将人体实验分为医学目的人体实验和非医学目的人体实验。前者是指以提高诊断治疗水平、改进治疗措施、探索发病机制、维护人类健康及推动医学事业发展为宗旨的人体实验，医学目的的人体实验是道德的，有价值的；凡是违背医学发展需要，出于政治、军事、经济的非医学目的的人体实验都是不道德的，没有价值的。如在第二次世界大战期间，德日法西斯分子为了战争的目的，对战俘和贫民强迫进行惨无人道的各种人体实验，致使数百万人无辜丧生，他们的种种暴行遭到了全世界人民强烈的道德谴责。

（2）人体实验的手段。依据人体实验的手段，可分为科学手段和非科学手段两种。凡是科学的人体实验必须具有明确的实验目的,符合科学原理和精心设计的实验程序,实验前有充分的动物实验作为依据,具有可信的预期好处,对潜在的危险有充分估计且有相应的预防措施。符合以上条件的人体实验具有一定的道德价值。与之相反的人体实验即非科学的人体实验,既不道德也没有价值,必须坚决予以禁止。

(3)人体实验的道德代价。人体实验有可能给受试者造成损害,但是为了全人类的健康和幸福,为了医学事业的发展,又必须进行人体实验,即付出道德代价。目前,在医学科研方面不给受试者造成损害即不付出道德代价的人体实验并非都能做到,问题是所付出的道德代价在什么程度、什么范围是可以接受的、是道德的,这应根据得失进行具体分析。人体实验的得是指实验结果对受试者、医学事业的发展,以及人类健康和社会进步产生有益的影响;失是指对受试者的身心健康造成损伤等。评价人体实验得失的代偿关系及其道德价值,是从医学发展利益、受试者损伤程度及对社会产生的影响等方面进行考虑的。

人体实验的道德代价由于实验的类型方式不同,其道德价值也不相同,一般分四种情况。

(1)有得无失。见于天然实验或部分心理实验,由于天然实验的过程、手段和后果都不是实验者人为干预的,实验者仅是通过对客观现象的调查分析获得研究成果,因此,实验者不承担实验的道德风险。如在肝癌高发区的调查中发现,霉变粮食中黄曲霉素与肝癌发病有关;在食道癌高发区调查中发现,腌菜中的亚硝酸含量与食道癌发病有关。这种流行病学的实验研究,不存在着对实验对象的人为干预,研究人员只是通过收集各种资料,进行相关分析,得出研究结果,因此,可认为是有得无失的。

(2)得大于失。实验者经过对文献、资料的分析,在动物实验的基础上权衡利弊,然后按照制订出的切实可行的实验方案进行研究。由于实验者严谨的科学态度和高度的责任心,受试者的利益能得到保护,但有时仍可能出现无法防止和控制的意外,这些意外可能会对受试者产生一定的不利影响,要付出一定的道德代价,但总的来看,实验得大于失。

(3)得失不明。有些实验,如试验性治疗,因为一般是在紧急或无法治疗的情况下采取的措施,对于患者的利益究竟如何一时难以做出判断,对于其道德代价也难以恰当评估。在这种情况下,实验者往往承担着一定的道德风险,因此,应征得患者本人或家属的同意。

(4)失大于得或有失无得。实验者采用欺骗、强迫等手段,或者是违背科学规律盲目草率进行的实验,往往会给受试者带来伤害或严重的损伤,这类实验违背了科学研究的行为准则,实验者丧失了良知,应予以谴责。

凡是得大于失的人体实验都具有较大的道德价值,应该努力实施;凡是得小于失或者有失无得的人体实验,对受试者损伤较大,对其道德价值应予以否定,并禁止进行。

三、人体实验的伦理原则

人体实验是现代医学研究中的一种重要方法,也是人类自身利益的需要。任何新的医药技术都必须经过人体实验证明其对人体有益无害或者利大于弊,才能推广应用。人体实验中存在着诸多复杂的伦理矛盾,所以必须确立医学道德解决这些矛盾,对人体实验行为加以规范。为此,1946年人们在谴责第二次世界大战期间纳粹医生将人做实验品的罪行的基础上,制定了人体实验的基本准则——《纽伦堡法典》。1964年,又颁布了《赫尔辛基宣言》,具体规定了人体实验的道德原则和限制条件。我国人体实验的道德原则尚未统一,根据上述两个文件的精神,结合我国的具体情况,提出以下道德原则。

(一)维护受试者利益的原则

人体实验的指导思想必须是《日内瓦宣言》提出的"首先考虑的是病人的健康"和《国际医德守则》中规定的"任何行动或建设只能符合人类的利益而不能有损人类肉体和精神的抵抗力"。这就要求以维护病人利益,不影响受试者的外界环境和未来的生活福利为前提。人体实验必须以维护受试者利益为前提和出发点,这是人体实验最基本的道德原则。维护受试者的利益,主要包括以下内容。

1. 人体实验必须以动物实验为基础

经动物实验获得了充分科学依据之后,确认某种新药、新技术对治疗某种疾病有效,并对动物无毒无害,方可进行人体实验。对于患不治之症病人或垂危病人,在没有其他办法的情况下,为了挽救病人的生命,在病人或其家属同意的前提下,可考虑用未经动物实验的新药、新技术进行实验性治疗。

2. 人体实验必须坚持安全第一的原则

人体实验过程中应保证将受试者在身体、精神上受到的不良影响减小到最低程度。坚持安全第一的原则,主要体现在以下几个方面。

(1)对于任何一项人体实验,都要预测实验过程中的风险。如果实验有可能对受试者造成较严重的身体上和精神上的伤害,那么无论这项实验的科学价值有多大,无论这项实验对医学的发展和人类的健康具有多么重要的意义,都不能进行。

(2)以危重病人为受试者,不应停止传统特效药物的使用。对那些若不及时治疗则会错过治疗时机的病人,不应进行非常规治疗手段的实验。

(3)在实验中一旦出现严重危害受试者利益的情况,无论实验多么重要,都应该立即终止。例如,有人为了研究传染性肝炎的发病情况,给一个有精神缺陷的儿童注射和口服病毒,使其感染轻型肝炎。这项实验虽然征得了儿童的监护人的同意,但由于实验对儿童的伤害过大,还是遭到了社会的强烈谴责。

人体实验必须在有关专家和具有丰富医学研究及临床经验的医生参与或指导下进行,即人体实验应当在有关专家的参与或指导下,以不造成受试者机体严重伤害和不可逆转的破坏为前提,寻求较安全的科学的途径和方法,并制定若干具体实施准则,以保证人体实验符合医学伦理学原则和医学道德规范。

3. 以犯人为受试对象的问题

在某些国家,研制新药通常是在囚犯中物色受试者,许多医药公司与囚犯还订有实验合同;在毒理学实验当中,犯人占受试者的80%～90%。犯人作为受试者,因其所处的依附地位,很难说是自愿的,其健康权利势必受到侵犯。有人因此提出进行额外的安全审查以保护特殊弱势人群的利益,例如,支持特殊人群权益的人应该参与到人体实验审查委员会中,确保受试者受到了适当的保护。在我国实行医学人道主义,应该充分保护犯人的健康权利,一般情况下,是不允许用犯人做实验的,即使使用犯人作为受试者,也必须首先考察其是否具备受试者的条件。

4. 以儿童为受试者的问题

有些实验,如某些儿童预防药物实验,只有在儿童身上进行才能取得有意义的结果,而儿童正处于身心发育时期,还不能做出理智、全面的判断,因此,以儿童为受试者必须得到其监护人的同意,而且事先必须经过动物或成人实验证明其有益无害。国外以儿科医生巴索洛米(Bartholome)为代表提出了以下伦理准则:①实验方案经有关部门审核批准;②实验有重要价值或提供有用知识;③只有在儿童身上实验才能取得有意义的结果;④不会有危害性或引起其家庭生活不快;⑤已在成年人身上进行过同样实验;⑥确定无害;⑦监护人同意;⑧实验者和受试者各保存一份同意书;⑨实验在伦理道德监督机构的监督下执行。我们认为遵循这些要求,对于维护儿童健康权益非常必要。

(二)有利于医学和社会发展的原则

人体实验的目的必须是研究人体的生理机制和疾病的原因、机制,通过促进医学科学的发展而改善人类生存的环境、造福人类。因此,开展人体实验之前,必须严格审查其是否符合医学目的,凡是真正为了提高诊疗水平、改进诊疗措施、加深对疾病病因及机制的了解,以增进人类健康的人体实验,是合乎医学道德的,背离这一目的便是不道德的。

出于非医学目的的人体实验,主要发生在第二次世界大战期间。1945—1946年,国际军事法庭在德国纽伦堡对法西斯德国的主要战犯进行国际审判。令人惊讶的是,战犯中竟然有多名医学专家。他们的罪行是,对战俘和平民进行了灭绝人性的人体实验。这些实验大部分出于非医学目的。例如,出于军事飞机高空作战研究的需要,将一名犹太人放进已把空气抽掉的装置里观察失氧反应,直到受试者的呼吸完全停止,然后再解剖尸体。又如,出于所谓"优生"目的,用隐蔽的放射线装置对平民进行绝育实验。日本法西斯在第二次世界大战中也进行了大量的非医学目的的人体实验。例如,日本的731细菌部队用3 000多人做了如下的实验:把人倒吊起来,看过几个小时才死亡;将猴血、马血与人血交换;把大量的毒气送进肺内,看有什么反应……第二次世界大战后,这些惨无人道的非医学目的的人体实验被揭露出来,震惊了整个世界,遭到了强烈的道德谴责。

(三)知情同意的原则

人体实验应该在受试者完全知情同意、没有任何压力和欺骗的情况下进行。所谓知情,其一是信息公开,即医务人员应当向受试者提供足够的关于实验的信息;其二是受试者对信息能正确理解,并可根据提供的信息做出理性判断。所谓同意,其一是自愿同意;其二是同意的能力,即应当确定受试者是否有能力做出判断。

1946年颁布的《纽伦堡法典》明确规定,受试者的自愿同意绝对必要,这意味着接受实验的人有同意的合法权利,应该处于有选择自由的地位,不受任何势力的干涉、欺骗和其他任何形式的压制或强迫。

1964年世界医学会通过的《赫尔辛基宣言》还指出,除非受试者已被说服同意参加,对在实验工作过程中所遇风险或出现偶然性事故的可预防的情况有所了解,否则,就不能进行人体实验。所以,一切临床或非临床的人体实验都应该在实验前将实验目的、预期效果、可能出现的后果及危险、实验者将采取的医疗保护措施等,对受试者详加说明,取得受试者的自愿同意后方可进行实验。这样做不仅遵守了国际通用的医学法规,保护了受试者的利益,同时也尊重了人的基本权益和尊严。

我国《中华人民共和国执业医师法》第二十六条第二款规定:"医师进行实验性临床医疗,应当经医院批准并征得病人本人或者其家属同意。"第三十七条规定:"医师在执业活动中,违反本法规定,未经病人或者其家属同意,对病人进行实验性临床医疗的,由县级以上人民政府卫生行政部门给予警告或者责令暂停六个月以上一年以下执业活动;情节严重的,吊销其执业证书;构成犯罪的,依法追究刑事责任。"

（四）实验对照原则

人体实验既受实验条件和机体内在状态的制约，也受社会文化、心理、习俗等因素的影响。设置对照组，进行科学对照，是消除偏见、正确判断实验结果客观效应的需要。它是医学科学发展的需要，也完全符合医学道德的原则。常用的对照方法有空白对照、实验对照、标准对照、自身对照、相互对照和历史对照等。在进行对照实验时，要特别注意对照组和实验组的齐同性和可比性。具体要求如下。

1. 分组要随机化

即将不同年龄、性别、民族、文化、社会地位等的受试者分到实验组或对照组。绝对不能有意将可能治愈的病人分到实验组，将很少有望治愈的病人分到对照组。如果弄虚作假，不仅无法客观地取得实验资料，得不出正确的科学结论，而且其行为也是不道德的，是有害的。

2. 要使用安慰剂对照

安慰剂对照是临床上人体实验设置对照组常用的一种方法。这样可以排除主观感觉和心理因素等原因对实验结果的影响。用安慰剂不是对病人的欺骗，而是对广大病人真正负责的做法。原因如下：第一，经临床观察，安慰剂虽没有药理作用，但确实有一定疗效；第二，安慰剂对照一般被严格限制在不损伤病人利益的范围内，即用于病情比较稳定、在相当时间内不会发生危险、不延误治疗时机、不致带来不良后果的病人。

3. 要使用双盲法

双盲法是在使用安慰剂对照的情况下，使受试者和实验观察者都不知道使用何种药物，可避免各种主观因素的影响。双盲法应严格遵循如下道德要求：受试者经确诊病症不严重；安慰剂应是中性的无效药，暂停传统治疗不至于使病情恶化或错过治疗时机；病人要求中断或停用实验药物时应尊重其意见；出现恶化苗头时，应立即停止实验并采取补救措施。由于实验者处于"盲"的地位，对实验组和对照组都给予无偏的医疗照顾，这就保证了实验结果的科学性。应当指出的是，双盲法和人体实验的知情同意原则是不矛盾的，从根本意义上说，知情同意是保护受试者利益不受侵害，双盲法同样是以受试者利益不受侵害为前提的，因此，双盲法是道德的。

在人体实验中，严格遵守上述伦理道德原则，可确保实验符合医学研究的道德规范，可解决人体实验中的一些道德难题，从而有利于医学研究的顺利进行，推动医学科学向前发展。

第六章

器官移植中的伦理

【本章内容提要】
● 器官移植的概念
● 器官移植的发展状况
● 器官捐献的伦理问题
● 器官商业化的伦理问题
● 器官分配的伦理问题

一、器官移植的概念和发展状况

（一）什么是器官移植

器官移植是指将健康的器官移植到另一个人体内的手术，以取代受者体内已损伤的、病态的或者是丧失功能的相应器官。广义的器官移植不仅包括肾、心、肝、胰、肺等实质脏器的移植及其联合移植，还包括骨髓、角膜、胰腺等组织和细胞的移植。

（二）器官移植发展状况

器官移植的设想古已有之。古希腊诗人荷马在《伊利亚特》中就描述过狮头羊身蛇尾的嵌合体，后来这种嵌合体成为古希腊建筑物的装饰。我国古代也有医生给两个人做心脏交换手术的神话故事，直到 20 世纪以来，随着医学科学的发展，才使神话变成现实。

器官移植从 20 世纪 50 年代初期开始，至今已经成为临床上挽救重危病人生命的有效手术。进入 20 世纪 80 年代，器官移植开始了新的飞跃。在肾移植方面，从 1954 年美国医生墨莱第一次在同卵双生子之间进行了肾移植手术并获得成功之后，全世界在肾移植方面以每年 4 万多例的速度增长，成活率达 86.6%，最长的存活期已达到 29 年以上。在肝移植方面，从 1963 年美国 Staral 做了第一例常位肝移植手术至今，肝移植手术总数已达 3 万多例，5 年生存率达 70%，生存最长的已超过 22 年。

我国器官移植起步较晚,但自 20 世纪 80 年代以来发展较快,先后开展了心、肝、肺、肾、角膜等多种器官移植手术,其水平已经居世界先进行列。中国的第一例心脏移植手术由上海瑞金医院在 1978 年实施,但患者术后只活了 109 天,死于排异反应引起的肺部感染。14 年后,也就是 1992 年,才有 3 个单位同时在心脏移植手术方面取得成功。按照手术时间顺序来分,分别是北京安贞医院、哈尔滨医科大学附属第二医院和牡丹江心血管病医院。北京安贞医院和牡丹江心血管医院的两例手术患者存活时间分别为 8 个月和 1 年。1992 年 4 月 26 日,当时的哈尔滨医科大学附属第二医院心外科主任夏求明教授主刀,为杨玉民成功实施了同种异体原位心脏移植手术,供体心脏来自一名 23 岁的脑死亡患者。手术进行了 4 个小时,全院动用上百名医护人员,仅手术缝合就达 1000 余针。术后杨玉民出现过两次急性排异反应,但是都被准备充分的医生成功化解。2008 年 4 月 26 日,这位普通农民迎来了自己 16 岁的“生日”,缔造了一项生命奇迹——中国乃至亚洲心脏移植最长的存活纪录。为他主刀的夏求明教授获得了中国医生协会颁发的“金刀奖”终身成就奖。

二、器官捐献的伦理问题

(一)尸体器官捐献的伦理问题

移植器官主要来自于尸体。尸体器官捐献不存在是否允许为了一个人的健康而损害另一个无辜的人的健康的道德难题,风险/受益评估比较明确。但从切取时切断血管到植入时接通血管,供移植的器官必须始终保持着活力。正因为如此,就存在一个及时摘取器官的问题,因此不可避免地引发了伦理争议。此外,为了解决移植器官供求严重失衡的问题,鼓励捐献(合理补偿和激励措施)是否能得到伦理的辩护?

1. 自愿捐献和推定同意

在器官移植的过程中,知情同意的原则必须贯彻。在知情同意基础上获得可供移植的器官,目前有两种基本的办法:自愿捐献和推定同意。这两种办法都要求贯彻知情同意的原则,但基本不同点在于前者需要明确表示同意捐献器官或组织,而后者则需要明确表示不同意捐献器官或组织,由病人或其家属采取主动行动来撤销推定同意。

自愿在死后捐献器官可以得到伦理辩护,因为这是一种利他主义的行动。美国、荷兰、英国等许多国家都为促进自愿捐献做了许多工作,例如,在驾驶执照上注明是否愿意死后捐献器官。然而问题是,医生和医院管理人员不愿意在家属悲痛时唐突地询问他们是否愿意将刚去世病人的器官用于移植。在大多数情况下,即使签署了器官捐献卡,在摘除器官之前仍要求得到家属的允许。为了解决医生这种不愿意在病人家属悲痛时询问器官捐献的问题,美国制订联邦法律要求接受老年人口医疗补助计划(Medicare)和贫困人口医疗补助计划(Medicaid)的医院确定死后能成为器官捐献者的病人,要求医院与家属讨论器官捐献问题,并告知他们有批准捐献的法律权力。但即使如此,医生仍然不愿意这样做。结果在这项法律执行的 10 年期间,器官供应只增加了 10% 。因此,从后果论的观点来看,目前自愿捐献的做法不足以缩小供求之间的鸿沟,甚至也许会使这个鸿沟扩大。

推定同意是指由国家推定所有公民都会同意在死后捐献器官。这种推定必须由立法机构通过法律认定。这样医院就被允许假定,即将去世或刚刚去世的病人同意死后摘除他的器官以供移植,除非该病人在生前或在遗嘱中明确表示不同意或家属明确表示反对。这就意味着,由病人或其家属采取主动行动来撤销这种推定的同意,不必由医务人员负责来征求他们的同意。许多欧洲国家采取了这种政策。

对这个政策的反对意见有两点:其一,一些人认为,推定同意不能真正体现知情同意原则。器官是人体一个重要的组成部分,人对其有自主决定权,自主决定权意味着他可以在任何时候表示愿意捐献器官,在任何时候重新考虑这个决定,包括撤销捐献的意愿。因此,不能推定公民都会同意在死后捐献器官。其二,有更多的人认为,欧洲这些国家的实践表明,推定同意并没有缓解移植器官的匮乏现状。虽然法律授权医生摘除去世病人的器官,无需家属允许,医务人员仍然不愿意这样做。而且如果要给家属机会表示拒绝同意,就必须通知他们病人已经死亡,并询问他们是否拒绝捐献。这不仅会有实际安排上的困难,而且会花费许多时间,使器官不能得到及时的保存和利用。

2. 合理补偿和激励措施

在美国,每年因车祸及其他原因,潜在的死后器官供体为 6900 ~ 10 700 例,由于种种原因仅有 37% ~57% 的潜在供体成为实际的供体。在中国,汽车工业方兴未艾,交通事故急剧增加,潜在的供体也会急剧增加,但实际捐献的器官微乎其微。除了要对公民进行宣传教育,还可以鼓励人们捐献器官。例如,捐献器官者家庭可以减税;如果家庭内有人捐献器官,当这个家庭需要移植器官时,可优先供应,以及捐献器官者理应得到一定的补偿。然而,人们对这些鼓励办法的争议很大。反对的人认为,这些鼓励措施是一种利诱,会使当事人丧失自主决定的能力;还有人认为这会导致器官商业化。赞成者的论证如下:其一,根据回报公正,"来而不往非礼也","知恩不报非君子",人家作出了贡献,不给予任何回报是不公正的。他们认为,上述这些鼓励措施也不足以构成利诱。由于没有补偿,现在器官捐献者或其家属往往自掏腰包来支付与捐献有关的费用。其二,买卖(商业化)与补偿在概念上有基本的差异,即在商业化或器官买卖过程中,器官是被作为商品对待,商品必须进行等价交换,追求的是利润,而在补偿中器官是利他主义的礼物,供体及其家庭助人为乐,既不是为了利润,也不讲究等价交换。这种补偿是具有象征意义的,表示社会对捐献行为的认可和表彰。

(二)活体器官捐献的伦理问题

1. 活体器官捐献的伦理论争

2000 年,全球所有移植的肾脏有近一半来自活体捐献者,低收入或中等收入国家中的比例更高,超过 80%。捐献血液、骨髓和部分皮肤,对身体健康基本没有大的影响,因此不但是可允许的,而且是被鼓励的。有争议的问题是,对于活体捐献一个肾或肝、肺的一部分,在伦理上是否可以接受?

赞成的理由如下:①医学实践已经证明,亲属间活体器官移植组织相容性好,术后排斥少,存活率高;②因为活体捐献的"冷缺血时间"(器官从供体体内取出到移植给受者体内的时间长度)比尸体捐献短,所以成功率较高;③即便是非亲属活体捐献,也体现了仁爱和利他主义精神。因此,只要遵循自愿的原则,在伦理上是可以接受的。

反对的理由如下:①许多活体供体捐献自己的器官给亲属,是在家庭和社会的压力下做出的决定,并非真正的自愿。②非亲属之间的活体捐献常常是为了金钱或利益,是一种变相的器官买卖。③从风险/受益分析来看,不值得这样做,因为受体接受一个肾或一叶肝后不一定能保证生命质量和健康,却增加了供体的健康风险。例如,如果捐肾者患了肾结石或肾肿瘤,独肾就会有生命危险。再者,捐献手术发生意外的可能性及术后并发症的可能性也不能排除。④活体捐献并非真正的有利无伤,毫无风险。⑤随着器官移植技术的进步,尤其是免疫抑制剂的发展,活体器官在组织配合好、术后排异少等方面的优势正在消失。目前,非亲属尸体肾移植的存活率已经提高到与活体亲属肾移植存活率相当的水平。

活体器官移植面临的主要伦理问题是:为挽救病人的生命,使一个健康人接受一项复杂的大手术,而且如果这一手术不能给供体带来身体或健康上的任何益处,那么供体不仅失去了重要器官或组织,还要面临并发症,甚至可能面临失去生命的威胁。因此,活体器官捐献必须经过严格的风险/受益分析,如果弊大于利,是禁止实施的,那么在目前无法完全禁止活体捐献的情况下,必须对活体捐献加以严格的限制。

国际器官移植学会前主席、英国剑桥大学教授罗伊·卡内提出了活体器官捐献中尚待解决的几个伦理问题:第一,活体亲属器官的捐献必须考虑"捐献极限"问题。也就是说,一位活体器官提供体最多可以捐献多少种器官,或一个器官的多大部分？从伦理学上说,医疗部门可以接受一个人捐献一个以上器官,但对捐献者的健康是否会造成损害,必须做出认真严格的判断。另外,如果一位器官接受者移植屡遭失败,那么这位病人最多可以从多少位亲属那里获得多少个器官？这样的极限如何界定？第二,父母捐献器官给子女容易接受,而子女捐献器官给父母则应该慎重。因为子女比亲代有更长的人生道路,其健康状况更重要,只有在迫不得已的情况下,才允许子代捐献器官给亲代。这是否能得到辩护？第三,非亲属活体器官捐献更应该慎重,因为由此极易导致活体器官买卖。

2. 活体器官捐献的伦理选择

1987 年 5 月 13 日,世界卫生组织第 40 届世界卫生大会发布的九条人体器官移植指导原则涉及活体器官捐献的条款指出:活着的成人也可以捐献器官,但这类捐献者与接受者应有遗传学上的联系,骨髓和其他可以接受的再生组织的移植除外;活体捐献者不应受到任何不正当的影响和压力,同时应该充分理解并权衡捐献器官后的危险、好处和后果。此外,不能从活着的未成年人身上摘取移植用的器官,在国家法律允许的情况下,对再生组织进行移植可以例外。

2000 年 6 月 1 日,美国肾脏基金会及美国移植外科和肾病协会在堪萨斯州组织了一次国际会议,会后发表了一个关于活体器官移植的伦理原则的共识报告,主要内容如下:①活体供体应该是有行为能力、自愿且没有受到强迫、医学及社会心理学方面处于健康状态的人;②活体供体应该完全了解自己捐献器官所面临的风险和利益,以及器官移植受体所面临的风险和利益,还有可行的治疗方式;③供体所捐献的器官不能用于临床上已没有希望的病人;④供体、受体的利益必须超过活体器官捐献和移植的风险,即要符合风险/受益原则。

我国 2007 年颁布的《人体器官移植条例》第十条规定:活体器官的接受人限于活体器官捐献人的配偶、直系血亲或者三代以内旁系血亲,或者有证据证明与活体器官捐献人存在因为帮扶等形成亲情关系的人员。

上述伦理规范强调了活体器官捐献的以下几个方面:①活体器官捐献以对供体不造成实质性伤害为首要原则;②供体必须是真正自愿和知情同意的;③供体必须是有行为能力的成年人;④必须符合合理的风险/受益评估;⑤禁止活体器官买卖,活体器官买卖是社会不公正的表现,允许活体器官买卖会加剧这种不公正;⑥将活体器官捐献限于亲属和有帮扶关系的人之间是可行的选择,可以在一定程度上避免活体器官买卖。

(三)流产胎儿组织移植的伦理问题

1. 胎儿组织移植的优势

胎儿组织可以用来有效地治疗某些疾病。由于胚胎组织细胞及免疫系统发育不成熟,免疫反应性差,容易形成免疫耐受及血型未定型等因素,决定了胚胎组织具有抗原性低的特点。1990年2月,瑞典 Lund 大学医院欧勒·林德沃尔(lie IJndvall)在《科学》杂志(Science)上报告,他们将胎儿脑细胞植入一位49岁患严重帕金森病的病人脑内有无数多巴胺通路的左核区,结果手术3个月后病人的症状有显著改善,脑影像图显示胎儿脑细胞继续有功能活动,产生多巴胺。美国科罗拉多大学用胎儿脑组织治疗16位帕金森病病人,1/3者有显著改善,1/3者有所改善,1/3者没有变化。林德沃尔用的神经细胞取自8~9周的胎儿。胎儿神经组织不大可能引起免疫反应,导致排斥移植物。胎儿组织还可能用于治疗其他疾病,例如,胎儿心脏组织可用来代替损伤的心肌,胎儿胰腺组织中的胰岛细胞可治疗糖尿病,胎儿脊髓组织可治疗脊髓损伤病人,等等。

　　2. 胎儿组织移植的伦理问题

　　(1))人工流产是否属于杀人胎儿组织来自流产胎儿。胎儿组织如果来自自发性流产,多半不能利用。因为自发性流产60%是染色体异常或其他缺陷所致,因此,必须来自选择性流产或人工流产。不同文化中关于"胎儿是不是人"存在争议,不同伦理学理论关于胚胎和胎儿的本体论地位和道德地位的界定差异也很大,于是就产生了相关的伦理问题。首先,人工流产是否属于杀人? 反对利用胎儿组织治疗疾病的人认为,这样做就是鼓励人工流产,而人工流产就是"杀人"。在以儒家文化为主导的社会里,人们似乎普遍接受"人始于生"(《荀子》《韩非子》)的论断,因此胎儿不是人,人工流产也就不等于杀人。在西方,由于法律和伦理原因,中晚期人工流产是被禁止的。胎儿组织及细胞移植主要来源于早孕流产。其次,什么样的胚胎或胎儿应该被流产掉? 这个问题涉及胚胎或胎儿的道德地位。在西方,能够获得可供移植的实质性器官的胎儿供体几乎只能来源于无脑儿。由于无脑儿在医学上不可能正常存活,利用引产死胎或严重畸形儿作为器官移植供体可以避免相关的伦理争议。支持利用无脑儿的国家主要有德国、英国、日本、荷兰、加拿大等。德国法律规定任何无脑儿均视作死胎,可在任何时候终止妊娠。

　　(2)为获得胎儿组织而怀一个孩子是否合理一些妇女怀一个孩子,目的就是为了流产后获得胎儿组织。而这些组织也许用来帮助她的家庭成员治疗疾病,也许作为商品出卖给他人。对于买卖胎儿组织应该严格禁止,很多国家都有明文规定。对于前者,则有不同意见。一种意见认为,如果一个妇女怀孩子是为了救治另一个孩子,这有什么不对呢? 另一种意见认为,孩子本身是目的,不能仅仅作为达成其他目的的手段,不能带着把他流产掉的动机来怀一个孩子。为了救治他人的疾病,流产掉胎儿,在伦理上是否可以被接受? 为了胎儿以外的理由,让胎儿去做利他主义的牺牲品是否可以得到辩护？支持者认为,每年数百万例人工流产不都是为了胎儿以外的理由(避孕失败、母亲非意愿妊娠、家庭经济负担、国家计划生育)吗？为什么不能让胎儿为了治疗他人的疾病而再做一次牺牲呢？胎儿还不是人,本身还不能成为目的。什么是胎儿的"最佳利益"？如何判断一个孩子最好出生还是不要出生？由谁做决定？

(3)妇女会不会因此而受到压力甚至剥削妇女可能在社会期望或丈夫、家庭、亲友压力下进行人工流产,以提供胎儿组织来治疗家庭成员或亲友？尤其是在妇女社会地位十分低下的社会里,这种可能性是实际存在的。如果有一个胎儿组织的市场,妇女可能为了供养自己或家庭而流产胎儿以换取金钱。还有研究人员认为,移植用的胎儿组织最好是8～9周的,这样妇女可能受到压力,延迟人工流产时间,从而对妇女健康不利。

3. 胎儿组织移植的伦理选择

(1)禁止买卖交易。2003年我国卫生部颁布的《人类辅助生殖技术和人类精子库伦理原则》规定:病人的配子和胚胎在未征得知情同意的情况下,不得进行任何处理,更不得进行买卖。2004年我国科技部和卫生部颁布的《人胚胎干细胞研究伦理指导原则》第七条规定:禁止买卖人类配子、受精卵、胚胎或胎儿组织。

(2)严格进行管理。使用流产胎儿的组织应取得夫妇双方同意,并经过医院伦理委员会的审查和认可;供体、受体和医疗卫生单位三方应协商达成一致意见;公布胎儿组织移植的过程,以便在公开监督下防止违法行为发生。

三、器官商业化的伦理问题

(一)器官商业化的伦理争论

1. 赞成器官商业化的理由

器官商业化是指可供移植的人体器官可以通过市场交易获得。赞成器官商业化的人认为,除了自愿捐献,增加器官供应的另一个可能是允许器官在公开市场出售。在死亡前,病人可以出售他的一个或多个器官,死后可以摘除,钱付给他的家庭;活体器官供体则可以在市场上出售自己的器官,自己获得购买器官者支付的钱。似乎有两个理由支持这一做法:其一,人们有处理自己身体的自由,有权利用自己的身体做他愿意做的事。这是极端自由派的观点。尤其是在血液、血浆、骨髓、卵和精子可以买卖的国度里,为什么器官就不能买卖呢？其二,商业化可以解决目前器官移植方面供求关系严重失衡的问题,使供求趋于平衡。

2. 反对器官商业化的理由

反对器官商业化的人认为,赞成者的两个理由都难以成立。首先,人处理自己身体的自由有两个限制,一是不能伤害他人,二是不能损害人的尊严。如果一个人出于利他主义的高尚动机,捐献自己的器官,那么既有利于他人,又维护了人的尊严。但人能不能自由出卖自己去做他人的奴隶,或出卖自己的肉体去卖淫?上述论证就可能导致这个结论:做他人奴隶或卖淫是他(她)的自由,别人无权干涉。但这个结论违背了人们的道德直觉。伦理学家一致认为,人的尊严不允许任何人出卖自己去做他人的奴隶。女性主义者指出,卖淫是社会性别不平等的结果,而卖淫本身又加剧了这种不平等。器官买卖同样会有损人的尊严。其次,器官买卖是否能真正有利于人呢?器官买卖可能直接有利于能够用钱买到器官因而可进行移植的病人,因而缓解了一部分器官短缺的情况,但同时它也可能带来许多弊端,例如,器官买卖不能保证器官的质量,供体为了出售器官很可能会隐瞒他的真实病况、遗传病史、家族病史等;它会加剧人们在生死面前出现的不平等,有钱人可以购买器官而获得再生机会,而贫穷的人只能在绝望条件下去出售自己的器官。因此,反对器官商业化有充分的理由,具体如下。

(1)器官买卖有损人的尊严。

(2)器官买卖有损社会公正。

(3)器官商业化不能保证器官质量。

(4)器官商业化必然引发犯罪。

(5)器官商业化可能导致一些人因为当下的金钱需要而一时冲动,出售自己的器官,做出日后会后悔的非理性选择。

(6)器官商业化导致不具备条件的医疗机构以赢利为目的开展器官移植,损害供体和受体的利益。

(二)器官商业化被法律明文禁止

目前,大多数国家都明文禁止一切形式的器官买卖。即使商品经济最发达的美国也于1984年发布了《全国器官移植法》,宣布器官买卖为非法。至少有20个国家,包括加拿大、英国和大多数欧洲国家都有类似的法律。

1989年5月,世界卫生组织呼吁制定一个有关人体器官交易的全球禁令,督促其成员国制定限制器官买卖的法律。

我国卫生部2006年7月1日颁布的《器官移植技术临床应用管理暂行办法》和国务院2007年5月颁布的《人体器官移植条例》,也严格禁止器官买卖。

四、器官分配的伦理问题

器官分配的伦理问题主要包括宏观分配和微观分配两个方面。

（一）宏观分配的伦理问题

临床上可供移植的器官是稀缺的医疗资源。稀有资源的分配有两个层次：宏观分配和微观分配。宏观分配涉及一个国家分配多少资源用于医疗卫生，以及在医疗卫生资源中分配多少给器官移植？资源总是有限的。器官分配（organ allocation）问题涉及有限的器官资源如何更有效地使用，使这种高技术能够让尽可能多的人受益？是否可以制定一些政策来限制器官移植的使用？其中，一类限制与费用有关。例如，社会可以规定这样一种政策：社会仅负担那些需要器官移植而支付不起费用的病人或至少负担其一部分。这种政策可以解决高技术造福人类中的不公正问题。正如器官移植专家斯塔兹奥所说，在检查器官之前，先得检查"钱包"。现在，需要移植器官才能挽救生命的病人，由于没有钱就不能获得供移植的器官，是不公正的。另一类限制是制定一项政策使真正因为疾病而器官衰竭的病人得到移植，而拒绝给因酗酒、吸烟、暴饮暴食等行为因素而使器官衰竭的人移植。问题是行为有缺陷与治疗不能混为一谈。在艾滋病防治中产生歧视的一个原因是，将艾滋病病毒感染者有争议（被人们认为不道德或违法）的行为与感染艾滋病病毒混为一谈。行为有缺陷应该进行教育，使之改变不安全的行为，而作为病人，其有权得到应有的治疗。因此，国家应该考虑如何在预防器官功能衰竭与提供器官移植之间进行平衡。

（二）微观分配的伦理问题

宏观分配决策是大范围的决策，并不直接影响个人。而微观分配决策则直接影响到病人个人。当有一个供体心脏可供移植，而6个病人需要这个心脏时，决定给谁就是一个微观分配的决定。这涉及分配是否公平的问题。微观分配问题有两类：一类是谁有资格做出决定？另一类是在做出分配决定时应该运用什么标准？

人们往往将有限资源分配问题比作"应该将谁从救生筏上抛下海？""应该将谁扔下雪橇去喂在后面追赶的狼群？"其问题焦点是：如果有人做出牺牲，他人就得救了。那么，谁应该做出牺牲呢？对此，有5种方案可供选择。

（1）谁也不应该做牺牲。

（2）可以用随机方法（如抽签）确定谁应得救。

（3）不应该考虑人类生命的内在价值，而应该考虑牺牲某个人而不是别人的后果，即考虑谁有可能对社会做出更大的贡献。

（4）先来先服务。

（5）应该由能够判断一个人可能对社会做出多大贡献的人来做决定，但不应由个别医生或医生组成的委员会来做决定。

这5种方案都可以找到为自己辩护的理由,但都显得很不充分。

目前,在临床上通用的移植器官微观分配标准有两个:一个是医学标准;另一个是社会标准。医学标准是由医务人员根据医学发展的水平和自身医学知识经验做出判断,主要根据适应证和禁忌证,如免疫相容性、病情的严重性、并发症对治疗和恢复的可能影响、身体条件及心理社会调整能力等。同济医科大学制定的《器官移植的伦理原则》中对医学标准的界定为:①是原发疾病。在生命器官功能衰竭而又无其他治疗方法可以治愈,短期内不进行器官移植将终结生命者;②受者健康状况相对较好,有器官移植手术适应证,病人心态和整体功能好,对移植手术耐受性强,且无禁忌证;③免疫相容性相对较好,移植手术后有良好的存活前景。一般要求 ABO 血型相同或相配合,HLA 配型点位相配较多,交叉配合及淋巴毒试验为阴性等。社会标准解决从有器官移植适应证的病人中优先选择谁的问题,根据有关社会因素加以选择,如年龄、已经做出的社会贡献、未来可能对社会做出的贡献、病人配合治疗的能力、经济的支付能力、社会适应能力——主要指病人与治疗有关的日常生活条件、家庭生活环境,即在家庭和工作环境中听从指导的能力以及得到他人多大程度的支持等。这些标准往往取决于不同社会中不同的价值观念。也就是说,上述标准是否要考虑、如何排序,取决于一个国家或地区通行的社会规范和价值观念。目前,除了支付能力外,大多数国家的移植中心都是依照医学标准、个人应付能力、社会价值的先后次序来进行微观分配。

第七章

临终与死亡中的伦理

【本章内容提要】

● 临终关怀的历史发展

● 临终关怀的伦理

● 死亡伦理

● 安乐死伦理

一、临终关怀的伦理

（一）临终关怀的历史演进及其发展

1. 临终关怀的演进

"临终关怀"一词的本意是指朝圣者或旅行者在途中休息、重新补充体力的驿站。中世纪的欧洲,教会为患病的朝圣者修建了"Hospice",即庇护所。这种庇护所是由教士、修女等出于宗教上的"慈善"教义而建立的,是没有医疗照顾、没有医师的医院。后来被用来指专门收容患有不治之症者的场所,英文释义为"Hospital for Dying People"。早在公元前,柏拉图在其《共和国》一书中,就提到过类似的对于贫苦的个人所实施的安慰与支持。在过去的几个世纪,西方社会绝大部分的中等家庭及经济不算富裕的家庭,在其家人病危临终时,都必须多多少少依赖诸如养老院、精神病院等公共救助机构。但是,这些机构由于制度不够健全,往往忽略了病人临终前的各种生理及心理上的需求。

现代医学上的临终关怀就是对那些濒死的、处于人生旅途最后一站的病人进行治疗和护理,使其以最小的痛苦度过生命的最后阶段。临终关怀,又叫临终照顾或安宁医疗,有国外专家将其表述为"end－of－life－care"。美国国立医学图书馆(NLM)出版的《医学主题词表》解释 Hospice 为"对临终病人和家属提供姑息性和支持性的医护措施"。临终关怀的本质是对救治无望病人的照护,它不以延长病人的生存时间为目的,而以提高病人的临终生命质量为宗旨;出于对生命的尊重和敬畏,医护人员需要了解那些病人及家属在最后相处的几个月中,有什么有意义的需求,同时给予其支持。

现代临终关怀的倡导者和创始人是英国的西塞莉·桑德斯博士。她原本是一名护士,在长期对濒死的老年患者的照料中,目睹了患者们常常是不但饱受痛苦而且满怀遗憾辞世,对此她深表同情。于是,怀着一颗慈爱之心和强烈的同情感,桑德斯决心为临终患者创造一种舒适、安宁的环境与气氛进行善终服务,以便患者安心地回归大自然。1967年7月,桑德斯博士在英国伦敦东南方的希登汉创立了世界上第一所健全的临终关怀机构——"圣克里斯多佛临终关怀院",此举被誉为"点燃了世界临终关怀运动的灯塔",从此开创了崭新的临终关怀事业。

2. 国外临终关怀现状

在圣克里斯多佛临终关怀院的影响下,临终关怀在英国首先得到发展。由于其符合人道主义精神,在世界引起较大的反响。美国、加拿大、日本、法国等60多个国家和地区也相继开展了临终关怀服务和研究。较著名的临终关怀机构有成立于1967年的英国圣克里斯多佛临终关怀院,成立于1975年的加拿大皇家维多利亚安息护理病区,成立于1984年的日本淀川基督教医院附设临终关怀机构等。1974年美国成立了第一所临终关怀院——新港临终关怀院,1982年,国会颁布法令在医疗保险计划(为老年人的卫生保健计划)中加入临终关怀内容,这为病人提供了享受临终关怀服务的财政支持,同时也为美国临终关怀产业的发展奠定了基础。政策的变化使得美国各地立即出现临终关怀浪潮,服务机构从小的、自愿组织发展到各种正规的非营利和营利机构。目前,在全球的110个国家中大约有8000个临终关怀和舒缓治疗机构。国外关于临终关怀研究的主要科研杂志有美国的《死亡教育杂志》,日本的《临终与临床杂志》,加拿大的《安息护理杂志》等。

3. 我国临终关怀现状

1988年7月,在美籍华人黄天中博士的支持和天津医学院崔以泰教授等专家学者的努力下,在天津医学院成立了我国第一个临终关怀研究中心,并于1990年建立了临终关怀病房。目前,国内有临终关怀机构约100多家,如上海退休职工南汇护理院、北京的松堂关怀院,天津医科大学第二附属医院的"安宁病房",北京中国医学科学院肿瘤医院的"温馨病房",长春市208医院的"肝癌病房"等。1992年,在天津召开"首届东西方临终关怀研讨会"之后,分别于山东烟台、广西桂林、云南昆明等地多次举办"全国临终关怀学术研讨会"。1993年成立了"中国心理卫生协会临终关怀专业委员会",1996年正式创办《临终关怀杂志》。在我国台湾、香港地区,临终关怀被称为"善终服务""安宁照顾"。

(二)临终关怀的伦理意义

1. 彰显医学人道主义的真谛

随着人们对物质需求和精神需求的日益增长,人们对临终关怀越加关注。每个人都希望生得顺利、活得幸福、死得安详。当患者处于治疗无效的疾病末期或其他状况下的濒死阶段时,尤其需要人间的温暖、社会的尊重、精神的照护、亲朋好友的依恋之情及他人的爱心及关怀。临终关怀不以延长患者痛苦的生命为目标,而主要是满足临终患者和家属在生理、心理、伦理和社会等方面的需要,它提倡的是关心、尊重临终患者、以临终患者为服务中心,使患者充分感受到自己生命的尊严,感受到自己生命的价值,体验到人道主义的温暖。

2. 体现生命神圣论、生命质量论和生命价值论的统一

对于生命品质不可能复原的濒死患者而言,怎样做才能对他(她)最有利呢?在承认医学能力有限性的前提下,延长生命显然不再是头等重要的事情。不但要使患者生存,更要使患者生存得有质量、有价值,而并非"好死不如赖活着"。故而,帮助患者征服心灵上的痛苦和肉体上的折磨同样成为当务之急。生命质量是生命伦理学的一项基本要素,对生命质量进行医学评价,并将评价结果应用于治疗方案的选择中,是生命伦理学在医疗实践中的一项具体应用。"注重生命质量"在临终关怀中的提出,无疑反映了医疗模式的转变,体现了生命的神圣、质量和价值的统一。

3. 符合社会道德和人类文明发展要求

临终问题是人类社会最为普遍的现实问题,并且随着人类社会老龄化,这个问题将越加突出。自古以来,人类就不仅要品尝丧失亲人的痛苦,还要亲身面对死亡临终期的极度恐惧。因此,给临终患者提供温暖的人际关系与精神支持,帮助他们认识自己生与死的意义,帮助他们减轻极度的死亡恐惧,帮助临终患者的亲人从极度的悲痛中解脱出来,消除对死的忌讳,这是社会道德文明发展的必然。临终关怀顺应了医学模式转变的趋势,符合人类自身生存与发展的要求,符合社会卫生保健体系自我完善的必然要求,也符合社会道德要求。

(三)临终关怀的伦理要求

1. 以照料为中心

临终关怀是针对各种疾病的末期、晚期肿瘤等治疗不再生效、生命即将结束者,对这些病人不是通过治疗使其免于死亡,而是通过全面的身心照料,提供姑息性治疗,控制症状,解除痛苦,消除焦虑、恐惧,获得心理、社会支持,使其得到最后安宁。临终关怀的重点应该是关怀而非治疗,即应将以治愈(cure)为主的治疗转变为以对症为主的照料(care)。医务人员长期以来一直在为救死扶伤辛勤奉献

着,一直习惯于把病人从疾病中拯救出来。但"关注照料而非治疗"的临终关怀概念,则要求医务人员要扩大知识面,加强心理学、社会学等方面的理论学习,以有效地将其运用于临终病人的全身心护理上。

2. 维护人的尊严

临终患者是临近死亡而尚未死亡者,只要其没有进入昏迷状态,就仍有思维、意识、情感,仍有个人的尊严和权利。医护人员应注意维护和保持患者作为人的价值和尊严。在临终照料中,应允许患者继续保留原有的生活方式,尽量满足其合理的要求,保留个人的隐私权利,参与医护方案的制订等。只有尊重临终患者及其家属,才能取得他们的信任与配合,也才能使医务人员产生尊严和自豪感。

3. 提高临终生活质量

对于临终患者,医务人员除给予同情、方便和帮助,还应给予必要的安抚和鼓励。在临终阶段,还可指导家属参与护理。家属参与护理,对患者既是一种心理支持,也是一种情感关怀。一方面,患者可以得到医务人员和家属的理解、爱抚;另一方面,家属亦可做好充分的心理准备,也能使他们在亲人离世前充分尽到义务,对患者及其家属双方来讲,在心理上都能得到一定的慰藉,从而提高病人的临终生活质量。

4. 共同面对死亡

尊重死亡是一个自然的过程,因此不加速也不延迟死亡。这一概念和现今的研究热点"安乐死"有某些不同。不论是主动安乐死还是被动安乐死,都有加速死亡的倾向。而临终关怀却提出不延缓、不加速。共同面对死亡,进行死亡教育,是实施临终关怀的一项重要内容。其包括对临终病人及其家属的死亡教育,其目的在于帮助濒死病人克服对死亡的恐惧,学习"准备死亡,面对死亡,接受死亡"。对临终病人家属进行死亡教育的目的在于帮助他们适应病人病情的变化和死亡,帮助他们缩短悲痛过程,减轻悲痛程度。顾海兵先生指出:"在我们的整个科学及教育的体系中,只有生的教育,而没有死的教育;只有优生学而没有优死学;只有计划生育而不计划死亡;只有人生观而没有人死观;只有生的崇高而没有死的光荣。试想,如果没有死亡,人口数量无限制增长,地球资源被吃光用尽,人类还能生存发展吗? 因此,死亡的不可避免是人类延续的必要条件,从这个意义上讲,死亡是伟大的。"所以,完整的尊敬生命应包括尊敬死亡。可见,发展临终关怀,需要医患双方彻底更新观念,自觉地进行自我死亡教育,共同面对死亡。

5. 协助病人安静地、有尊严地死去

病人安静、有尊严地死去,是临终关怀的结果,但不是终点。古语曰:死者何辜,生者何堪? 对所爱的人的死去,我们由震惊而哀恸、绝望,对已故者的感觉由悲转怒,进而出现抑郁等强烈过度的哀伤。在中国现今缺乏社会工作者的情况下,丧亲辅导的任务就落到了医务人员身上。怎样使去者能善终,留者能善留?长期以来,医务人员往往只单纯地注重要有爱心、同情心,却忽略了对"抚慰"的知识和技能的培养。当面对痛苦不堪、满怀恐惧的患者,以及悲痛欲绝的家属时,仅仅有同情心同样是无能为力的。由此看来,协助病人安静、有尊严地死去,以及对家属的丧亲抚慰,是临终关怀的意义之所在。

二、死亡伦理

从原始社会一直到 20 世纪 50 年代初,在人们的观念中,所谓生命结束就是心脏停止跳动、呼吸终止。1951 年美国布莱克(Black)法律字典第 4 版对死亡的定义为:"生命之终结,人之不存;即在医生确定血液循环全部停止以及由此导致的呼吸、脉搏等动物生命活动终止之时。"我国的《辞海》也把心跳、呼吸的停止作为死亡的重要标准。医学上使用的传统死亡标准是:可感觉到的跳动的心脏、呼吸、血压最终不可逆转地中止或消失。只要能觉察到心脏跳动和呼吸,哪怕是借助于机械或电疗,无论是采取何种方式来维持心脏跳动和呼吸,都不能被确认为死亡。

这一死亡概念和标准已沿用了数千年,并以法律的形式确定下来,把心脏功能作为生命最本质的特征和死亡唯一不可动摇的判断标准,在我们的医学实践中也是一个行为的标准。

然而,现代医学发展中大量的科研和临床实践资料表明,心死固然是人的某些死亡的一种标志,但在许多情况下,心脏突然停止跳动时,人的大脑、肾、肝并没有死亡。脑细胞的死亡是在心脏停止搏动后 10 多分钟乃至几十分钟以后才开始,而这时的肝、肾,以及肌肉、皮肤等组织器官还没有死亡。可见,人体是一个多层次的生命物质系统,死亡是分层次进行的。

同时,医学技术的迅猛发展使传统的死亡标准受到了冲击,20 世纪 50 年代以来,人体器官移植技术和人工器官替代技术把许多已被判断为死亡的患者从死神手里夺了回来。1967 年第一例心脏移植手术取得成功。一个衰亡的心脏可以替换上另一个强壮健康的心脏,这就意味着心死可以不等于人死。心脏死亡已不再构成对人整体死亡的威胁,心脏的可置换性使心死即等于人死失去了作为死亡标准的权威性。

鉴于上述情况,以及医学发展本身的需要,医学专家提出了新的死亡标准,即脑死亡标准。所谓脑死亡,即全脑死亡,为大脑、中脑、小脑和脑干的不可逆的死亡(坏死)。也就是某种病理原因引起脑组织缺氧、缺血或坏死,致使脑组织功能和呼吸中枢功能达到了不可逆转的消失阶段,最终必然导致的病理死亡。

1968 年,美国哈佛医学院特设委员会发表报告,把死亡定义为不可逆的昏迷或"脑死",并且提出了 4 条判别标准:①不可逆的深度昏迷。患者完全丧失了对外部刺激和内部需要的所有感受能力,以及由此而引起的反应功能全部消失。②自发呼吸停止。人工通气停止 3 分钟(或 15 分钟)仍无自动呼吸恢复的迹象,即为不可逆的呼吸停止。③脑干反射消失。瞳孔对光反射、角膜反射、眼运动反射(眼球—前庭、眼球—头部运动等)均消失,以及吞咽、哈欠、发音、软腭反射等由脑干支配的反射一律消失。④脑电波消失(平坦)等。

凡符合以上标准,并在 24 小时或 72 小时内反复多次检查,结果无变化,即可宣告其死亡。但有两个例外,即体温过低(< 32.2℃)或刚服用过巴比妥类药物等中枢神经系统抑制剂的病例。

把脑死亡作为整体死亡开始的标志,是因为它有两个特征:①脑死亡的确定决定了机体各种器官在不久的将来很快出现死亡,这种变化是不可逆的;②脑死亡后即使心跳仍在继续,但是这个人的意志、信念、态度、素质、知识等则完全消失,那么这个人也就不复存在了。

美国哈佛医学院提出的脑死亡标准目前在英国、美国等国已被医学界多数人所接受,然而人们围绕这个标准的讨论还在持续。在各国专家相继发表的论文中又提出了大约 30 种关于脑死亡的诊断标准。

虽然提出了许多标准,但是目前世界上许多国家还是采用了哈佛医学院提出的标准。综合各国的临床实践,一般可将脑死亡的诊断标准归纳为以下 5 条:①深度昏迷;②脑反射消失;③无自主呼吸;④脑电图检查呈大脑电沉默;⑤脑循环停止。

死亡标准是临床诊断的重要依据,决定了患者的生死存亡和医生对医疗行为的选择。传统的死亡标准着重于人的生物性,认为人的生命无论在生物学上,还是在社会上,都须在没有意义时,医生方可停止对他的医疗活动,否则就是大逆不道。然而,如植物人等那些没有意义的生命作为社会的人已消失,其生命质量已丧失,延长他们的死亡过程,就是延长他们的痛苦,同时也给患者家属带来了极大的精神和经济负担,给社会带来不必要的负担。脑死亡标准弥补了上述的缺陷,它着重于人的社会性,主张生命质量论。它认为意识和自我意识是人的本质特征,一旦脑死亡,作为有意识、有道德、有法律地位的人已不复存在,符合脑死亡标准的人是没有生命质量的人,是不值得保持的生命,从而可以免去许多毫无价值的临床救护,节约卫生资源,减轻家庭与社会的沉重压力。

脑死亡标准的提出是死亡问题上的一次观念转换,脑死亡标准在我国要被医务界、国民广泛接受将是一个较长的过程。

我国的医疗水平同发达国家有着一定的差距，且国内各地区的医疗水平参差不齐，因此，我国目前尚未将脑死亡作为死亡标准，但是脑死亡概念已被越来越多的人所了解、认识和接受。1998 年 5 月，在武汉召开了全国脑死亡标准专家研讨会，与会专家通过反复讨论和研究，制定了《脑死亡临床诊断标准条例（讨论稿）》，提出凡是符合以下 6 条标准的，即可确认脑死亡：①自主呼吸停止，需要不停地维持人工呼吸；②对外界刺激毫无反应；③无自主性的肌肉活动；④各种脑干反射均消失；⑤脑电图长时间呈现平直线；⑥这种状态持续 12 小时以上。该条例的提出，对深入探讨安乐死的有关问题十分重要。

三、安乐死的伦理

"安乐死"一词源自希腊文（euthanasia），原意是指"快乐的死亡"或"无痛苦的幸福的死亡"。现通常指那些患有不治之症、非常痛苦、要求安适地迅速死去的患者，用药物或其他方式实现其希望的一种临终处置。

（一）安乐死的历史

安乐死并不是新问题，在史前时代就有加速死亡的措施。如游牧部落在迁移时常常把患者、老人留下来让他们自生自灭；在发生紧急战事时，还常常把他们击毙，以免他们遗为俘虏而遭受敌人的残酷对待。在粮食发生危机时，有些部落还把病弱者击杀或埋葬，以此来减少他们的痛苦和减轻部落的负担，确保本部落的健康强盛。在古希腊、罗马，虽然抛弃老人的做法被禁止，但是人们可以随意处置有先天缺陷的新生儿，也允许患者结束自己的生命，或者由他人帮助其死亡。

安乐死还可以在古老的神殿里找到它的"先驱"。佛教宣称人们只要虔信佛教，即一切烦恼寂灭、一切清净功德圆满，便可"圆寂"或"涅槃"，而"坐化"是其最后的形式。在行将辞世之时，死者沐浴更衣，盘坐合十，用意念控制肉体，达到"物我两忘"的境界，无痛苦地安详离世。这种死亡状态是一种舒适、安宁、快乐的境界。

在我国的史料中，虽未见关于安乐死的记载，但在古代文史小说里已有符合现代安乐死概念的描述。如历史小说记载：唐太宗的大将尉迟恭见偏将马三保被敌兵断去四肢，虽目光仍在流动，但已气息奄奄，口不能言。他不忍爱将惨遭痛苦，遂刺其胸而死，唐太宗并未对尉迟恭降罪。

在西方，17 世纪前，安乐死是指"从容死亡"的任何方法，如生活要有调节，培养对死亡的正确态度等，并不一定指延长生命。从 17 世纪开始，人们越来越多地把安乐死指向医生采取措施让患者死亡，甚至加速患者死亡。英国著名哲学家培根(Bacon)在他的著作中多次提出"无痛致死术"。他说:"长寿是生物医学的最神圣目的,安乐死是医学技术的重要领域。"主张控制身体过程,或延长生命,或无痛苦地结束它。现代西方精神分析学派的创始人,奥地利心理学家弗洛伊德在1939年9月自感疾病已无可挽救时,曾向医生提出安乐死的要求,他说:"如果我不能坚持活下去的话,你将尽力帮忙。现在我万分痛苦,这样继续下去是毫无意义的。"其渴望临终摆脱痛苦。

20世纪以来,医学科学的发展出现了一些新情况,安乐死更为人们所重视,甚至发展成为一项新的人权运动——安乐死运动。1936年,英国率先成立了自愿安乐死协会。1937年,瑞典做出了可以帮助自愿"安乐死"者的法律规定。

第二次世界大战期间,希特勒于1938年拟定了所谓的强迫"安乐死"纲领,使20多万人死于纳粹帝国的"安乐死中心",其中大多数是犹太人。这实际上是以"安乐死"之名,行种族灭绝之实。这种惨无人道的行径,招致全世界正义力量的一致谴责,也使安乐死蒙受了一次不光彩的声誉。

第二次世界大战以后,安乐死运动重新掀起。1946年,有近2000名医师在纽约集会申请自愿"安乐死"的合法化,但以失败而告终。1967年,美国建立了"安乐死"教育基金学会。1969年,英国上议院对自愿安乐死的合法化进行了讨论,但因多数反对而不了了之。在此期间,全球从医学伦理、法学等角度对安乐死进行了热烈的讨论。1976年,在日本东京举行了"国际安乐死讨论会",会议宣称要尊重人的"生的意义"和"尊严的死"的权利。1988年,在中国上海举行了我国首次"安乐死学术讨论会",会议取得了积极而有意义的成果。目前,"自愿安乐死"团体在世界上大量出现,已遍及欧美的20多个国家。这些团体的会员迅速增加,如荷兰的"自愿安乐死"团体,已迅速发展并拥有25 000名会员。

(二)安乐死的对象和形式

确定安乐死的对象是实施安乐死的前提条件。但是,安乐死涉及人的生命,是一种不可逆转的处置,因此,安乐死对象的确定是一个十分敏感而又相当棘手的问题。一般认为,这些对象大致可以归纳为以下几类:①晚期恶性肿瘤失去治愈机会者;②重要生命脏器严重衰竭,并且不可逆转者;③因各种疾病或伤残致使大脑功能丧失的植物人(脑死亡患者);④有严重缺陷的新生儿;⑤患有严重精神病,本人已无正常感觉、知觉、认知等,经长期治疗已无恢复正常的可能者;⑥先天性智力丧失、无独立生活能力,并无恢复正常的可能者。此外,还有人将阿尔茨海默病患者与高龄的重病和重伤残者也列为安乐死的对象。

对上述每一类对象是否应该或可以实施安乐死,人们有着不同的看法,对第1、第2类的患者实施安乐死似乎较容易被人们接受,对后几类对象的争议相对来说较多。如有人认为,安乐死的对象不包括脑死亡患者,因为脑死亡患者已经死亡。又有人认为,有严重缺陷的新生儿不应被包括在安乐死对象的范围内。

确定安乐死的对象,实际上存在一定的困难。如怎样理解不治之症?从医学发展史上看,真正的"不治之症"是不存在的,一切暂时的"不治之症"都可以转化为可治之症,而这种转化往往是通过不断延长患者的存活期来逐步实现的。如果人为地把这些绝症者确定为安乐死的对象,是否会妨碍医学的进步?是否违背了医德原则?

从医疗手段来区分,安乐死可分为主动安乐死和被动安乐死两种形式。主动安乐死,即采用药物加速患者死亡,亦称积极安乐死。在主动安乐死中,又分为有意安乐死与无意安乐死两种,有时又被称为"直接安乐死"与"间接安乐死"。前者的本意是要患者死亡,后者的本意是要解除患者痛苦,患者死亡则是解除痛苦的附带效应。有人认为,如果安乐死是有意要患者死亡,是不道德的,如果本意不是要患者死亡,则是道德的。被动安乐死,即对患者停止一切治疗与抢救,任凭其自然死亡,亦称消极安乐死。在被动安乐死中,又有通常安乐死与非通常安乐死两种。通常是指医生必须采取的,非通常是指医生可以选择采取的。这是因为当医生给患者治疗时,他有道德和法律上的义务,对患者采取适宜的医疗护理措施,患者也有相应的权利得到这些。但是,医生并没有义务要给某一特定患者提供这个社会可得到的一切医疗手段,尤其是当这些医疗手段对患者无益、无用、有害、不方便和负担不起时。为此,人们试图把通常的措施与非通常的措施区别开来。

绝大多数人认为,被动安乐死在道德上是可以接受的,反对主动安乐死。但是,有的学者赞同主动安乐死,他们认为,患者决定加速解决自己的死亡,同时,不遭受任何损害,在这种情况下,医生和社会允许他们安乐死,在这方面应当给予帮助,尊重他们的自由选择,因为自由具有最高的价值性。

从患者的角度来区分,安乐死又有自愿与非自愿的区别。自愿安乐死是指患者本人要求安乐死,或者有过这种愿望,或对安乐死表示过同意。非自愿安乐死是指那些无行为能力的患者,如对婴儿、脑死亡患者、昏迷不醒患者、精神病患者、智力严重低下者实行安乐死,因为他们无法表示自己的要求、愿望或同意与否。

(三)安乐死的伦理分析

安乐死的出现,使伦理道德和法律面临许多新的问题,引起了激烈的争论。

赞成安乐死的人的观点如下:①个人的生命属于个人,个人有权处理自己,包括选择结束自己生命的方式。人有生的权利,也有死的权利,人人都有权去选择"体面而舒适的死亡方法",以求善终。尊重患者安乐死的意愿与医学伦理学应遵循的原则是一致的。②安乐死符合患者自身的利益。安乐死的对象仅限于不可逆的脑死亡患者或死亡不可避免、治疗甚至饮食都使之痛苦的患者。对于这些患者来说，或者作为生命的社会存在已经丧失，或者生命的质量和价值都失去了意义，延长这些毫无治愈希望患者的生命实际上是对患者的虐待。人类对自己的最大愿望是生活得好，也就是生命的质量高，因此毫无必要以人性或人道的任何代价去换取仅仅具有生物学意义的生命。③死亡并不都是坏事。死亡是事物发展过程中自然秩序的一部分，既然死亡已经不可避免，就应促使其实现。④从个体对个体来说，这种死亡正是为了患者的利益，解除患者的痛苦；从个体对社会来说，与其把有用的物资用在无望的患者身上，不如让他平安地死去，这样有利于节约医疗费用，节省稀有、贵重资源，减轻社会和家属的负担。如果当一个人病入膏肓、无康复希望或因衰老、生活不能自理又无生之乐趣时，仅以补液输血或其他措施延长其生命，实在是一种浪费。把这些有限的医疗设施和药物、血液用于其他有康复希望的患者身上，则更合情合理。

反对安乐死的人的观点如下：①救死扶伤是医生的职责，赐人以死亡和医生的职责不相容。医务人员对患者施以致死术，实际上是变相杀人、慈善杀人，因此安乐死是不人道的。②只要有生命现象，就有被救活的可能，医学的发展会治愈一些顽症、绝症。从医学发展的历史来看，没有永远根治不了的疾病，医学科学研究的目的就在于揭示疾病的奥秘并逐步攻克之。现在的不治之症可能会成为将来的可治之症。不可救活就不去救治，无益于医学科学的进步。③不可逆的诊断不一定准确，不可能的事，并非在任何情况下都不可能。安乐死可能会导致错过3个机会，即患者可以自然改善的机会，继续治疗可望恢复的机会，有可能发现某种新技术、新方法使该病得到治疗的机会。另外，某些看来必死的人最后不一定都死去。

关于安乐死的争论是有意义的，因为无论在理论上还是实践上对于这些问题还难以得出结论，是医学伦理学面临的难题。

综上所述，有人反对任何形式的安乐死，认为这是见死不救，是与人道主义相悖的，安乐死会导致医生放弃控制疼痛和发展临终护理措施的努力。但是，大多数人认为某种形式的安乐死是符合伦理道德的，事实上，某种形式的安乐死是许多国家(包括我国)的医务界早已采取的常规措施。例如，晚期患者心脏病发作不再抢救，给不可能再苏醒的昏迷患者或自己要求停食的严重伤残者停食，等等。而且，多数患者又有这类要求，如英国伦敦的一位妇女说："当我的死期到来时，希望能让我安静并尽快地死去——不要什么插在喉咙里的管子和扎在胳膊上的针。"罗马教皇庇护十二世曾经要求医生遵守一条原则，他说当患者确实没有指望的时候，医生的首要任务是减轻患者的痛苦，而不是延长他们的生命。安乐死是帮助某些疾病确实不可逆转者加快结束痛苦死亡过程的最好办法。

1. 安乐死有利于患者

目前,在世界范围内被广泛讨论的安乐死对象主要集中于脑死亡者、终末期患者和有严重缺陷的新生儿。脑死亡者是指符合一些业已提出的脑死亡标准的患者。也就是说,安乐死的对象仅局限于脑死亡或不可逆昏迷的患者或死亡已不可避免的患者。对于脑死亡者来说,作为一个人,只是一种生物学的存在,而作为一个有人格的人,已经不复存在。他们没有自我意识,也没有个性、生命的质量、自我责任等这些人所应该具有的主要特点。在这种状态下,进一步的复苏和支持只是维持一个活的机体,而不是维持一个完整意义上的"人"。因此,进一步的支持和复苏即使在医学上可能是成功的,但在道义上并没有这种必要。

一些患不治之症又痛苦不堪的患者,特别是晚期恶性肿瘤的患者,在用尽各种先进的医疗手段治疗无效后,患者除在肉体上要受到痛苦的折磨外,心理上还要承受治愈无望的悲痛。在这种情况下,是违背他本人对安乐死的要求,使其在极度痛苦的情况下选择残酷的方式,如缢死、跳楼等来结束生命,还是满足患者的意愿,使之安然无痛苦地逝去,到底是选择前者符合道德,还是后者? 日本学者长谷川说得好:"人是有思想有情感能创造价值的动物。如果一个人的自觉意志衰竭,自身自理的可能性已不复存在,而丧失一个人的社会意义,医生和家属认为没有义务去延长这种单纯生物学的生命,这就要考虑安乐死。"

虽然安乐死是一个相当复杂的问题,涉及医学、法律、道德等许多方面,牵连社会、家庭、医患等多种关系,但是有条件地(仅限于上述对象)实施安乐死是可行的,也是符合患者自身利益的。

2. 安乐死有利于死者家属

脑死亡者、终末期患者的家属处于一种真正的困境中。开始,由于一种负疚的情感,极力否认不可避免的死亡,这种情感驱使他们非理性地坚持尽一切可能去治疗患者。随着时间的推延,他们意识到要治愈患者是不可能的。同时,他们看到亲人濒死的痛苦,在现实面前也希望他们早一些结束痛苦。一个垂危患者既无康复希望,日夜均需亲人守护照顾,病期遥遥,耗尽精力,其心理和经济负担是何等的沉重。

虽然家属对家庭成员负有照料的义务,但是为了一个无意义的生命是否需要这样做? 这类患者的家属承受了极大的感情痛苦或经济压力,处于一种进退两难的状态中。因此,满足这些患者的要求,实施安乐死,对于家属来说,也是一种解脱。

3. 安乐死涉及社会资源的合理分配

卫生保健事业的投资人、人员和设备的微观分配,必须遵循公正和效用原则。

公正原则包括形式原则和内容原则两种。形式原则即相同的人得到相同的对待，不同的人得到不同的对待。内容原则即需要相同，相同对待，需要不同，不同对待。效用原则是考虑治疗后患者的生命质量或患者对社会的贡献。

一个国家对于卫生保健事业的投资总是有限的，尤其是在经济尚不发达的国家（包括我国），这个问题更加尖锐。因此，投资的分配必须考虑上述原则，使它趋向于一个公平的合理的结构，让更多的人得到应有的医疗服务。美国人为他们的健康所付出的代价，超过世界上任何国家。1985 年，美国在保健事业上支出的费用超过 3 600 亿美元，或者说一天要花费近 10 亿美元。特别是垂死的患者，由于支持措施的复杂性，要消耗很大数量的投资。1978 年，美国政府的老年人健康保险预算为 26 亿美元，其中 1/3 以上都花在当年死去的老年人身上，但这部分人只占保险人数的 6%。换句话说，花在死人身上的钱比花在活人身上的钱高 6 倍。据美国一家保险公司调查，癌症患者在生命的最后 6 个月中，其医疗费用增长最快。又如，一个肺气肿患者，在最后一年的医疗费用超过 20 万美元，而其中的 6 万美元就花在临终前的 34 天中。这里就提出一个尖锐的伦理问题：为了多活这么几个月，是否值得国家付出几十亿美元来推迟这个不可避免的死亡呢？

特别是在我国，人口众多，卫生保健事业的投资更为有限，医务人员、医疗设施及药源、血源都不充裕，在此情况下更应该注意医药资源的合理分配。如果把这些用于维持无意义生命的费用，用于其他有康复希望的患者身上，从整个社会利益来说，不是更合情合理吗？不是更符合人道主义精神吗？安乐死可使社会将有限资源合理使用于急需之处，有利于社会的稳定和发展。

总之，安乐死在伦理学上是能够得到证明的，至少在下列原则上可得到证明：①有利原则，即安乐死有利于患者的最佳利益。②自主原则，即尊重临终患者选择死亡方式的权利。而未经患者同意把患者作为医学进步的标本，是违反患者自主原则的，也不符合患者利益。③公正原则，即把不足的资源过多用于这类患者而使其他人得不到应有的治疗，是不公正的。

在我国，对安乐死尚未进行立法，也未颁布过有关的政策、条例，但在实际生活中有许多与此相关的问题，如有相当多医院拒绝收治晚期癌症患者。这表明医生已经对患者的生与死做出了抉择，有人认为这属于被动安乐死。对此，人们一般还能接受。而对于主动安乐死，社会舆论则有很大的分歧。因此，对实施主动安乐死应持慎重的态度。实施安乐死必须有严格的医学审批程序，在有明确的证据证明安乐死对患者是最好的选择时，才予以采取。

第八章

基因工程伦理

【本章内容提要】

◆ 人类基因组研究的发展历史

◆ 人类基因组研究中的基因争夺战

◆ 人类基因组研究和应用的意义

◆ 人类基因组研究和应用对伦理的挑战

◆ 人类基因组研究和应用的伦理

一、人类基因组研究的发展历史

19 世纪中叶细胞学说、进化论和经典遗传学的创立,为生命科学的发展打下了坚实的基础。20 世纪上半叶基因论的创立,特别是 20 世纪中叶 DNA 双螺旋结构及遗传信息存储、复制、转录和翻译机制的阐明,蛋白质核酸人工合成的成功等一系列的突破,导致 20 世纪 70 年代和 80 年代以基因工程、单克隆抗体、聚合酶链反应为代表的技术突飞猛进,从此拉开了人类基因组研究和应用的序幕。

什么是基因呢? 现代遗传学家认为,基因是 DNA(脱氧核糖核酸)分子上具有遗传效应的特定核苷酸序列的总称,是具有遗传效应的 DNA 分子片段。基因位于染色体上,并在染色体上呈线性排列。基因不仅可通过复制把遗传信息传递给下一代,还可以使遗传信息得到表达。简单地讲,不同人种之间头发、肤色、眼睛、鼻子等的不同,是基因差异所致。人类只有一个共同基因组,人类基因组是人类遗传物质 DNA 的总和。已经公布的人类基因组图谱是在原"工作框架图"的基础上,经过整理、分类和排列后得到的,它更加准确、清晰、完整。对它的初步分析表明,人类基因组由 31. 647 亿个碱基对组成,共有 3 万 ~ 3.5 万个基因,比线虫仅多 1 万个,比果蝇多 2 万个,远小于原先 10 万个基因的估计。人类基因组计划(HGP)于 1990 年由 4 个国家的资助机构开始启动,先后有 6 个国家加入。我国于 1999 年 9 月获准加入人类基因组计划,负责测定人类基因组全部序列的 1% ,这也是参与这一计划的唯一发展中国家。

1. 人类基因组研究的渊源

1860—1870 年,奥地利学者孟德尔根据豌豆杂交试验提出遗传因子概念,并总结出孟德尔遗传定律。

1909 年,丹麦植物学家和遗传学家约翰逊首次提出"基因"这一名词,用以表达孟德尔的遗传因子概念。

1944 年,3 位美国科学家分离出细菌的 DNA(脱氧核糖核酸),并发现 DNA 是携带生命遗传物质的分子。

2. 人类基因组研究的进展

1990 年 10 月,国际人类基因组计划启动。

1999 年 9 月,中国加入人类基因组计划,负责测定人类基因组全部序列 1%的工作。

2000 年 4 月 6 日,美国塞莱拉公司宣布破译出一名志愿者的完整遗传密码,但遭到不少科学家的质疑。

2000 年 6 月 26 日中国、美国、日本、德国、法国、英国等 6 国科学家公布人类基因组工作草图。

2001 年 2 月 12 日中国、美国、日本、德国、法国、英国等 6 国科学家和美国塞莱拉公司联合公布了人类基因组图谱及初步分析结果。

2001 年 8 月 26 日,人类基因组"中国卷"的绘制工作宣告完成。

2003 年 4 月 14 日,中国、美国、日本、德过、法国、英国等 6 国科学家宣布人类基因组序列图绘制成功,人类基因组计划的所有目标全部实现。已完成的序列图覆盖人类基因组所含基因区域的 99%,精确率达到 99.99%,这一进度比原计划提前了两年多。

2004 年 10 月,人类基因组完成图公布。

2005 年 3 月,人类 X 染色体测序工作基本完成,并公布了该染色体基因草图。

二、人类基因组研究中的基因争夺战

人类基因组研究从拉开序幕开始,面临的一个无法回避的事实是:在政府和私人企业之间、国家与国家之间正进行着一场激烈的争夺战。基因是具有遗传效应的 DNA 分子片段,是我们身体的一部分。关于基因是否应该申请专利的问题,不同的人,有不同的回答。基因是天然的遗传物质,并非人工产物。有关基因序列和功能的知识都是科学发现,而不是技术发明,按惯例是不能申请专利的,故"基因专利"既不合理也不合法。严格地说,专利保护的只能是 DNA 序列的应用,而不是序列本身。但是,在生物经济的时代,基因不是金钱却胜过金钱。洛克菲勒大学将一个肥胖基因,以高达 2000 万美元的价格出售。由于经济利益的驱动,已有 2000 个"功能已知的基因"被授予专利。这样,受谴责的"基因专利"便获得公认,迫使人们改变原来的伦理观念,纷纷卷入参加基因争夺战。人类基因组的基因总数是有限的,每当一个基因获得专利,就等于少了一个可供开发的基因。将来谁占有较多的基因专利,谁就将在人类基因的商业开发(包括基因药物、基因诊断、基因治疗等)方面占有市场。人类有限的基因资源正在做着一次性分配,生物医药产业正在进行着一场圈地运动。到目前为止,美国三大基因公司已向政府提出超过 10 000 项申请,其中因赛特公司就已获得了 375 项专利授权,而且申请和批准的速度正以几何级数增长。日本政府也不甘落后,不久前,日本官民联合出资设立的螺旋模型研究所向日本专利厅申请了关于 6000 个人体基因的专利,向垄断生物技术的美国挑战。欧洲专利局已于 2000 年 9 月 1 日起允许人体基因研究成果申请专利,涉及 8 个欧盟国家的约 100 项人体基因研究成果首批申报。在我国虽然基因专利申请不断升温,但与国外相比面临的形势不容乐观,1998 年 1100 多项专利中来自国外的申请占了 83.5%。基于这一形势,我国专家建议:一方面,应进一步加大基因专利申请力度,在人类有限的基因资源宝库中占有一席之地;另一方面,中国政府必须明确态度,制定行之有效的法律、法规来保护我国的基因资源。

随着人类基因组计划研究的深入,以及基因芯片等高新技术的广泛应用,一个以基因组功能研究为主要内容的所谓"后基因组时代",即功能基因组学时代已经到来。新时代的最终目的是:阐明基因组所表达的真正执行生命活动的全部蛋白质的表达规律和生物功能,也就是蛋白质组研究。这一研究是 21 世纪整体细胞生物学新的重要内容,同时必将为医药、农业和工业的革新提供崭新的思路。

三、人类基因组研究和应用的意义

(一)重新认识生命

人类基因组研究首先带来了新的观念,促使人们从整体综合的认识论高度去认识生命现象的发生原理,使我们从分子水平上深刻揭示出生命的本质和运动规律,前所未有地提供了认识自我、保护自我的新手段。

人类基因组图谱既然与人类的生存、生活、健康关系密切,凭借人的聪明才智,完全可以把基因图谱信息转化为对人类生存、生活和健康有利的资源,使之取之不尽、用之不竭、造福人类,对于现代医学必将产生巨大作用和影响。从目前来看,在医学上的意义至少有以下几个方面:首先,对疾病机理的认识深入到分子水平。长期以来我们始终被"人体为什么得病,疾病发生的机理到底是什么"这样一个难题所困扰。由于人类基因组的全图是表达人体构造和运转情况的"生物指南",只有破译人体生命密码,才能知道人体疾病到底是由这本指南中的那些错误造成的,也才能从分子水平上来本质地认识疾病发生、发展的原因。这是人类根除癌症、糖尿病、心脏病及其他无数疑难杂症的重要前提。其次,为人类提供了一种强有力的疾病诊断工具,为疾病的预防和治疗提供了方法,人类可以了解自身体质的弱点和对某种疾病的易感染性和抵抗性,这样就能有针对性地进行疾病预防。另外,对指导新药设计与筛选,实现个人化治疗,具有指导意义。

(二)促进其他学科的飞速发展

今天,当我们看到了基因图谱给人类带来了希望的曙光时,有理由相信 21 世纪将是基因组学占主导地位的生命科学的世纪。21 世纪功能基因组学的研究将成为竞争的焦点。这是因为一旦知道基因组的表达和基因的功能,便可以很快过渡到基因图谱和功能开发应用研究,指导解决临床棘手的难题和人类生存、生活、健康的问题。上述研究和应用涉及广泛的理论技术和资源问题,因此,随着功能基因组学研究的发展还将促进生命科学与数学、物理、化学、信息科学、计算机科学及自动化科学交叉融汇,刺激相关学科技术领域的发展。21 世纪必将出现由人类基因组研究和应用引起各学科蓬勃发展的新局面。

(三)拓宽研究视角

从哲学角度来思考人类基因组研究和应用问题,使我们在观念上受到冲击;在方法上,开创了以高通量、大规模为特点的研究方法。

人类基因组研究给我们新的观念是从整体上看待基因组的结构、现象和功能,抛弃了一对一的线性研究,在整体综合上解决量的问题和质的问题,从质上、量上和根本上改变过去的简单对应方式,不再是研究某种疾病同某个基因的关系,而是研究这些相关基因网络的作用,作用就是功能,这就是本质。从方法学上更注重对网络作用的研究,专业说法叫做高通量,即批量生产、大规模、网络化。人类基因组研究历经 10 年,参与项目的 1000 多名各国科学家通力合作,使完成任务一再提前,这是国际科技合作的成功典范。

(四)促使人们对伦理进行深层次思考

科学技术是第一生产力,是推动社会发展、社会伦理观念变革的决定性因素。以往实践告诉我们,科学的发展不仅是探索未知世界的过程,也是与社会文化观念、伦理道德矛盾冲突的过程。科学总是带动人的伦理观念和社会道德规范的变革。天体物理学的发展改变了"地球是宇宙中心"的看法,生物学和人类学的发展改变了"上帝创造人"的观念,解剖学的发展改变了人体的观念。同样的道理,我们深信在基因革命的冲击下,社会文化观念和伦理道德规范也会在冲突与变革中,通过观念更新、思维创新和否定之否定,螺旋式地向前发展,以适应科学技术和社会的发展。

四、人类基因组研究和应用对伦理的挑战

（一）基因专利对伦理的挑战

基因研究的巨额投资和基因成果带来的可观经济效益，首先对道德产生了冲击。围绕着基因研究这个历史性的突破，目前的主要争论是能否就基因申请专利？在西方，一般来说，"发现"的东西应该属于科学发现，不得申请专利，"发明"的东西则可以。但具体到人体基因，区分"发现"和"发明"却成了难题。基因本来是天然的遗传物质，并非人工产物，有关基因序列和功能的知识是科学发现，而不是技术发明，按惯例不能申请专利。然而，由于经济的原因，今天已经有很多研究人员不敢在科学会议上介绍自己的基因研究成果，因为他们担心会被窃取。这主要有以下两方面原因：一方面，是基因技术的开发需要大量的资金，如果没有专利权，投资者的利益又该如何保护呢？另一方面，是由于基因成果带来的潜在的巨大的经济财富，迫使人们不得不改变原来的伦理观念，参加"基因争夺战"，瓜分人类有限的基因资源。对此，有良知的医学工作者也为此发出无奈的感叹。《费加罗报》援引加拿大一位著名教授的话说："一哄而上申请专利，使我们忘记了我们为什么当医生。"然而，"洪水"终于冲破了各国政治家和社会伦理学家的防线。据报道，迄今美国公司的相关专利申请已经有近万件，欧洲公司也有几千件。"基因专利"这匹被谴责但又"合法化"了的野马终于挣脱了束缚，奔驰在无拘无束的大草原上。

（二）"基因歧视"对伦理的挑战

在论及基因图谱和基因的作用时，切忌走极端，过分夸大基因的作用，甚至进行无限制的推测和引申，否则很容易跌入"基因决定论"的泥潭。"基因决定论"的孪生姐妹就是"基因歧视"。人们不会忘记，从达尔文提出进化论以后，有些人认为社会现象都是由生物因素所决定的，生物决定论和基因决定论基于同一种思想，即人是不平等的，人天生就有优劣之分，这是环境无法改变的。这是一件非常可怕的事情，曾导致了 20 世纪初所谓的"优生"运动。这一运动的顶点就是希特勒的"优生论"，希特勒的种族灭绝政策造成了历史的大灾难。

从基因角度来看，所有的人都不是十全十美的，任何人身上都或多或少地带有某些基因缺陷，对每个人来说发病的概率都是一样的。人类只有一个共同的基因组，基因组的框架对于每个人都是一样的。人与人之间有差异，并非表明基因有优劣之分，所有的基因都是平等的，各有各的用途。即使有缺陷的基因也有其特殊功能，例如，少数白种人（为 1% ~5% ）在一个基因中有 31 个核苷酸的缺陷，使之能抵抗艾滋病病毒的感染。因此，依据人类基因的统一性，应该人人平等，不应该有基因歧视；依据人类基因的差异性，应该尊重个人权利，每个人都享有基因隐私权。为此，科学家从科学角度提出基因平等论，反对基因决定论。但是，就目前引发的基因歧视对伦理也产生了一定的冲击。据报道称,美国有不少公司已开始对其职员和求职者进行基因检测,某些研究机构正着手建立"智力基因库",这些都在自觉与不自觉地为基因歧视提供条件。检测后的基因信息不仅会影响个人,也会影响到家庭和社会,甚至有人预测将会形成歧视浪潮。由于通过基因可以了解每个人的视觉能力、智力状况等方面的内在情况,甚至包括性格特征,这些个人资料在升学、就业、婚姻、投保等社会活动中起着决定性的作用。如果个人遗传信息落入他人之手,将会给携带某些"不利基因"或"缺陷基因"者在升学、就业、婚姻等方面带来麻烦,使其受到"基因歧视"。这将会对社会伦理道德构成严峻的挑战,其后果可能是会造成社会的混乱。

(三)"绕过原则"现象对伦理的背离

由于人类基因组研究来势凶猛,人们对人类基因组研究和应用中的高技术爆炒过头,对刚掀开的人类生命奥秘过分兴奋和自信,较少做踏实研究工作,力图绕过一些伦理原则,急功近利,造成治疗或使用过程中的伦理问题。我们将这种现象称为"绕过原则"现象。基因治疗中有一个"优后原则"的伦理规定,即不到其他方法不能治疗疾病的最后阶段不采用基因疗法。从1990年开始的基因疗法已经进行了几百个基因实验,但至今没有一个是真正严格意义的临床效果。更可悲的是,出现了对本不该用基因治疗的病人格尔辛格使用了基因疗法。甚至有人再次对医务人员发出质问:假如你们的亲人处于格尔辛格条件下,你们会轻率地使用基因疗法吗? 更有甚者,许多科研由于受私人财团、基金会和公司的资助,政府无法也不可能予以控制,公开声称克隆人的试验一直是人们挥之不去的阴影,即使真的为人类造福所进行的研究,如转基因食品的研究和投放市场,也同样存在着对人类的威胁。在基因革命中,类似于上面"绕过原则"并突破"原则"对伦理造成了致命的背离。保罗·拉姆齐曾指出:"人们在学会做人之前,不应当去充当上帝;而当他们学会做人之后,则不会去充当上帝。"

(四)"基因设计"引发的"伦理炸弹"

"人类基因组计划"的目的是要测定人类基因组全部DNA的序列,最终破译人体的遗传密码,揭示人类生命的奥秘。随着基因组学研究的深入,一旦完全掌握了人体遗传密码,就意味着人类同时具备了重新设计自己的能力,即人们常讲的"基因设计",到那时就会引爆"伦理炸弹"。基因能如同零件一样被任意组装成"品牌婴儿"吗? 人还能够称之为人吗? 人的尊严在哪里? 人性又在哪里? 这提示我们:基因—生殖工程具有一种特殊的风险性,直接影响到人的生命和健康。这一点使之与其他任何技术都有所不同。由于基因技术这种无限制的使用,还会导致一些不可逆转的后果,那时就会出现一些新的物种,而后可能构成现代人类自然物种一个新的生态环境。因为在自然环境下每种物种都有天敌,天敌之间互相制约,使得自然界的平衡不至于被打破。人为制造的东西,由于没有天敌,很可能出现极度的繁殖,进而出现生态失衡,给原来天然物种带来危险,历经几百万年物种分化和进化的结果由于人类的"一时冲动"可能会毁于一旦。

五、人类基因组研究和应用的伦理

(一)恪守人类的伦理底线

对于基因技术潜在危险性的一面,备受国际社会关注。早在 1995 年,联合国教科文组织就成立了"国际生物伦理委员会",该委员会不久便起草了《关于人类基因组与人类权利的国际宣言》,宣言指出:坚持人类尊严与平等、科学家研究的自由、人类和谐、国际合作四项基本原则。国际社会相继又在有关基因专利、基因设计、基因治疗、基因武器等方面展开了广泛讨论,不少国家也相继出台了许多伦理制约条款。但是,从基因专利的不合法到合法,对克隆人的坚决反对到英国、美国政府批准了以治疗研究为目的的人体胚胎克隆实验法案,社会伦理约束正在一步一步萎缩,但是绝对不能冲破人类伦理底线。从科技与伦理的互动框架来看,人类的伦理底线必须坚持以下原则:不伤害人、尊重人、有益于人、公正对待人及人与人之间互相团结。这些原则体现了人类及其社会的本性、价值和尊严。这些伦理原则不会变也不能变,可以想象如果有一天,人们应该或可以"伤害"人,应该或可以不"尊重"人,应该或可以不"公正",那么人类及其社会就不可能存在了。在基因研究中,有一种不正确的看法,即因为基因知识和技术是科学规律,科学规律也是自然规律之一,人类必须放弃伦理,来迎接这一自然规律的到来。显然这种看法是不对的,虽然基因技术和知识是自然科学规律之一,但是所有的自然规律并不都是有利于人类的。自然规律本身并不一定导向平衡、有序、可持续发展。正如自然灾害也是自然规律的表现一样,自然在没有人类产生之前就淘汰了许多物种。不能简单地认为只有人为的不遵守自然规律的行为才导致破坏可持续发展。可见,自然规律可以形成有序进化,在某些特定条件下,也有可能自发走向毁灭。另外,自然规律并不是现成的人类的社会秩序,自然不会自动满足人,人必须用自己的实践来改变自然。自然规律是有利于人类社会还是有害于人类社会,完全取决于人类对自然的认识和利用。因此,在基因革命中,我们只有恪守人类伦理底线,对基因技术的操作进行伦理指导,才能做到真正保护人类,有利于人类。在人类基因伦理底线的制约下,许多基因操作虽然在技术上可能,但是在实际上是不允许进行的。例如,关于人类寿命的问题,即使基因操作可以使人长生不死,由于其可能产生的不可想象的社会后果,这种行为就必须被制约。同样,人们在智力、相貌、体力、性格上有差异,决定了人们在社会中的相互关系和各自的位置,这种多样性是社会稳定的基础。因此,通过基剧桑作改变性状,制造"超人"行为,制造出类似于长翅膀的"飞人"等,在各个方面超自然人类的另一类特别物种的行为,不可能被社会接受,自然也应受到伦理的制约。

(二)建立互动协调的机制

基因科技伦理实践理想目标应该使技术造福人类与环境,从而达到以非暴力的方式解决基因技术发展所可能造成的社会冲突,建立起科技伦理"软着陆"机制,也就是基因科技与伦理之间的缓冲机制。其主要包括两方面内容:其一,社会公众对基因科技所涉及的伦理价值问题进行广泛、深入的探讨,使支持方、反对方和持审慎态度者的立场及其前提充分地展示在公众的面前,通过磋商,对基因科技在伦理上可接受的条件达成一定程度的共识;其二,科技工作者和管理决策者尽可能客观、公正、负责任地向公众揭示基因技术潜在的风险,并且自觉地用伦理价值规范及伦理精神制约其研究活动。目前,在基因技术在发展过程中,各国政府相继建立了基因伦理委员会,并根据发展进程制定了相应的伦理法则。中国人类基因组社会、伦理和法律委员会于 2000 年 12 月 2 日通过了一项声明,表示委员会接受联合国教科文组织的《人类基因组和人类权利的普遍宣言》和国际人类基因组织的原则,并在保持个人基因的隐私权,反对基因歧视,人类基因组研究及成果的运用应该集中于疾病的治疗、而不应该用于优生,在基因研究应用中坚持知情同意或知情选择原则等方面达成共识。为了在实践中建立起可操作的基因科技伦理互动协调机制,许多专家提出了具体的建议。如我国著名生命伦理学家邱仁宗先生指出:首先,应该在每一个有关遗传、基因治疗的研究项目费用中,拨出一定比例,用于相关的社会伦理的研究;其次在相应的研究机构里,设立伦理委员会应该制度化,由伦理委员会定期审查各项研究进展可能带来的社会伦理问题,做出相应规定,而这个委员会必须在各个层次的机构里都有,包括研究所、科学院和有关的部委,比如科技部、卫生部、计划生育委员会等。从基因研究的发生、发展过程来看,人类吸取了以往科技革命只注重科技,不重视社会伦理指导的教训。在社会伦理法律的制约和指导下,人类基因组研究和应用基本上保持了有利于人类的良好发展趋势。

总之,人类基因组研究和应用带来了重大科学理论价值和潜在的实践价值,它推进了生命科学的进程,把生命科学推进到一个完整的技术体系,这一突破性的革命,导致了人们对于科技与伦理的重新认识、恪守人性和人格尊严,以更多的理性和信心来解决基因革命带来的诸多问题,审慎地对待基因革命与伦理的冲突,有利于协调两者之间的关系,更好地促进基因科技的健康发展,为人类社会造福。

第九章

生育控制与生殖技术中的伦理

【本章内容提要】

◆ 生育控制及其伦理问题

◆ 辅助生殖技术及其伦理问题

◆ 克隆技术及其伦理问题

一、生育控制及其伦理问题

计划生育又称生育控制,是指依据人口与社会经济发展的客观要求,在全社会范围内实现人类自身的计划化,以抑制人口的过度快速增长。保障人类更好地生存与发展。计划生育的工作内容包括控制人口数量和提高人口质量。随着计划生育工作的开展,我国计划生育工作的重点正在发生转移:由控制人口数量逐步转向提高人口质量和家庭质量;由生育调节逐步转向以生育健康为服务中心。

当今世界人口问题已成为全球性重大问题之一,20世纪末全球人口已突破60亿,联合国人口基金会的《2010年世界人口状况报告》显示,目前世界人口总数已达69.09亿。而根据科学家的预测,地球上的有效生存空间和自然资源,至多能供养80亿人,人口过多和增长过快已成危机态势。虽然我国2010年第六次人口普查登记数据显示,人口年平均增长率较前10年有所下降,但是由于特定的国情,我们国家面临的人口压力依然沉重,必须坚持计划生育基本国策不动摇。生育控制关乎人们的生育权利,不可避免地会涉及伦理问题,引发道德上的争议。

(一)生育控制的阻碍

生育控制技术有着漫长的发展历史,对其道德价值的争议从未停止。因为人类对生育过程的干预和控制不单纯是医学技术问题,还涉及生育观、生命观和人类整体利益等问题。

西方宗教道德观一直反对生育控制。基督教十分重视传宗接代,把人的生育功能看做是上帝的恩赐,只有上帝赐予后代,你才能怀孕,若上帝不让你生育,你就不可能怀孕。上帝对亚伯兰说:"你不要惧怕,我是你的盾牌,必将大大的赏赐你。"上帝对亚伯兰的赏赐是什么呢？原来是难以计数的后裔。亚伯兰的妻子撒拉年近90岁，早已绝经，但上帝却使她怀孕生下了儿子以撒。而亚比米勒由于不慎冒犯上帝，上帝惩罚他家中的妇女不能生育，直到亚比米勒认罪，上帝才恢复了他家妇女的生育能力。西方宗教的这种生育道德，严重影响了生育控制在西方的顺利开展。人们普遍认为避孕、人工流产就是杀人，绝育就是对上帝的亵渎，因此，许多国家曾用法律手段禁止生育控制。

中国传统的封建道德中虽然没有公开反对生育控制的理论，但一大批思想家主张"人丁兴旺""多子多福"，把"人丁兴旺"作为"家业兴隆"的重要标志。儒家思想的创始人孔子从"孝"的观念出发，认为"天地之性人为贵，人之行莫过于孝"，而要做到孝，最基本的就是繁衍子孙，不绝祖祀。孟子提出"不孝有三，无后为大"，祈求"多福多寿多男子"。中国传统封建道德宣扬男尊女卑，如果妇女不能生儿子就要遭受虐待，甚至被休弃，因为传统的封建伦理思想认为没有儿子就无法传宗接代，即使女儿再多，仍被看做"断子绝孙"。这种传宗接代的封建思想，至今仍在一部分人的头脑中根深蒂固，尤其是农村，有的人为了生儿子，拒绝采用一切生育控制措施，严重影响了我国计划生育政策的推行。

生育控制遇到的另外一个阻力就是人性论和自由论。在西方持人性论观点的人认为，生育是人性的一部分，不应该受到任何约束，干涉别人的生育是不道德的。自由论则认为，生育完全是个人的私事，是每个人都拥有的基本人权之一，因此，"人应该有生育之权"，"计划生育是侵犯人类自由的行为"，"生育控制是不符合伦理道德的"。人性论和自由论的观点在西方一部分人中较有市场，这些人在人性、人权和自由中兜圈子，掩盖了社会与个人之间的利益矛盾，一方面震惊于人口的"爆炸"性增长，另一方面又拒绝实行生育控制。

上述这些道德观点，在一定程度上阻碍了人口控制措施的实行。随着人类社会的进步，尤其是医学科学突飞猛进的发展和人类道德观念的更新，阻力必将变得越来越小。

(二)计划生育的道德依据

1. 科学的人口理论支持计划生育

人口理论是解释和说明人口现象、人口过程和人口规律的学说体系。关于人口的理论有很多，不同的流派有各自不同的主张和观点。如英国经济学家马尔萨斯在著名的《人口论》中提出：在不受阻碍的条件下，人口是按几何级数增加，而生活资料是按算术级数增加，人口增长总会超过生活资料的增长，因而不可避免地要产生失业、贫困、饥饿和战争，这是和社会制度无关的一条"人口自然规律"。为了实现人口和生活资料的平衡，马尔萨斯认为对战争、瘟疫、饥荒、赤贫等的积极抑制办法,是减少人口和使人口与生活资料相适应的决定性因素。

马克思主义人口理论把人口现象、人口过程和人口规律放在生产力和生产关系、经济基础和上层建筑的客观矛盾中加以考虑和研究,形成了科学的人口观,它是我们进行计划生育的主要伦理学依据,其内容主要有:①"两种生产"理论。马克思主义认为,人类为了生存和发展,必须同时进行两种生产,即人类自身生产(人的生产)和物质资料生产(物的生产)。人类社会的存在、延续和发展有赖于两种生产的协调发展,从历史角度来看,凡社会大动荡和变迁,无不与两种生产的矛盾相关,要使这两种生产比例协调,必须增强人类对两种生产的调控能力,因而生育控制是必需的。②社会生产方式决定人口发展的观点。人口现象不是一种孤立的社会现象,人口观的发展运动和变化要受到物质资料生产方式的制约,当生产力水平低下时,社会发展对劳动力的需求就会增加。相反,如果生产力发展快,劳动效率提高,社会发展对劳动力的需求就会相对减少。③人口对社会发展的作用的观点。人口发展虽然不能决定社会制度的性质,但人口却对社会起着巨大的作用。如当人的生产和物的生产相适应时,社会经济顺利发展,若某一国家或地区人口增长过慢,人口发展不适应生产力水平及生产关系的发展变化,那么资源开发和经济发展就会受阻。当然,若人口基数过大、人口增长过快时,在资源分配、劳动就业、环境保护等方面会出现尖锐的矛盾,以致延缓社会经济的发展。④人口对生产的作用的观点。人是生产者和消费者的统一,作为生产者,人能创造财富,作为消费者,人需要耗费财富。人在社会经济生活中的这种双重作用,是正确认识人口与社会经济相互关系的出发点。一般情况下,人作为生产者是主要的,社会财富的积累有赖于此,但人作为生产者是需要一定条件的,如年龄、体力、智力、生产工具等,而人作为消费者却是无条件的,人从生到死,无论其生命状态如何,都是绝对的消费者。马克思主义人口理论为生育控制提供了有力的科学支撑,这也是制定我国人口理论和政策的理论基础。

2. 严峻的人口形势迫切要求计划生育

持续增长的世界人口是当今最为严重的问题,尤其是在发展中国家已成为经济长期落后的重要原因。19 世纪以来,由于世界人口基数过大,人口增长速度不断加快,目前,全球每秒钟净增约 3 人,每天净增约 22.2 万人,每年净增约 8100 万人,其中 90% 出生在发展中国家。照此速度发展下去,到 21 世纪中叶,就会达到地球资源所能养活人口的数量极限。自 20 世纪 80 年代中期开始,世界粮食产量的增长一直落后于人口的增长,其原因是缺少待开发的耕地以供开垦,致使人均耕地面积日益减少,加之过量使用化肥导致农作物产量下降,使世界粮食生产正面临着日益减少的局面。随着人口迅猛增长,人均淡水供给量也在不断减少。水资源的短缺还表现为河流干枯和地下水位的下降,如尼罗河、黄河和科罗拉多河几乎已成无水人海。目前,包括主要产粮区的世界各大洲地下水位也正在下降,美国南部的大平原、中国华北平原和印度的大部分地区地下蓄水层正日益枯竭。粮食短缺、资源开发殆尽和环境污染的现象已引起了各国科学家和政治家的思考和关注,人们纷纷呼吁强化人类自我控制的能力和措施。

从我国的人口状况来看,目前仍是世界上人口第一大国。我国从 20 世纪 80 年代初提倡一对夫妇只生一个孩子,但由于人口基数过大,目前人口已超过 13 亿(不包括香港、澳门和台湾)。2011 年 4 月,国家统计局发布了 2010 年第六次人口普查登记主要数据公报,数据显示,全国总人口为 1 339 724 852 人。与 2000 年第五次全国人口普查相比,10 年增加了 7390 万人,增长了 5.84%,年平均增长 0.57%,比 1990—2000 年的年平均增长率(1.07%)下降 0.5 个百分点,60 岁及以上老人比例为 13.26%。数据表明,我国人口增长处于低生育水平阶段,老龄化进程逐步加快。2013 年 11 月,中共中央决定启动实施一方是独生子女的夫妇可生育两个孩子的政策,逐步调整完善生育政策,促进人口长期均衡发展。不过,生育政策的调整与坚持计划生育基本国策并不矛盾。目前,我国人均耕地面积不足 1.5 亩,远远低于世界人均耕地面积 5.1 亩的水平。我国总人口接近发达国家人口的总和,然而,发达国家国民生产总值却是我们的 40 倍,国家每年必须把新增国民收入的 20%~25% 用来保障人民生活水平不降低,这就使我国不得不背着沉重的人口负担参与国际经济竞争。因此,国家卫生和计划生育委员会新闻发言人表示,在今后相当长的历史时期,人口多、底子薄,人均资源占有量较少,环境容量不足,发展不平衡,仍然是我国的基本国情,人口对经济、社会、资源、环境的压力将长期存在,必须长期坚持计划生育基本国策不动摇。

3. 价值观念的转变使计划生育成为现实

生育控制只有得到更多人的支持和理解,才可能成为人类控制自我再生产的有效手段,而这必须以价值观念的变化作为前提。从宏观上看,价值观的最大改变是由否定我国人口问题的客观性到对人口问题加以充分肯定。中华人民共和国成立以后,我们曾长期狭隘地理解人口问题,认为人口问题仅仅是失业、贫穷、饥饿,这些是资本主义所固有的,社会主义国家不存在人口问题,鼓励公民多生,并评选多产妇女为"光荣妈妈"。1957 年,我国著名经济学家马寅初在他的"新人口论"中提出:"我国最大的矛盾就是人口多(当时人口已超过 6 亿),人口增加太快(人口增殖率超过 20%),由于消费大,资金积累太慢,使人民生活的改善受到限制,因此,应努力控制人口,实行计划生育,不让人口的增殖拖住科学研究的后腿。"然而,由于历史的原因,马寅初先生的"新人口论"遭到了无情的批判。在这以后,人口问题在我国就成了"禁区"。直到十一届三中全会以后情况才有所转变,党的十二大明确指出:"人口问题始终是极为重要的问题",人口问题由人口众多的盲目自豪转变成人口忧患意识。

从微观上看,人民群众也越来越多地体验到人口过多的难处,逐渐接受了"人口爆炸"的观念,现在越来越多的人意识到,生育子女的多少、质量优劣,不仅关系到家庭利益和幸福,而且关系到国家富强和民族繁荣,一种计划生育、晚婚、晚育、少生优育的风尚逐步形成,全国已婚育龄夫妇80%以上采取了节育措施,重男轻女的生育观被男女都一样的观念所取代。

4. 医学科学的发展为生育控制提供了技术支持

人口增减取决于每一年的出生人口与死亡人口之差,而影响生死人口之差的主要因素就是医学对人的生死两个环节的干预。首先,医学对人类死亡的干预改变了人口规模。在古代,中国的生育状况就以早婚、早育、多产为特征,人口出生率是很高的,如韩非子就曾指出:"今人有五子不为多,子又有五子,大父未死而有二十五孙。"每人有5个儿子尚不为多,出生率之高可以想象。旧中国从未对人口生育状况进行过全面的调查,但从局部地区的一些典型调查数据中,仍可略窥一斑。例如,1917—1918年广东省潮州的出生率为34‰,1923年河北省盐山县为58.4‰,1924年河南、西安、安徽、江苏4省为42.2‰……,平均起来,出生率大致在35‰~40‰。一个妇女生育期长达30年,育龄妇女总和生育率一般为6个,多的达到10个,但由于医疗卫生条件极差,死亡率高达30‰左右,故形成了高出生率—高死亡率—低增长率模式,人口增长速度缓慢。中华人民共和国成立后,随着我国人民生活水平逐步改善和医疗卫生事业日益发展,我国在降低死亡率方面取得了令人瞩目的进展,从20世纪50年代的前半期到70年代的后半期,不包括中国在内的所有发展中国家的平均粗死亡率由23.7‰降至13.4‰,相对降幅不到4成半,而同期内中国的平均粗死亡率由14.9‰降至6.8‰,相对降幅达到5成半,这样在我国就形成了高出生率—低死亡率—高增长率的模式,使我国人口呈持续猛增的态势。

其次,医学对人类生育的干预,为人类的生育控制提供了大量有效、实用的手段,使人口控制成为现实。20世纪中叶以前,由于医学发展的局限,人们实行生育控制的愿望难以得到技术上的保证,只能采用堕胎、溺婴等办法来调节妊娠和生育过多的矛盾。近50年来,随着避孕和绝育技术的广泛运用,医学科学技术在控制人口增长方面起到了重大的作用。

可见,医学对人口增长直接产生双重效应,从我国目前的国情出发,发挥医学在节育优育中的正面效应是医学自身价值的扩大。

（三）操作过程中的道德

生育控制是对人的生育权利的限制，包括对正常人生育权利的限制和对异常特定人的生育权利的限制。前者往往是一个国家为控制人口数量而制定的一种普遍的政策和法令，如计划生育政策；后者往往是着眼于提高人口质量，而对一些严重影响后代生命质量的特定的育龄夫妇实行生育限制。计划生育方法主要包括避孕、人工流产、绝育等，这些技术本身所蕴含的和在实施过程中所引发的伦理问题历来是医学伦理学关注的焦点。

1. 避孕的道德问题

1）避孕的概述

避孕就是用人为的方法破坏受孕条件、阻止妊娠的节制生育的措施，它是生育控制的主要手段之一。避孕作为暂时剥夺人的生育能力的一种技术和方法古已有之，公元前 1900—前 1100 年古埃及的医学草纸书中已记载有防止妊娠的药方，如用鳄鱼粪、金合欢粉末、药西瓜瓤和椰枣等杀死男性的精子以达到避孕的目的。同样，在古代印度、希腊、罗马和中国都有过关于避孕的记载和避孕药方在民间的流传。尽管这些技术和方法大多数无效或效用可疑，但至少表明古代的人对生育机制已有粗浅的认识，萌发了控制生育的愿望，并对避孕产生了明显的伦理思考。

现代科学的避孕方法始于 20 世纪。目前，应用的避孕方法主要包括自然控制生育法和人为控制生育法两大类。自然控制生育法是根据妇女生殖系统周期性的正常生理变化，通过日程表法，观察宫颈黏液和测量基础体温，避开易受孕的排卵期，从而达到避孕的目的。人为控制生育的方法有器具避孕法和药物避孕法。常用的避孕器具有女性宫内节育器和阴道隔膜，男性有避孕套。20 世纪 50 年代口服避孕药的研制和广泛应用给人类社会带来了巨大的变化，使人口爆炸的危机趋于缓和，同时也使妇女挣脱了无休止的生儿育女的羁绊，口服避孕药的问世被誉为 20 世纪最伟大的发明之一。

2）避孕的伦理认识

尽管避孕技术在今天已为越来越多的人所接受，已成为许多国家控制人口过度增长的有效手段，但避孕技术曾在很长一段时间内得不到社会的承认甚至被指责为不道德。反对的理由有三：一是某些宗教人士认为，婚姻与生育是密不可分的，避孕切断了性行为与生育之间自然而神圣的联系；二是认为避孕预先扼杀了一个人的生命，是杀人的行为；三是指责当时的避孕技术和方法无效，不安全，存在严重的副作用。在这三条反对避孕的理由中，前两条随着观念变革和对生命认识的深入，已不再成立，真正能站得住脚的理由是第三条。但随着高效安全的避孕技术的问世,人们也已经转变了这种看法。

虽然避孕技术已在世界范围内广泛运用,但对避孕所产生的社会后果仍然存在道德争议,因此,避孕技术的运用还需要解决如下的认识问题:①避孕技术的使用会不会引起性关系的混乱。这种可能性在一定范围内是存在的,因为避孕技术的运用会减轻人们对性行为后果的心理压力,从而改变人们的性观念,使性关系更加自由和随意,甚至超越道德的界限,弱化人们的性道德责任感。例如,当今世界范围内婚前、婚外性行为大量增多就是例证。然而,我们不能因为害怕性关系混乱而反对避孕,因为避免性行为混乱的关键在于加强教育,以道德和法律来进行约束和控制。②避孕技术的运用会不会使人们最终放弃生育的义务,导致家庭的瓦解以致影响社会的利益与人种的延续。生育对人类个体来讲,既是权利也是义务,然而,避孕使婚姻与生育分离,久而久之可能会使人们不愿再承担生育的义务。研究发现,越来越多受过良好教育的女性崇尚 DINK 家庭,婚后主动放弃生育,使某些地区人口出现负增长,这一现象引起了社会学家的忧虑,如果妇女普遍放弃生育义务,那么人类社会将面临一场毁灭性的灾难。然而,避孕的目的是有节制、更合理地生育,人们不会因此自动放弃生育。③避孕会不会导致更多的人工流产。有的科学家认为避孕与人工流产成正比,即避孕多则相应地由于避孕失败所导致的人工流产者也增多。然而,事实上无论是鼓励避孕还是禁止避孕都有可能导致更多的人工流产,二者不存在必然联系,主要取决于当时的社会文化氛围,尤其是现在人们已普遍认为生育不是绝对的义务,因此一旦避孕失败就会求助于人工流产。把避孕说成是导致人工流产增多的因素,是缺乏依据的。

3)避孕的道德价值

尽管关于避孕技术的运用所产生的社会影响的讨论仍将继续下去,但避孕作为生育控制的有效措施已被人们广泛接受,其原因如下:①避孕有利于控制人口增长。人口控制是个世界性问题,从人类发展史来看,世界人口经历了数万年,到 1800 年才达到 10 亿,但在其后的百余年间则迅猛增长。例如,1974—1999 年短短的 25 年间,世界人口从 40 亿增加到 60 亿,按目前世界人口自然增长率计算,每 35 年人口就增加 1 倍,人口的"爆炸式"增长令人悚然而思,人类的生存面临着种种难题。因此,人类必须控制自身再生产,掌握自身再生产的主动权,而避孕为人类掌握自身再生产的主动权提供了有力的措施。②避孕有利于保障妇女的权利,提高妇女的社会地位。社会生产工业化的结果,使大批妇女投入到产业队伍中,从而改变了妇女的传统地位和生活方式,妇女不再成为丈夫的附庸和生育机器。然而,过多地生育导致妇女难以参加广泛的社会活动,致使妇女不但合法的政治地位和社会地位难以得到保障,甚至经济上也得依赖丈夫,这是妇女受到不平等对待和歧视的重要原因。避孕技术的运用可以使妇女从过度生育的负担中解放出来,以旺盛的精力投入到工作和学习中。

我国计划生育政策支持和鼓励避孕技术的运用,在我国采用避孕措施的已婚妇女达70%～80%,避孕在计划生育中发挥了重大作用,是使妇女总生育下降的第一位原因,占下降作用的50%。

2. 绝育中的道德问题

1)绝育概述

绝育是指用手术方式剥夺人的生育能力,通过切断、结扎、电凝、环夹或用药等方法堵塞女子输卵管或男子输精管,从而阻断精子和卵子相遇,起到永久性避孕的作用。绝育术有悠久的历史,我国古代就有男子绝育术,只不过当时的绝育术不是用于生育控制,而是一种惩罚措施,比如,对犯人行"宫刑",或者作为封建统治服务的手段,如对太监实施的绝育。现代绝育术可以分为两大类:一类是从绝育意愿分类,即自愿绝育和非自愿绝育。自愿绝育即得到接受绝育术者本人的知情同意;非自愿绝育即无需得到本人同意,例如,有些国家的法律规定,严重智力低下者必须接受绝育术。另一类是根据绝育目的分类:①治疗性绝育,即为了保障育龄夫妇的身体健康和生命安危,对不宜生育者实施绝育术;②避孕性绝育或出于夫妇个人的考虑,或由于社会控制人口数量、提高人口质量的社会需要,实施绝育术使夫妇达到不再生孩子的目的;③优生性绝育,由于夫妇一方或双方有严重遗传病,为保证遗传病不再传递到后代,改善人类基因库质量,造福社会而进行的绝育术;④惩罚性绝育,历史上有些民族对犯罪或反社会行为,尤其是强奸和其他性犯罪,用绝育作为惩罚手段。

2)绝育的道德争议和道德制约

绝育把婚姻与生育彻底分离开来,使婚姻成为不能或不再能生育的婚姻。因此,绝育术从一出现就遭到了人们的非议,尤其是当绝育成为控制社会人口增长的手段时,遭遇到了前所未有的阻力。如罗马天主教就认为绝育术剥夺了人的生育能力,是对人体完整性的破坏,是违反教义的行为;绝育术剥夺了人类神圣的生育权,使人类不能自然繁殖,影响人类的发展,因此,罗马天主教反对绝育。然而,当目睹很多妇女因妊娠而出现生命危险时,罗马天主教会意识到对绝育持完全排斥的态度显然是不行的,治疗性目的的绝育逐渐得到认可。在西方国家,绝育作为个人的权利已被社会承认,但出于社会理由而行绝育术却遭到大多数人的反对。如美国的"人类改善基金会"曾主张对精神病和先天性缺陷者实施绝育,因为这些人的缺陷基因会通过遗传延续下去,给国家造成威胁。所以,为了国家利益应牺牲这些人的个人自由,但这种主张遭到了绝大多数人的反对。尽管绝育术从诞生之日起就被置于争议之中,但面对严峻的世界人口形势,绝育术具有不可忽视的道德价值:①对那些患有不宜妊娠的疾病的妇女,绝育术通过防止妊娠来维护其健康,具有其他治疗难以取代的作用;②对遗传病基因携带者或患有严重遗传性疾病的夫妇,绝育可避免有严重遗传性缺陷的婴儿出生,有利于人类素质的提高;③对不适于应用其他节育方法而要求实行计划生育者,绝育是一种安全有效的措施。

现在人们已不再怀疑绝育的必要性和可行性,只要是合理的绝育,伦理学上都能接受。合理应包括两个方面:一是目的合理,即为了控制人口数量和优生优育,为了疾病的预防和治疗,为了满足个人不愿多育的要求等;二是手段合理,术式得当,能保证受术者的健康。

绝育术通过切断、结扎、电凝等方法剥夺人的生育能力,因此,对绝育术应该进行严格的道德制约。首先,应严格遵循知情同意原则,主张自愿绝育,尤其是计划生育性绝育,应得到受术者本人和配偶的知情同意,自愿进行;其次,对受术者进行严格筛选,不得对未成年人或未婚者实施绝育术;最后,严格掌握各种绝育术的适应证和禁忌证,选择安全、高效、副作用和损伤小的手术方式。

3. 人工流产中的道德问题

1)人工流产的概述

流产是指在胎儿具有可存活性之前自发地或诱发地终止妊娠,前者称为自然流产,后者称为人工流产。自然流产是由于孕妇或胎儿内在的生理原因导致的妊娠终止,属于人的意志所不能控制的事件,因此不存在伦理问题。人工流产是在胎儿出生前人为地、有意地终止妊娠,根据其性质分为治疗性人工流产和非治疗性人工流产。

20世纪中叶以前,人工流产主要是为了拯救母亲的生命,即引产救母,无论是从医学实践还是从伦理原则考虑,母亲都比胎儿重要,治疗性流产是合法的,不存在伦理和法律上的问题,而非治疗性人工流产则涉及一系列伦理问题。

2)人工流产的道德争议

人工流产涉及母体和胎儿的权利,以及这种权利与社会整体利益关系的确认等复杂问题,所以在人工流产问题上存在着保守派与自由派之间相互对立的观点。保守派认为生命始于受孕,因此,胎儿就是人,就具有同人一样的权利,一切形式的人工流产都是不道德的。如以罗马天主教为代表的保守派对人工流产一直持强硬的反对态度,直到1965年,第二次梵蒂冈主教会议仍谴责人工流产为罪恶,要求自受孕之日起就给胎儿以最大的护理权利。而自由派则持相反的观点,认为胎儿不是人,至多不过是母亲腹腔中的一块组织,与阑尾差不多,甚至还不如狗、马、牛等高等动物。既然胎儿不是人,因此,就不拥有人的任何权利,胎儿必须在得到亲属的认可和社会的授权以后才能成为人,人工流产在任何阶段,由于任何理由而进行,在伦理上都是可以接受的。

纵观保守派和自由派在人工流产上的伦理纷争,其焦点集中在两个问题上:一是胎儿的本体论地位,即胎儿是不是人?二是胎儿的道德地位,即胎儿是否拥有出生的权利?在判断胎儿是不是人时,必然涉及对人的生命的定义和理解。保守派从纯生物学意义上理解人的生命,认为人的生命就是能完成吞咽、消化、吸收、排泄等生理过程的生物个体。根据生物学标准,人的生命出现的标志就是受孕,胎儿是人的生命发展过程中的一个阶段,既然人的生命已经开始,那么胎儿的权利就应该得到充分保护,人工流产就是杀人的行为,就应该被禁止。而自由派以社会意义、社会价值及在社会生活中担任一定角色等作为标准理解人的生命,与此相适应的是承认授权标准,即认为人的生命应当以胎儿是否得到亲属或社会承认为标准,这种标准强调的是生命个体的社会学存在。

然而,无论从纯生物学意义还是纯社会学意义上界定人的生命,都具有片面性。前者自然滑入生命绝对神圣论,后者对生命的分析控制带有盲目性和空洞性。马克思主义认为,人是自然属性和社会属性的统一体,是生物学生命与社会学生命的有机统一,即人的生命就是能在社会关系中扮演一定社会角色的具有自我意识的活的生物实体。其中生物学生命是社会学生命的载体,没有生物学生命便没有社会学生命,但并非个体生物学生命存在,社会学生命就必然存在,例如,由动物养大的孩子就因没有社会价值和不扮演社会角色而不具有社会学生命,而人的社会学生命是人的生命的本质,是人区别于动物的根本属性。因此,在评价和判断胎儿是否是人的时候,应从胎儿生命的生物学价值和社会学价值两方面进行综合分析。

胎儿与人在生物遗传学上有连续性,是生物人发展过程中一个不可缺少的阶段。因此,胎儿不是一般的"非人",它既不同于动物,又不同于母体中的一块组织,它是可以发展成为现实人的"准人"。但因胎儿未处于社会关系中,尚没有形成自我意识,不具有人的社会学生命,同现实人比较又存在着质的差异,所以胎儿又不等于人。胎儿是具有人类生物学生命的特殊实体,是有待于取得完全资格的"潜在人",这就是胎儿的本体论地位。

胎儿的道德地位是指胎儿有没有出生权利的问题,关于胎儿出生权利的问题直接与人工流产的道德论证相关。胎儿不是人,其道德地位低于人;胎儿不是动物,其道德地位又高于动物,由此决定了胎儿有出生的权利,对胎儿的这种权利应给予必要的尊重。但胎儿的这种权利是相对的,只要有充分的理由,剥夺胎儿的出生权利即人工流产，在道德上是可以接受的。那么，在哪些条件下人工流产是合乎道德的？这由胎儿的内在价值和外在价值来决定。尽管胎儿不是真正意义上的人，但它毕竟是人类生命的一个部分，所以具有一定的内在价值，但这个内在价值并没有赋予它与婴儿乃至成人同样的权利，因此，当胎儿与父母的利益或社会利益发生冲突时，它不得不让位于后者。胎儿的外在价值依据社会价值取向而定，如在欧洲某些发达国家人口出现负增长，这种现象如果长期存在，就可能导致劳动力严重短缺和人口老龄化，给国家的发展带来严重的威胁。因此，这些国家鼓励生育，甚至采用法律手段严格限制和禁止人工流产，胎儿的价值因社会原因而大为提高。然而，当一个社会人口过度膨胀，如像中国，已严重影响到社会生产和人民生活时，放宽对人工流产的限制，作为避孕失败后的辅助措施是非常必要的，这时胎儿的价值又由于社会原因而大为降低。

因此，在胎儿的利益与母亲的利益或社会的利益发生矛盾时，根据两利相权取其大、两害相较取其小的原则，为了维护社会的利益和胎儿母亲的合法权益，剥夺胎儿的出生权利是符合伦理道德的。

3）人工流产的道德价值和制约

人工流产是我国计划生育工作系统中的重要环节，是目前直接影响国内妇女生育水平的四大因素之一。研究表明，人工流产是使上海总和生育率下降的第二位原因，占总下降因素的25%，其他省市人工流产占总下降因素的10%。由于目前任何一种避孕手段都不能确保万无一失，尤其是短效节育方法失败率很高，一旦避孕失败就会造成计划外妊娠，这不仅使孕妇难以完成正常的工作和学习，危及孕妇的身心健康，还会影响计划生育国策的实施，甚至形成较高的畸胎率。因此，人工流产作为避孕失败后妊娠处理中不可缺少的补救措施，具有重要的道德价值。

人工流产涉及妇女和胎儿的权利，因此，必须进行认真的道德判断和分析，凡属于人工流产适应范围的，均应进行人流手术，主要见于以下几种情况：①凡是出于个人控制生育和社会计划生育目的，如超生的胎儿等；②避免异常婴儿出生的优生目的，如有严重遗传病等；③维护妇女权益的目的，如严重危害孕妇健康的胎儿，非正常受孕（强奸、乱伦）所怀的胎儿等。

然而，对那些出于"重男轻女"的社会性别观念，以"留男去女"而要求做人流手术者应坚决予以禁止。目前，在世界范围内男女性别比是105：100，如果男女性别比例超出这个范围，将会带来极其严重的社会伦理问题，导致男女婚配比例失调，这种失调将会产生一系列的社会后果，如买卖婚姻、调亲换亲、拐卖妇女、性犯罪增多等，其影响和危害之大难以估计。

二、辅助生殖技术及其伦理问题

人类自然生殖是由男女两性性交,卵子与精子结合形成受精卵,受精卵植入子宫,宫内妊娠,分娩等步骤组成的一个复杂过程。生殖技术是指用以代替人类自然生殖过程中某一环节或全部过程的人工技术方法,包括人工授精、体外授精和无性生殖。现代生殖技术的问世和应用,给不育夫妇带来了福音,同时也为患有遗传性疾病或有遗传性疾病家族史的夫妇避免其后代再出现相同遗传病的危险提供了机会。但现代生殖技术也极大地冲击了人类传统的自然生殖方式和围绕自然生殖方式所形成的一系列社会伦理观念和法律制度,对于其产生的一系列伦理问题需要认真思考和对待。

(一)辅助生殖技术的概念

生殖技术是指替代人类自然生殖过程中某一环节或全部过程的医学技术。人的自然生殖过程由性交、输卵管授精、植入子宫、子宫内妊娠、分娩等步骤组成,然而,自然生殖过程有时会发生缺陷,需要进行改变、控制或改造,这就产生了生殖技术。生殖技术主要用于治疗不孕不育,故又称为辅助生殖技术。

目前,临床上运用的生殖技术主要包括人工授精、体外授精,胚胎移植及其衍生技术。至于无性生殖即生殖性克隆,尽管技术上已存在实现的可能性,但由于会引发一系列严重的伦理问题、法律问题及社会认同问题,遭到了国际社会普遍强烈的反对。

(二)实施辅助生殖技术的伦理意义

1. 治疗不孕不育,维护家庭稳定

孩子是联结家庭的纽带,对婚姻的巩固起着至关重要的作用。然而,由于环境污染、生存发展压力的增大,越来越多的家庭遭遇不孕不育的困扰。目前,中国育龄夫妇不孕率已高达 12.5% ~ 15% ,世界卫生组织的调查数据显示,不孕症已成为继癌症、心脑血管疾病之后人类的第三大疾病。由不孕不育引发的婚外情、离婚案屡见不鲜。而辅助生殖技术为不孕症家庭带来了希望,合理地运用有利于维护家庭的稳定和增进家庭的幸福。

2. 实现优生优育

研究证实,若一对夫妇都是隐性遗传疾病同一致病基因的携带者(杂合子),那么他们生出患儿(纯合子)的概率为 1/4;若丈夫为某种显性遗传病患者,那么这对夫妇生出患儿的概率则为 1/2。对于这样的家庭若采用供精人工授精技术,则可以免去其后代发生遗传病的痛苦,对确保人口质量和促进优生具有重要的意义。

3. 提供生殖保险

有计划地控制生育是当今我国及今后相当长时间内的生育政策,但难以回避的问题是若一对夫妻所生子女在成长过程中不幸夭折,而此时这对夫妇已经失去了生育能力,如何解决这一难题?生殖技术的发展和应用能够为已婚夫妇提供生殖保险服务。已婚男子在行绝育术之前,军人在出征参战之前,探险家在探险出发之前,从事某种影响生育的职业(如接触放射性物质)之前,因病必须接受某些影响生育的药物、放射线和手术治疗之前等,都可以将自己的精液冷藏于精子库之中,作为生育保险。

(三)人工授精

人工授精(AI)是指收集丈夫或自愿捐精者的精液,由医师注入女性生殖道,以达到受孕目的的生殖技术。按照精液来源不同,人工授精可分为同源人工授精(artificia linsemination by husband, AIH)和异源人工授精(anificial insemination by donor, AID)。

同源人工授精又称夫精人工授精,是指使用丈夫的精液进行的人工授精,适用于因生理或心理障碍,不能通过性交授精或患精子缺少症的男性患者;异源人工授精又称供精人工授精,是指使用捐精者的精液进行人工授精,主要用于男性患无精症、严重遗传性疾病的患者或夫妇 RH 不相容者。

人工授精技术应用于临床始于 20 世纪 50 年代。1953 年美国科学家首次应用低温储藏的精子进行人工授精并获得成功。在这以后,人工授精技术作为治疗男性不育症的手段在临床上被广泛运用。1983 年,我国湖南医学院生殖工程研究组用冷冻精液人工授精取得成功。厂人工授精的伦理难题:

1. 生育与婚姻分离

自古以来,人类的生育与婚姻就像一枚硬币的两个面无法分离,传统道德也将生儿育女看做婚姻的永恒体现。然而,人工授精技术在为不育症夫妇带来希望,使他们也能够享有生儿育女的权利,体验到天伦之乐的同时,也改变了生育的自然途径,切断了生育与婚姻的必然联系。由于生殖技术不需要夫妻间的性行为就可以培育后代,以人工技术操作代替夫妻间的性行为,把生儿育女与夫妻间的结合分开,把家庭的神圣殿堂变成了一个"生物实验室",这是对传统伦理道德观念的挑战。

2. 亲子关系破裂

传统伦理道德的亲子观念非常注重父母与子女之间的生物学联系,即血缘关系,而生殖技术的应用却使父母与子女间的生物学联系发生了分离。现代生殖技术已把精子或卵子的来源扩大到了夫妇以外的第三者,使得生物学的父母与社会学的父母发生了分离,遗传学的父母与法律上的父母发生了分离,从而扰乱了血缘关系和社会人伦关系,使传统的亲子观念受到了冲击,由生殖技术带来的亲子关系分离的案例时有发生。

3. 未婚单亲家庭

现代生育技术能满足单身妇女不结婚而生育子女的愿望,利用供精人工授精技术,可以使未婚、离婚、丧偶的女性不结婚而生育后代。对此,学术界存在两种不同的态度。少数学者认为获得子女是每个人的权利,单身妇女生育后代体现了天赋人权,因而主张允许,不赞同干涉。但多数学者基于社会基本伦理道德,主张限制或禁止非婚妇女实施 AID 技术,认为单身妇女用 AID 技术建立的家庭,是一个只有母亲而没有父亲的不完整的家庭,缺乏正常的家庭结构,这种环境有可能影响孩子的健康成长,不利于整个社会的稳定和发展。我国大陆规定,禁止对单身妇女实施 AID 技术。

4. 血亲通婚的危险

在辅助生殖技术的应用中,一个供精者的精液往往会被用于多名妇女,而捐精者与受者、参与操作的医务人员与捐精者之间是互盲的,通过 AID 出生的同父异母的兄妹之间互不知情,到了适婚年龄,有可能发生相互婚配、生儿育女的现象,这既增加了血亲通婚的风险,增大了后代患遗传病的机会,也有悖法律和伦理道德。因此,应严格规范 AID 技术的应用:①限制同一供体的供精次数;②限制同一供体的精液的使用次数;③同一供体的精液要在地区上分散使用。

5. 名人精子库是否合乎伦理

生殖技术的成功与否取决于精液的质量和授精的时机。为确保人工授精时精液的质量,必须建立精子库对捐精者提供的精液进行冷冻储存。精子库的建立为接受人工授精的夫妇提供了更多的选择,尤其是对遗传病携带者的夫妇,他们可以选择健康供体的精子进行人工授精,而防止生出有缺陷的婴儿。但问题是能否允许女性以她理想中的男人的想法要求捐精者出自某个种族,或要求眼睛和头发的颜色、智力、身高等? 在中国,曾经出现的"博士精子库""大学生精子库",引发了广泛的争论,争论的焦点是使用"博士精子库"或"大学生精子库"的精子能否孕育出博士和大学生? 这样的"基因决定论"已遭到了大多数科学家的驳斥,因为人类智力的发展不单单取决于基因,而是遗传物质与社会环境及个人主观努力相互作用的结果。因此,有计划地选择所谓"最佳基因"的精子对妇女进行人工授精,以提高人类质量的做法无法得到伦理辩护。

6. 精液商品化及其影响

围绕精液商品化问题,我国学术界一直存在着激烈的伦理纷争。赞成者认为精液商品化可以解决精液供给不足的问题,中国精子库普遍存在捐献者过少,由此可能引发受精过于单一的问题。但大多数学者认为商品化引发的伦理问题,会大大抵消"商品化后精液供给量增加"所带来的好处。其可能导致的负面影响集中表现在以下几个方面:其一,供精者由于利益的驱动,可能会隐瞒自己患遗传病或传染病的病史,使遗传病或传染病通过 AID 传给后代;其二,精液商品化可能促使供精者为谋利多次供精,从而造成血亲通婚的发生;其三,精子库由于竞争或追求盈利忽视了精子的质量,或为追求高质量,即所谓"最佳"精子,导致人类基因库单一缺乏多样性;其四,精液商品化可能会带来其他人体组织、器官商品化的连锁效应。因此,国内外大多数学者认为,有正常生育能力的健康男性自愿捐出精液用于人工授精,促进他人家庭幸福和社会进步,是值得赞赏的人道行为,但为了谋利而提供精子则是不符合伦理道德的。

(四)体外授精

体外授精(in vitro fertilization,IVF)是指用人工方法使卵子和精子在人体以外授精和发育的生殖方法。迄今为止,在体外完成人类胚胎和胎儿发育的全过程还无法做到,只能将发育到一定程度的胚胎移植到母体子宫内进一步发育直至诞生。因此,体外授精和胚胎移植技术总是结合在一起应用的。体外授精是在实验室的试管中发生,因此,通过这种方式诞生的婴儿俗称"试管婴儿"。

自 1978 年 7 月 25 日英国兰开夏奥姆医院诞生了世界上第一个"试管婴儿"以来,体外授精、胚胎移植技术已经走过了三代。第一代体外授精技术主要解决女性因输卵管堵塞、卵或卵功能异常而产生的不孕问题:第二代体外授精技术即卵浆内单精子注射,解决男性少精或弱精而产生的不孕难题;第三代体外授精技术即胚胎着床前遗传学诊断技术,减少遗传病的发生解决优生优育问题。

体外授精的伦理难题如下。

1. 谁是 IVF 婴儿的父母

如果说 AID 提出"谁是父亲"的问题,那么 IVF 要解决的问题就扩大为"谁是试管婴儿的父母"。在 IVF 中,因配子来源和妊娠场所的不同,试管婴儿的生殖方式有多种。这样一来,试管婴儿就存在有 5 个父母的可能:"遗传学父母"(精子和卵子的提供者)、"孕育母亲"(代孕者)、"社会学父母"(养育者)。那么,他们中究竟谁与 IVF 婴儿产生伦理和法律上的亲子关系呢?从世界各国的立法来看,大多认为养父母应该是合乎道德和法律的父母。对于一个人的成长,提供遗传物质、胚胎营养场所固然重要,但更重要的是后天的养育,真正的亲子关系应该是通过长期的养育行为建立的,所以在有数个父母的情况下,法律确认的合法父母是养育父母,通过 IVF.ET 所生的婴儿是他们的婚生子女,享有婚生子女的一切权利。

2. 胚胎的道德地位

由于体外授精的成功率偏低,且在植入、着床、怀孕等环节上还可能出现失败,很多国家都将冷冻储存胚胎作为体外授精的常规程序。这样也就面临着对多余的胚胎如何处理的伦理问题。能否对受精卵和胚胎进行操纵? 将多余的胚胎销毁或丢弃是否构成杀人? 解决这些问题的关键在于对受精卵和胚胎的伦理和法律地位的认定,也就是说受精卵和胚胎像其他生命存在形式一样有价值吗? 对此,有两种截然不同的意见:一种意见来源于基督教的影响,认为生命神授,受精卵是人的开始,胚胎是人,因此应尊重他们,不应把他们作为工具、手段来使用,不应伤害和未经主人同意就处理他们。大部分客观、理性的学者却认为,受精卵和胚胎并不是完全意义上的社会人,而仅仅是作为人的生命的开端,仅仅具有生物学生命而不具有作为社会的人应该具有的自我意识和理性,尚没有在社会上扮演一定的角色,因此,其不应具有与社会的人同样的道德地位。但是,既然受精卵和胚胎是人的生命的开始阶段,它具有发展成完全意义的社会人的可能性,因此,它们与一般动物的受精卵和胚胎是不同的,出于人性的尊严考虑,对它们是不能任意操纵的。因此,有些国家立法不允许用胚胎进行研究,如德国和法国;而英国允许用 14 天前的受精卵进行研究,同时必须征得接受体外授精夫妇的同意,否则国家有关部门或辅助生殖机构将在规定的时限内予以销毁、禁止商品化。

3. 性别选择的伦理问题

在辅助生殖技术中,性别选择的方法之一就是通过对体外授精培育的胚胎进行植入前遗传学诊断,查明胚胎性别,再将所需的男性或女性胚胎植入妇女子宫继续孕育。随着辅助生殖技术的发展与完善,日趋成熟的性别选择技术冲击着传统的生育伦理观念。

在人的自然生殖过程中,性别的自然选择保持了两性的大致平衡,这是人类长期进化的结果。辅助生殖技术的介入使人类在生育性别选择上从别无选择到技术上的选择自由,这是人类对生命科学不断探索的结果,是人类生育技术发展的重大进步。但从伦理学角度来说,性别选择不仅涉及生育当事人的个人生育意向和行为,还影响到整个社会男女性别结构比例的平衡。个人生活作为全社会生活的一部分,不能脱离社会而存在,个人意愿应该同社会需求有机地相结合。如果人们对生育性别选择采取放任的态度,只考虑个人需求,势必会造成人口性别比例失衡,不利于人类的繁衍和社会稳定。因此,在生育性别选择上既要尊重个人意愿,又要符合人类社会的根本利益。

在我国,重男轻女的传统生育文化影响深远,至今在很多地方还根深蒂固。

自 1982 年始,我国出生人口性别比已持续 30 多年超出正常水平,2004 年达到最高峰 121.2: 100,一些省市甚至长期稳定在 130: 100 的水平。尽管男女性别比例失调的根本原因,主要在于违规使用性别鉴定技术(如 B 超)及与之相应的终止妊娠技术(如人工流产),但目前辅助生殖技术中的性别选择技术,特别是胚胎植入前遗传学诊断技术,由于费用高、技术难度大、普及率低等特点,尚不是导致男女性别比例失调的主要因素。然而,随着生殖科学的快速发展,辅助生殖技术瓶颈的突破,安全、有效、价格低廉的性别选择技术成熟运用之日不会遥远,因此,应给予高度重视,未雨绸缪,严格掌握性别选择的适应证。

4. 代孕母亲的伦理问题

"代孕"即代替他人孕育,是指能孕妇女接受他人委托,借助人工辅助生殖技术将他人的胚胎植入自己的子宫,代替他人孕育胎儿及分娩新生儿的行为,代人妊娠的妇女被称为代孕母亲。代孕母亲出现于 20 世纪 70 年代末,它的形式有下面两种:①用自己的卵子人工授精后妊娠,分娩后将孩子交给委托人抚养;②通过将他人的受精卵植入自己的子宫妊娠,分娩后将孩子交给委托人抚养。代孕母亲甘愿冒风险,为因子宫疾病或子宫切除而不能怀孕的妇女带来新的生命,帮助她们得到从血缘关系上讲比领养更亲的孩子,带来家庭快乐,从这一点看,代孕母亲符合道德。但代孕行为也对传统的伦理观念产生了巨大的冲击,引发了激烈的伦理纷争:商业代孕能否得到伦理辩护? 代孕是否构成了对妇女和儿童的异化? 代孕所生的孩子是不是商品? 抚养权的转移是否构成人口买卖?

代孕母亲涉及的伦理问题集中表现在以下两方面:一是酬金代孕。妇女以收取酬金为目的,将生殖功能商业化,出租子宫沦为生育机器,使单纯的人类繁衍过程被打上了金钱的烙印。同时,代孕关系强行剥离了孕妇与胎儿建立在生理基础上的母子亲情,将婴儿当作商品在市场上买卖。使婴儿作为人的内在价值丧失,权利受到损害。二是亲属关系的混乱。由于母亲可以替女儿代孕,姐姐可以替妹妹代孕,造成出生婴儿在家庭中的地位微妙,人伦关系混乱不清。

对于引发大量伦理问题和法律问题的代孕行为,各国的规定并不相同。有的国家将代孕关系看做契约关系,"代孕"中权利和义务的设立取决于当事人的意愿,如美国;有的国家则对代孕行为进行管制和监督,若无政府许可,不得实施代孕,如英国;法国则禁止代孕行为。我国也禁止代孕行为。尽管代孕行为强烈地冲击着传统的伦理道德和法律秩序,但代孕技术却能让膝下无子的不孕症夫妇有机会享受天伦之乐。因此,对"代孕"技术是继续依靠"一刀切"式的禁止还是建立一个有权威的制度,还需要进行深入的研究。

（五）辅助生殖技术的伦理准则

30 多年来，我国人类辅助生殖技术的研究和运用取得了突飞猛进的发展，经历了从常规体外受精胚胎移植技术到单精子卵胞浆内注射、胚胎植入前遗传学诊断等过程。人类辅助生殖技术作为人类自然繁衍方式的一种补充，解决了很多不孕家庭的生育问题，但同时也带来了不少伦理问题。对于有的问题，至今还缺乏理性的认识，因此，需要谨慎应用。国家卫生和计划生育委员会（原卫生部）于 2001 年颁布了《实施人类辅助生殖技术的伦理原则》，并于 2003 年进行了重新修订。

1. 有利于患者的原则

其主要包括以下方面：①综合考虑患者病理、生理、心理及社会因素，医务人员有义务告诉患者目前可供选择的治疗手段、利弊及其所承担的风险，在患者充分知情的情况下，提出有医学指征的选择和最有利于患者的治疗方案；②禁止以多胎和商业化供卵为目的的促排卵；③不育夫妇对实施人类辅助生殖技术过程中获得的配子、胚胎拥有其选择处理方式的权利，技术服务机构必须对此有详细的记录，并获得夫、妇或双方的书面知情同意；④对于患者的配子和胚胎，在未征得其知情同意的情况下，不得进行任何处理，更不得进行买卖。

2. 知情同意的原则

其主要包括：①人类辅助生殖技术必须在夫妇双方自愿同意并签署书面知情同意书后方可实施；②医务人员对人类辅助生殖技术适应证的夫妇，须使其了解实施该技术的必要性、实施程序、可能承受的风险，以及为降低这些风险所采取的措施，该机构稳定的成功率，每周期大致的总费用及进口、国产药物选择等与患者做出合理选择相关的实质性信息；③接受人类辅助生殖技术的夫妇在任何时候都有权提出中止该技术的实施，并且不会影响对其今后的治疗；④医务人员必须告知接受人类辅助生殖技术的夫妇及其已出生的孩子随访的必要性；⑤医务人员有义务告知捐赠者对其进行健康检查的必要性，并获取书面知情同意书。

3. 保护后代的原则

①医务人员有义务告知受者通过人类辅助生殖技术出生的后代与自然受孕分娩的后代享有同样的法律权利和义务，包括后代的继承权、受教育权、赡养父母的义务、父母离异时对孩子监护权的裁定等；②医务人员有义务告知接受人类辅助生殖技术治疗的夫妇，他们通过对该技术出生的孩子（包括对有出生缺陷的孩子）负有伦理、道德和法律上的权利和义务；③如果有证据表明实施人类辅助生殖技术将会对后代产生严重的生理、心理和社会 损害，医务人员有义务停止该技术的实施；④医务人员不得对近亲间及任何不符合伦理、道德原则的精子和卵子实

施人类辅助生殖技术;⑤医务人员不得实施代孕技术;⑥医务人员不得实施胚胎赠送助孕技术;⑦在尚未解决人卵胞浆移植和人卵核移植技术安全性问题之前,医务人员不得实施以治疗不育为目的的人卵胞浆移植和人卵核移植技术;⑧同一供者的精子、卵子最多只能使 5 名妇女受孕;⑨医务人员不得实施以生育为目的的嵌合体胚胎技术。

4. 社会公益原则

其主要包括:①医务人员必须严格贯彻国家人口和计划生育法律法规,不得对不符合国家人口和计划生育法规及条例规定的夫妇和单身妇女实施人类辅助生殖技术;②根据《中华人民共和国母婴保健法》,医务人员不得实施非医学需要的性别选择;③医务人员不得实施生殖性克隆技术;④医务人员不得将异种配子和胚胎用于人类辅助生殖技术;⑤医务人员不得进行各种违反伦理、道德原则的配子和胚胎实验研究及临床工作。

5. 保密原则

其主要包括:①互盲原则,即凡使用供精实施的人类辅助生殖技术,供方与受方夫妇应保持互盲,供方与实施人类辅助生殖技术的医务人员应保持互盲,供方与后代保持互盲。②机构和医务人员对使用人类辅助生殖技术的所有参与者(如卵子捐赠者和受者)有实行匿名和保密的义务。匿名是藏匿供体的身份;保密是藏匿受体参与配子捐赠的事实,以及对受者有关信息的保密。③医务人员有义务告知捐赠者不可查询受者及其后代的一切信息,并签署书面知情同意书。

三、克隆技术及其伦理问题

克隆技术是现代生物医学工程中的尖端科学技术。20 世纪中期以来克隆技术有了突飞猛进的发展。1996 年,英国"多莉"克隆绵羊的问世,使克隆技术成为生命科学领域中的新亮点,成为人们广泛关注的热门话题。同时,有关克隆技术伦理问题的争论也尤为激烈。

(一)克隆技术

克隆技术又称为无性生殖技术,就是运用现代医学技术,不通过两性结合,而进行高等动物(包括人)生殖的技术。自然界早已存在天然植物、动物和微生物的克隆,例如,同卵双胞胎实际上就是一种克隆。植物的无性生殖更是司空见惯,一段植物的根、茎都有可能长成完整的植物。然而,天然的哺乳动物克隆的发生率极低,成员数目太少(一般为两个),且缺乏目的性,所以很少能够被用来为人类造福,因此,人们开始探索用人工的方法进行高等动物克隆。

1938 年,德国科学家首次提出了哺乳动物克隆的思想。从 1952 年起,科学家首先利用青蛙开展细胞核移植克隆实验,先后获得了蝌蚪和成体蛙。1963年,我国童第周教授领导的科研组,首先以金鱼等为材料,研究了鱼类胚胎细胞核移植技术,获得成功。

哺乳动物胚胎细胞核移植研究的最初成果是在1981年取得的,卡尔·伊尔门泽和彼得·霍佩用鼠胚胎细胞培育出发育正常的小鼠。1984年,施特恩·维拉德森用取白羊的未成熟胚胎细胞克隆出一只活产羊,其他人后来利用牛、猪、山羊、兔和猕猴等各种动物对他采用的实验方法进行了重复实验。到1995年,在主要的哺乳动物中,胚胎细胞核移植都获得成功。但到1995年为止,成体动物已分化细胞核移植一直未能取得成功。

以上事实说明,在1997年2月英国罗斯林研究所威尔莫特博士科研组公布体细胞克隆羊"多莉"培育成功之前,胚胎细胞核移植技术已经有了很大的发展。"多莉"的重大意义在于,它是世界上第一例经体细胞核移植出生的动物,是克隆技术领域研究的巨大突破。这一巨大进展意味着:在理论上证明了同植物细胞一样,分化了的动物细胞核也具有全能性;在实践上证明了利用体细胞进行动物克隆的技术是可行的,将有无数相同的细胞可用来作为供体进行核移植,并且在与卵细胞相融合前可对这些供体细胞进行一系列复杂的遗传操作,从而为大规模复制动物优良品种和生产转基因动物提供了有效方法。

(二)克隆技术研究的意义

克隆技术作为生物工程的关键性技术,在基础生命科学、医学、农业科学研究与生产中,都具有广阔的应用前景。

(1)克隆技术有利于生命科学基础研究深入发展。克隆技术的新发展可以建立基因模型完全一致的动物模型,为深入研究发育生物学及人类疾病发生的机制等提供了重要手段。

(2)克隆技术有利于农业生产的发展。20世纪70年代以后,人们利用克隆技术的发展,用基因工程育种促使农作物在品种改良、提高产量等方面有了长足进步。近年来,一批与植物多种生理过程有关的基因相继被克隆,在培育高产、抗虫、抗盐碱等农作物方面已获得成功。

(3)克隆技术在医药卫生领域中的应用。在研究人类疾病发生和发展的机制方面,起了非常重要的作用。国际已确认的人类遗传疾病,包括心血管、内分泌、呼吸、消化、血液等20多个临床学科,通过基因克隆有力地推动了临床疾病的基因诊断治疗实践与机制的研究。例如,通过无性繁殖的方式,将有利于人类健康和治疗需要的蛋白质相应的基因导入哺乳动物细胞,克隆出转基因动物,可以成为生物制药工厂,产出有治疗作用的蛋白质,如基因工程生产治疗糖尿病的胰岛素、治疗侏儒症的人生长激素及抗肿瘤的干扰素等。它比从血液或组织中提取更为安全,可避免各种肝炎病毒、艾滋病病毒等的侵袭,使其更为有效。通过基因工程还可生产生物医药材料的替代品,如人造皮肤等,极大地改变了现有的器官移植理论和治疗手段,给人类带来了福音。

(三) 克隆技术存在的问题

作为一个新兴的研究领域,克隆技术在理论和技术上都还很不成熟。

在理论上,分化的体细胞克隆对遗传物质重编的机理还不清楚;克隆动物是否会记住供体细胞的年龄,克隆动物的连续后代是否会累积突变基因,以及在克隆过程中胞质线粒体所起的遗传作用等问题还没有解决。

在实践中,克隆动物的成功率还很低,生出的部分个体表现出生理或免疫缺陷,而且动物的残废率相当高,并伴有早衰现象等。威尔莫特研究组在培育"多莉"的实验中,融合了 277 枚移植核的卵细胞,仅获得了"多莉"这一只成活羔羊,成功率只有 0.36%。同时进行的胎儿成纤维细胞和胚胎细胞的克隆实验的成功率也分别只有 1.7% 和 1.1%。以克隆牛为例,日本、法国等国培育的许多克隆牛在降生后两个月内死去。到 2000 年 2 月,日本全国共有 121 头体细胞克隆牛诞生,但存活的只有 64 头。观察结果表明,部分牛犊胎盘功能不完善,其血液中的含氧量及生长因子的浓度都低于正常水平;有些牛犊的胸腺、脾和淋巴腺未得到正常发育;克隆动物胎儿普遍存在比一般动物发育快的倾向,这些都可能是死亡的原因。即使是正常发育的"多莉",也被发现有早衰迹象。

除了以上的理论和技术障碍外,克隆技术在人胚胎方面的应用也引发了对伦理道德的冲击和公众对此的强烈反应。"多莉"的诞生在世界各国科学界、政界乃至宗教界都引起了强烈反响,并引发了一场由克隆人所衍生的道德问题的讨论。许多科学家对克隆技术可能产生的负面作用表示密切关注。人们不禁会产生疑问:我们会不会跟在羊的后面? 这种疑问让所有人惶惑不安。然而,反对克隆的喧嚣声没有抵过科学家的执着追求,伴随着牛、鼠、猪乃至猴这种与人类生物特征最为相近的灵长类动物陆续被克隆成功,人们已经相信,总有一天,科学家会用人类的一个细胞复制出与提供细胞者一模一样的人来,克隆人已经不是科幻小说里的梦想,而是呼之欲出的现实。

(四)克隆人技术研究的伦理争议

克隆技术中哺乳动物无性繁殖的成功,像一把双刃剑,使人们在看到克隆技术给人类带来福祉的同时,也为它可能被滥用给人类带来祸害而担忧,特别是能不能运用无性繁殖的手段克隆人本身,已经涉及人类社会生存和发展的根本利益,在各国伦理学界引起了激烈争论。在全球关注的支持与反对克隆人的争论中,产生了两种完全对立的观点。

1. 支持克隆人技术的理由

支持克隆人技术的人包括一些科学家认为克隆人研究有利于人类的发展,其理由主要如下。

(1)克隆人技术可以用于弥补不育缺陷。克隆人是有性生殖的一种补充,其创造出来的人,同样是神圣的。克隆技术对人类的危害可以通过法律来控制,如规定克隆人的法律身份等。

(2)克隆人有利于疾病治疗,可以为器官移植提供供体。

(3)克隆人技术研究可以促进科学技术的进步和发展。克隆人技术研究将使人类认识和掌握人类遗传和发育的全过程,促进人体科学、生物医学的发展。

2. 反对克隆人技术的理由

反对克隆人的呼声更高,目前国际社会已经达成禁止生殖性克隆的共识。在"多莉"羊被报道后,美国政府首先发表声明,禁止政府资金用于一切与人体无性繁殖有关的研究。接着,法国、德国、日本、意大利、阿根廷、印度尼西亚等国政府和欧盟及世界卫生组织也都表示反对克隆人的研究。我国卫生部于 2001 年 11 月 30 日明确表示了对研究克隆人的态度,即不赞成、不支持、不允许、不接受任何克隆人实验。各国科学家对克隆人采取了坚决抵制的态度。

反对克隆人技术的理由主要如下。

(1)克隆人是对人权和人的尊严的挑战 人是具有双重属性的,是生物、心理和社会的集合体。克隆人也就是人工无性生殖的人,只在遗传性状上与原型人一致,其心理、行为、社会特征和特定人格是不能克隆和复制的。因此,克隆人是不完整的人,是一个丧失自我的人。如果只是把克隆人"物化",这就违反了人权、人类尊严的道德。联合国教科文组织、国际人类基因组织及各国政府和科学界均以各种方式表达了克隆人是对人类尊严的触犯的观点。

(2)克隆人违反生物进化的自然发展规律。自有人类以来,有性生殖就被认为是自然的,克隆人技术违背了自然的本质,它把神圣的人降格为物,从而使人成为技术操纵的对象,损害了人的独特性。自然人起始于受精卵,来源于父母双方的遗传物质,具有独特的基因型,生命力极强,逐渐发展为新个体,同时具有进化意义。而克隆人是人工无性繁殖,遗传因子主要来自单一男性或女性的体细胞,是同一个人的生物复制品,谈不上基因自由组合的多样性,因此人的人工无性生殖,不存在任何进化意义。

(3)克隆人将扰乱正常的伦理定位。克隆人的提出对人类社会现有的伦理道德体系产生了以往任何科学技术所从来没有过的巨大、深刻而全面的冲击。人类社会经过漫长的发展演变,形成了一夫一妻制和一夫一妻制家庭的社会基本细胞。尽管当今世界出现了多样化家庭类型,但一夫一妻和子女所组成的"核心家庭",仍然是这个世界家庭的主要形式。克隆人的出现将彻底搅乱代际关系和家庭伦理定位。因为克隆人只是具有与单亲一样的遗传性状,意味着只要有女性存在,人的生殖繁衍就可继续,只要提供成熟的卵细胞和子宫,任何人包括女性本身的体细胞核,均可生育。这样就直接冲击了性伦理的传统关系,男性对人类的繁衍不再是必要的因素,从而瓦解了人类性爱与生育密切结合的关系,一夫一妻的婚姻家庭社会规范将会解体。

克隆人的父母子女关系就更加复杂了。通过克隆技术出生的孩子,如果进入体细胞提供者的家庭,将面临非常复杂的家庭关系,克隆儿与提供体细胞者是父(母)子(女)关系还是兄弟姐妹关系? 同一个人提供的体细胞克隆出的后代之间是否为兄弟姐妹关系? 克隆儿作为社会人,是否会被社会看成特殊儿童,受到社会的歧视? 在法律上,如何规定他们之间的赡养和抚育义务? 等等。

(4)克隆人技术的安全性在伦理上难以确认。目前,高异常率极大地阻碍了通过体细胞核移植技术克隆灵长类,单从技术层面上看,人类还根本无法解决克隆人的安全性问题。尚不成熟的克隆人技术很有可能导致大量的流产与残障婴儿,以此作为推动克隆技术发展实验的代价显然是违反人道的。

(五)克隆人技术研究的伦理思考

克隆技术的发展,标志着生物技术革命的新纪元已经到来,克隆技术已经在改良农作物、培养优良家畜、发展生物制药、探索人类疾病诊治的新技术等方面发挥了作用。对于克隆操作的绝对高效安全及克隆技术中的伦理问题,仍需要谨慎思考,谨慎对待。另外,克隆技术用于人体的研究应慎重对待。

克隆人的问题再一次说明:在技术上有可能做到的事情不一定就是伦理学上应该做的事情。虽然克隆人在技术上有可能做,但在伦理学上却不应该做,没有充分的理由可为克隆人的行为在伦理学上进行辩护。因此,"发展克隆技术而不要克隆人"的方针是正确的。可以预见,在不断完善的法律规范下,克隆技术一定会朝着造福人类的方向健康发展。

第十章

行为控制中的伦理

【本章内容提要】

◆药物滥用问题与伦理

◆对人脑医学干预的伦理问题

◆基因兴奋剂问题与伦理

◆医疗美容问题与伦理

一、药物滥用问题与伦理

药物是治疗疾病的重要手段,同任何其他事物一样,药物治疗具有两重性,既有治病的一面,又有引起疾病甚至造成死亡的一面。文艺复兴时期著名的瑞士医生巴拉基尔萨斯曾深刻指出:"药物都是毒物。仅有剂量使其毒性不同。"许多药物在一定的剂量下是良药,在另一种剂量下却成为毒药。即使是维生素、氧气这些身体必需的物质,还有人参、当归等对身体有益补作用的药物,过量了也可能导致严重疾病。

(一)滥用药物及其危害

1. 滥用药物的概念

世界卫生组织(啪)药物依赖性委员会把滥用药物定义为:"和通常的医疗实践不一致,或长期或偶然地超量使用与疾病无关的药物。"在临床上,被滥用的药物主要是麻醉性或非麻醉性药物、精神类药物、抗生素、激素等。滥用药物的原因有很多,但是医生应负主要责任。如果医生没有扎实的药学基础、广泛的药学知识和科学的思维方法,就难以避免药物的滥用。比如,有些医生业务粗疏,不了解药物的合理配伍,不懂得药物的毒副作用,没有掌握药物的药理及用途,却自作聪明,滥用药物,给病人造成严重的后果;医生责任心不强,对病人不甚了解,又不询问患者的用药史,就容易出现滥用药物的现象。

滥用药物是一个全球性的问题。国外就有评论指出:"滥用抗生素已在世界范围内构成一种致命的威胁,如果这种趋势不加制止,我们不久就会面临一代不死的病菌。"所以,滥用药物不仅是医疗问题,而且是社会问题。

2. 滥用药物的直接后果——药物依赖性和药源性疾病

1)药物依赖性

药物依赖性是指反复地(周期性或连续性)用药所引起的人体心理上或生理上或两者兼有的对药物的依赖状态,表现出一种强迫性的要连续或定期用药的行为和其他反应,主要表现为精神依赖性和躯体依赖性。例如,患者在滥用某种药物一定时限后,产生一种不断设法获取药物的带有强迫性质的精神状态,要求按期连续使用该药物,以便产生特殊的欣快感,或消除不适感,这种现象就被称为精神依赖性。患者连续使用某种药物之后的机体出现了适应状态,一旦停止使用该药物,机体就会出现戒断症状,如疼痛、周身不适、出汗、心悸、失眠、食欲不振、大小便失禁甚至痉挛等现象,即为机体依赖性。

2)药源性疾病

药源性疾病又称药物诱发疾病,是指因选药不当、滥用、误用等不合理用药,使药物作为致病因子,引起病人身体功能或组织结构损害,并具有相应临床经过和症状表现的疾病称为药源性疾病。它是药物不良反应的延伸,是医源性疾病陆,躯血士蚓的最主要组成部分。据统计,药源性疾病占医源性疾病的2/3,占临床常见病的8%。药源性疾病的发生是由药物本身的两重性决定的,但与医生用药的认识论原因和道德原因也有关系,其道德原因就是不负责任地滥用药物。其表现为:①药物过量,尤其是对老年、儿童及重病体弱或有关脏器功能减弱患者使用过量;②错误用药和给药方法错误,包括禁忌用药、药物拮抗等,肌肉注射用的药物却用于静脉注射,以致引起严重后果;③联合用药不当,引起药物之间有害的相互作用,如一种药物增强另一种药物的毒性,或一种药物降低另一种药物的治疗效果,甚至使后者失去治疗作用;④因药物副反应、药源性变态反应、药源性脏器功能损害及疾病本身引起对药物敏感性的增高等因素引起的疾病药源性疾病的发生,一方面使病人雪上加霜,增加痛苦和遭受不必要的伤害,导致与病人健康相关的生存质量恶化,甚至威胁病人生命;另一方面,医治药源性疾病需要耗费一定的医疗资源,必然会加重国家、社会和病人的经济负担。同时,随着人们的法制观念不断增强,用药知识逐渐丰富,由药源性疾病而产生的各种纠纷也不断增多,有些纠纷甚至构成了药源性医疗事故。

(二)临床用药中必须遵循的道德规范

滥用药物可能引发的严重后果,要求医生在一般临床用药中必须遵循一定的道德规范和要求。

1. 远近兼顾,合理用药

在药物治疗中,不仅要看到用药的近期效果,还需要注意到药物的远期效果,特别要注意到远期的不良影响。例如,广谱抗生素、激素及贵重药物、补益药物的大剂量使用,往往虽能得效于眼前,但都会使患者的长期利益蒙受损失,不利于患者的健康。为此,医生必须明确疾病的诊断和药物的性能、适应证和禁忌证,然后选择治本或标本兼治的药物,也可以暂时使用治标药物,以减轻病痛和避免并发症。有些病人渴望得到高效、快效、贵重药物的心理,但并不懂得药理,也不懂得用药后的远期效果。如果医生单纯迎合这些病人的心理要求,追求"药到病除""医术高明",而不顾一切地滥用药物,虽能得到病人一时信任,但却使药物蓄积而给日后治疗留下隐患,实质上是损害了病人的长期利益。因此,药物治疗的道德原则,要求医生在用药时既要看到患者的眼前利益,挽救他们的生命,恢复他们的健康,又要注意到患者的长远利益,以提高他们的健康水平,确保生命质量。

2. 关爱患者,安全用药

我国医学认为,医生如同法官,用药如用刑、用兵,草率从事可以杀人。用药前应该充分考虑用药剂量及机体耐受力,尤其是要注意对一些效力较高、安全范围较窄、排泄较慢的药物,必须根据病情轻重缓急选择适当剂量,使之控制在安全有效的范围之内。不能盲目地追求高效号陕效而大剂量地使用,这是违背医学道德的。

首先,实事求是,区别用药。患者是一个具有不同年龄、性别、病情、体质的群体,因此要区别对待,谨慎用药。正确的用药剂量应从爱护患者及患者的需要出发,充分考虑其个体差异,根据不同情况作具体分析,酌情增减,灵活选择药物及其剂量,努力使给药量在体内既达到最佳治疗量,又防止用药不足或过量给病人带来的危害。同时,正确的用药剂量还应考虑到同一个体病情各个阶段的差异。比如,对于肝功能、肾功能不全的病人,在选用经肝脏与肾脏排泄的药物时,应尽量减少剂量。对一些容易引起变态反应的药物,必须按规定做好过敏试验,随时准备抗过敏,以防患于未然。此外,用药中还应重视患者不良的心理反应,确保治疗效果。

其次,规避风险,慎用新药、毒麻药。药品是一种特殊的商品,是用于预防、治疗患者的疾病,有目的地调节人的生理功能并规定有适应证、用法和用量的一种物质。药品直接关系到人民群众的健康与生命利益,因此,对于药品的生产、经营、使用和监督等管理,必须纳入法制的轨道,依法管药。特别是要加强对新药、毒麻药的管理,加强药品监督,保证药品质量,合理使用药品,增进药品疗效。这对于保障人民群众用药安全,维护人民的身心健康,具有十分重要的意义,也是药物治疗的道德目的之所在。

最后,严格把关,防止药源性疾病发生。发生药源性疾病的主要原因是药物过量,错误用药,联合用药不当等。因此,临床用药不仅要遵循用药的技术原则,而且要遵循用药的伦理原则。医务工作者在治疗过程中,要做到以下几点:①要提高自己的专业知识,掌握药学的发展动态;②要根据不同层次,不同对象的患者,认真负责地诊断、给药,不随心所欲,随意改变药物剂量,并讲清用药的要求;③要严格把关,用药不能单纯迎合个人的心理。只有这样,才能保证用药安全有效,防止药源性疾病的发生。

3. 合理配伍,科学用药

由于药物的二重性是客观存在的,医生必须熟悉药物的性能,进行合理配伍,避免“多头堵”“大范围”。综合用药适当,可以使药物提高抗病能力,可以克服或减少一些药的副作用,从而发挥更大的疗效。但是,要达到合理配伍,医务人员首先就要掌握药物配伍的禁忌,其次还要限制药位数。否则,盲目联合用药,由于药物间的拮抗作用,有可能会给病人带来危害,而且由于耐药性的发生也会给日后的治疗设置障碍。如链霉素可以杀菌,但又可以损害第8对脑神经而导致听力障碍;磺胺类药物是一类广谱抗菌药,但容易在酸性尿中形成结晶 而引起尿路结石,使用过程中,应定期检查小便;硫脲类药物对甲状腺功能亢进有治疗作用,氯霉素有杀菌作用,而对骨髓造血功能有抑制作用,用药时必须密切注意血细胞的变化,谨防其毒性的发展。

因此,在用药过程中,不管是联合用药还或是单独用药,都应细致观察,了解药物的疗效和毒副作用,并随着病人病情的变化调整药物种类、剂量,以取得较好的治疗效果。医务人员在自觉遵守药物治疗道德要求的同时,还应用科学的道理向患者解释在用药上的错误认识,合理配伍,以取得患者的理解和配合。

4. 经济节约,适度用药

在临床医疗实践中,作为医务人员要依病用药,合理用药。药物治疗中能用廉价药物达到同样效果的,就不应选用贵重药物;国产药能达到疗效时,尽量不用进口药;少量药能解决的问题,就不要开大处方。对自费患者要遵守这些原则,对公费患者也应遵守这些原则。与此同时,还应不开与治疗无关的药物,不搭车开药,不开人情药,不随便开滋补药,要注意节约药品,避免造成药品资源的浪费,以减轻国家和患者的经济负担,尽可能地维护患者个人、国家和社会三者的利益。因此,对于少数病人无理的用药要求,医务人员应予拒绝,对一些认为价高就是好药,喜欢多用药、用新药或进口药的病人,应对其讲清楚道理,坚持医疗原则,使有限的药物资源发挥更大的社会作用。

5. 尊重患者,协商用药

协商用药是患者知情同意权在临床用药中的具体体现。患者不仅具有获知自己所患疾病的诊治及预后的情况,要求诊治和拒绝诊治的权利,在用药方面,同样有获知自己用什么药、多大剂量、费用及疗效如何的权利,它的伦理学意义就是在于使患者得到合理、有效的药物治疗。作为医务工作人员,应做到以下几点:①要帮助患者消除盲从用药心理。严重疾患和慢性病人,在长期服药无明显效果的情况下,容易自寻偏方、验方,医生应及时开导病人,取信于病人,引导其正确用药。②消除患者的抗药心理,治病服药道理虽浅,但仍有患者疑虑重重,医务人员不能批评指责,更不可恫吓和强令用药,应分析其原因,耐心教育,释疑解惑,使其积极接受药物治疗。③对于一些新药及临床试用药,一定要向患者讲清楚,征得其同意,共同协商,使其能自觉接受。

二、对人脑医学干预的伦理问题

（一）人的大脑与行为的关系

目前,人们对人脑的研究有了突飞猛进的发展,获得了大量可靠的脑活动机理和知识,但对于这些令人困惑的复杂问题,依然难以建立起哪怕是十分简单的解释理论。我们对于微观的脑细胞活动机制是如何组织为宏观的心理行为的,依然知之甚少。但是,脑与行为的关系问题确实是一个越来越引起科学家重视的基本问题。实际上,如果把外围神经组织都算在内,行为就可以看做神经系统活动的整体性外在表现。而导致这种表现的,归根结底是外部刺激与内在自激相互作用的结果。

人类大脑分左右两半球,每一半球上分别有运动区、体觉区、视觉区、听觉区、联合区等神经中枢。由此观之,大脑两半球是对称的。在功能划分上,大体上是左半球管制右半身,右半球管制左半身。每一半球之纵面,在功能上也有层次之分,原则上是上层管制下肢,中层管制躯干,下层管制头部。如此形成了上下倒置、左右交叉的微妙构造。在每一半球上,又各自区分为数个神经中枢,每一中枢各有其固定的区域,分区专司形成大脑分化而又统合的复杂功能。

（二）对人脑医学干预的伦理问题

1. 人的自主性

在关于人类行为控制的讨论中,主要的伦理议题是有关人的尊严和自主性问题。什么叫具有自主性的人呢? 具有自主性的人是一个可以独立行动的人,他必须能够对自己的决定、动机、愿望、秉性及爱好等深思熟虑,而不盲目服从别人的意愿。自主性的概念是允许一个人自由地发展自我,改进自己的技能,过自己的生活,选择自己的行动方针等。基于这样的概念,行为控制的方法明显地破坏了行为者运用这些潜在的才能,违背了他们的自主性。美国著名法理学家、哲学家罗纳德·德沃金认为,控制行为的技术具有潜在的摒弃个人自主性的可能性,是与道德原则相悖的。他提出了下述指导方针,以维持伦理道德原则。

(1)支持自尊、自重的方法应该得到鼓励。

(2)破坏人的理性反应能力的方法不应使用。

(3)企图引起多个个体具有相同行为的方法不应采用。

(4)依靠欺骗的方法应该避免。

(5)体力上非强迫的影响方法应优先采用。

(6)优先采用可使行为者主动参与到能认识、表达自己感情的各种结构形式中去的方法,而不要使他们对事物的期望和信念破灭,成为被动改变行为的人。

在这里,德沃金把所有行为控制技术都包括在内,强调了人的意志和自由权利在可能的环境内应该得到保护。随着对行为控制技术研究的进展,人们越发感到忧虑,因为这些技术的接受者将变得更加不自由。于是,人们发出了这样的呼吁:在更精巧的控制行为的方法被研究出来之前,难道我们不应该摒弃这个研究领域吗?人们担心社会会利用这种技术去压制其认为是异常的行为者。有人认为控制就意味着权力,行为控制就意味着权力至高无上。本来是生物学、医学上行为控制伦理道德的讨论,现在却有人把它变成讨论如何正当使用这个权力的问题,这是一个令人烦恼又特别敏感的问题,但它不是生物伦理学应该讨论的问题。

即使我们接受如下事实,即至今对人脑的研究还没有导致受试者生活能力明显下降,但是我们能保证在对人脑的功能有了透彻了解之后,这方面的新技术都能用于为人类谋利益吗?目前,人脑研究的主要好处似乎只是对脑的功能有了进一步的了解。人们期望着在不久的将来,研究人脑新技术的出现,将有助于满足精神病患者和残疾人的需求,同时帮助我们更好地了解自己。

2. 伦理学上的争论

关于物理方法干预大脑功能的做法在伦理学和法学上都有很大争议,基本有两种不同的观点:一种观点认为,大脑是人类最主要的宝库,是心理状态、情感及个性的源泉,大脑是神圣不可侵犯的,并且至今对大脑结构和功能皆有很多不清楚之处,因此,对大脑功能的干预是不道德的,人类应该永远终止这种活动。有些国家的法律已扩展到对大脑产生的意志的保护上,这就等于必须保护个人所产生的各种见解的权利。另一种观点则认为,大脑与心脏、肺等其他脏器一样,没有什么神圣的,既然对其他器官可以动手术,可以干预,那么对大脑也可以这样做。

用物理方法控制行为的技术,主要有以下几个有关伦理学的问题。

（1）自愿赞同的问题。这也是在每一个医学程序中都必须要首先考虑的问题。对人体的器官动手术，是否同意这样处置，按理说应该由被治疗者做出决定，但是接受上述脑手术患者往往不能自己做出决定，那么表示赞同的决定可以由患者的亲属、朋友或法庭做出吗？这样做合理、合法吗？

（2）实验与治疗之间的区别。行为神经病学的发展仍然处于初级阶段，往往同样的大脑手术却可以产生完全不同的效果，上述的脑手术可以说都是实验性质的。那么，尊重病人的自主性，能否与为人类获取知识取得一致呢？病人了解手术的困难和危险吗？对手术合理的同意，这"合理"二字的含义又是什么？难道就不能找到比上述脑手术更好的处理方法吗？从伦理学角度看，即使是一个正确的手术方案，当它的实施损害了健康的组织时，也应当认为是不正当的。例如，在心脏手术中，如果手术导致心脏功能全面下降，那么就应该说这种手术是不正当的，而这种情况恰恰可能在神经外科手术中经常出现。

（3）器官手术和非器官手术。一般我们所说的正确的外科手术都是针对可识别的、异常的情况而言的，比如，摘除病变的组织、器官，固定断骨等。而器官移植也是为了替换已完全失去功能的脏器，全面改善机体的健康状况。可是对于旨在改变行为的脑外科手术来说，患者并没有可清楚论证的病灶。也就是说，在大多数情况下，行为异常者并没有病理学的病灶（颞叶癫痫是一个例外），而且确实存在患者在手术后大脑受到的损伤比以前更大的情况。行为本身远不是由单一成分组成的，到目前为止许多行为成分仍然是不可捉摸的。在这种情况下，难道就可以运用器官手术的方法来改变一个非器官性的问题吗？脑的外科手术能解决由环境重压或压抑所造成的社会问题吗？恐怕脑外科手术面对的这种复杂而又困难的局面，是一种过于简单的解决办法吧！

（4）治疗和社会控制问题。控制行为知识的积累及其相关技术的攻克，为以前无法医治的疾病提供了新的治疗机会，从而减轻了病人的痛苦，提高了生命的质量，控制了病人对抗社会的行为。但与此同时，也存在着滥用的可能，其危险性似乎不言而喻，特别是当它被用于社会控制方面，包括控制难以管理的犯人时，更是如此。于是有人问，能允许用埋入电极或脑切除术等办法作为直接进行社会控制的手段吗？其治疗价值要比被某些人当做武器的潜力更为重要吗？在生理功能方面，什么是正常的，什么是不正常的，从医学角度做出判断并不困难。然而在精神健康方面，正常行为与不正常行为的界限就不那么容易划定了。要是认定某人的行为是不正常的，那么我们就有可能使他在某些方面受到法律的强制性对待，如法律上可以宣布病人无自控能力，对病人施行人身限制等。同时，人们担忧如若这种情况被人用于政治目的，那将会造成十分严重的后果。

三、基因兴奋剂问题与伦理

随着基因治疗技术的发展,基因兴奋剂将给竞技体育带来严重冲击。对基因治疗与基因兴奋剂的界定仍需进一步研究。对胎儿的基因兴奋剂治疗将会产生新的伦理问题:对身体无害的基因兴奋剂是否允许使用?广泛开展基因治疗与基因兴奋剂的伦理研究、法律法规研究,加强反基因兴奋剂检测的研究与合作,是解决基因兴奋剂问题的主要手段。保护优秀运动员的基因资源同样是反基因兴奋剂方面的重要工作。

(一)基因兴奋剂的概念

人类在竞技比赛中使用兴奋剂的历史已有 2700 多年。进入现代,对兴奋剂的使用经历了 20 世纪 50 年代的刺激药物使用阶段,60 年代的多种合成类固醇、利尿剂和 β 阻滞剂阶段,90 年代的多种内源物质,如促红细胞生成素(EPO)、人体生长激素(HGH)等三个阶段。进入 21 世纪,随着基因治疗技术日益成熟,我们将不得不面对兴奋剂的第四个阶段,即基因兴奋剂的挑战。世界反兴奋剂机构(WADA)将基因兴奋剂定义为:以非治疗目的,用于提高运动员运动能力的基因、遗传元件和(或)细胞。早在 20 世纪 80 年代初,人工合成人体正常分泌物的技术就已经成熟,如红细胞生成素、人体生长激素等,但是它们不是通过对人体的转基因技术使人体自身大量分泌内源物质,而是通过转基因技术,将控制分泌人体各种激素的基因注入动物细胞内,由动物细胞分泌所得,属于外源物质,与人体自身分泌的蛋白结构仍有差别。对这类兴奋剂的检测技术已经成熟。而通过基因治疗使人体自身大量分泌的激素和人体自然分泌的激素同属内源物质,其结构极其相似,目前尚没有找到对其实施检测的可靠技术。

目前,还没有关于通过基因治疗技术来提高运动员运动能力的报道,但是大量有关对动物实验的成功报道说明,基因兴奋剂技术已经日趋成熟,应用于运动员的条件已基本具备。从以往的经验来看,很多兴奋剂在尚处于研究阶段就已经被运动员所使用。目前,技术上研究进展较快,有可能成为基因兴奋剂的基因有以下几种:促红细胞生成素、胰岛素样生长因子、血管紧张素转换酶、机械生长因子、血管内皮生长因子、肌抑制素等。随着现代生物技术发展的突飞猛进,人类基因组测序工作的完成,对人类 2 万多个基因表达功能的研究逐步展开。同时,很多与遗传有关的重要基因已被分离和测序,并在染色体的遗传图谱上精确定位。随着基因组学和蛋白质组学的建立,通过基因芯片技术和蛋白质芯片技术,更多的与运动有关的基因将会不断被发现。通过进一步研究,将其替代、增强或抑制,有可能使其成为新的基因兴奋剂。

（二）基因治疗与基因兴奋剂性质的比较

基因治疗与基因兴奋剂应用的差异主要表现在以下方面。

（1）治疗目的不同。即基因治疗的医学目的与基因兴奋剂的商业目的。基因治疗禁止应用于治疗目的以外的非疾病实验和治疗，而基因兴奋剂的交易具有巨大的商业利益。从购买 BALCO 实验室 EPO 和 THG 兴奋剂的现象来看，购买者多是身价百万的世界顶尖级运动员。

（2）治疗原则不同。基因治疗遵循的是优后原则，而基因兴奋剂只有在优先使用的前提下才能发挥其最大优势。基因治疗的优后原则是指，当一种非常严重的疾病采用现有技术无法治疗或疗效甚微的情况下，才被考虑采用基因治疗的原则。运动员对基因兴奋剂的使用只考虑其对运动成绩的提高，少有考虑其对身体可能造成的后果。

（3）法律要求不同。基因治疗接受法律法规的约束，在严格的法规控制下展开实验与临床研究，各个国家的基因治疗都要经相关部门严格审批和监控。基因兴奋剂被法律严格禁止，在使用过程中力图规避法律的监督，因而使运动员身体可能造成的伤害及可能引起的新的遗传疾病处于无法监控状态。

（4）接受治疗者心态的不同。接受基因治疗的病人多是一些有严重疾病的患者，在知情同意的前提下，显示出对生命的尊重和对医学贡献的牺牲精神。而接受基因兴奋剂治疗的运动员则显示出了其对名利疯狂追求的非理智性。

有时基因治疗与基因兴奋剂的差异很难区分。面对基因治疗技术，运动员和普通患者拥有同样的权利。如果对运动员所患疾病需要进行基因治疗，如心脏疾病、贫血症、骨骼肌、韧带、骨骼损伤等，通过基因治疗，其基因表达功能有可能得到超强改善。就目前技术而言，基因表达尚处于无法控制状态，过度表达将会使激素超量分泌，使原处于病态的基因通过治疗而大大增强。从技术的角度看，基因治疗与基因兴奋剂不存在差异，这样关于基因兴奋剂的研究就可能在基因治疗研究的掩护下公开合法地进行。基因治疗与基因兴奋剂的主要矛盾在于，可能对身体造成的伤害。随着基因治疗技术的不断成熟，其对身体可能造成的伤害会逐渐消失，基因治疗与基因兴奋剂的矛盾也将会弱化。

（三）基因治疗不能应用于兴奋剂的伦理道德分析

分析基因治疗技术之所以不能够作为兴奋剂技术应用于运动员，基于以下伦理考虑。

（1）对运动员可能造成的身体伤害。目前，基因治疗技术尚不成熟，插入的目的基因处于失控状态，如果不能将其整合到染色体的正确位置，就很可能导致某些机能的失常，干扰靶细胞的正常基因表达，甚至有可能激活致癌基因。对目的基因的表达尚无法控制,超量分泌对组织的危害非常大,如 EPO 水平过高会增加血细胞比容,可能会引起外周血栓。

(2)对人类物种的侵袭。基因治疗技术在用于提高运动员运动能力的治疗过程中处于无法监控状态,目的基因一旦表达错误或引起相邻基因变异,有可能引起新的遗传疾病。

(3)公平性问题。在禁止使用的前提下,违规使用基因治疗技术的运动员对其他运动员造成了不公平。从以往的情况看,首先使用新型兴奋剂的运动员多为科技发达国家的运动员,发展中国家的运动员由于技术或财力等问题,往往处于被动地位。

(4)社会接受程度。基因治疗技术滥用极易造成社会恐慌,它的安全性问题一直是人们激烈争论的焦点。即使将来基因治疗技术非常成熟,在临床治疗中也应处于后选地位,因为它对人类这一物种的影响需要相当长的时间加以验证。还有一种考虑,即人类不希望人自己扮演上帝,而干涉自然界几十亿年进化的自然过程,人就是人,保证这个种的基因的完整性而不人为增强或削弱某些基因,希望保持其自然进化的进程。

(5)对奥林匹克精神的质疑。基因兴奋剂的使用将会使运动员的运动能力大大超出自然人的运动极限,比赛将成为强化了的器官与器官之间的较量,运动员刻苦训练的毅力、顽强拼搏的精神和榜样的力量在人们的心目中将会受到削弱,受到"更高、更快、更强"的口号鼓舞的将只是那些科技工作者。

(6)对运动员非疾病基因治疗肯定因素的分析。许多有关基因与遗传的研究表明,运动员之间运动能力的差异与遗传基因有很大关系,基因的优劣本身蕴含了运动员之间的不平等,使不具优势基因的运动员通过基因治疗与具有优势基因的运动员在同等的基因水平下训练和比赛才是公平的体现。基因兴奋剂对运动员可能造成的身体伤害是由于目前基因治疗技术暂时的不成熟,随着基因治疗技术的不断研究和完善,它对人体的伤害会逐渐消失,在公平的机制下某些基因兴奋剂有可能会从名单中去除。对运动员骨骼、关节、韧带及软组织的增强治疗,可以降低在训练和比赛中的受伤概率,是一种保护运动员的人性化治疗。

(7)基因兴奋剂可能应用于胎儿的思考。基因兴奋剂的研究和应用虽然被禁止,但要真正完全阻止其在人体中的应用是非常困难的。出于家庭、社会、民族及国家利益的需要,对胎儿实施基因兴奋剂治疗,并随之进行早期训练,将会是非常有诱惑力的设想。一旦对胎儿实施基因兴奋剂治疗,我们将面临两难抉择。目前,对兴奋剂的裁决采用的是"严格责任"原则,但对完全无行为能力的胎儿则是完全无辜的,证明胎儿的"无过错"是显而易见的。如果剥夺他们将来的竞赛权利是不公平的,如果允许他们参赛则对其他人同样是不公平的。

四、医疗美容问题与伦理

近年来,随着经济的发展和社会的进步,各种整形和美容医疗机构迅速崛起,整形美容消费已经成为新兴的一大消费热点。但在这种消费热点的背后,却又隐藏着具有争议的一些伦理问题,对现有的医学整形美容所涉及的一些争议进行伦理思考。

（一）医学整形美容现状

医学整形美容已成为现在社会关注的热点问题之一,它迅猛发展的原因主要如下。

（1）经济的发展加快了医学整形美容行业的更新速度。

（2）时代的变化,使得人类的社会心理也发生了一定的变化。

（3）传播媒介的便利性使得标准化效应更加强化,审美倾向、价值追求均有所改变。

（4）社会人员的从众心理。

可以发现,人类对美的追求已经从个别人发展到走进社会人的普遍生活,这算是人类文明进步的一种表现,也是社会发展的必然产物。但事物都是具有双面性的,医学整形美容所伴随的争议越来越多。在整个医学整形美容行业发展如此迅猛的背景下,隐藏在其背后的伦理问题开始显现,甚至出现了一些挑战社会和个体道德底线的事件。例如,我国的医学整形美容行业进入门槛低,并不需要十分专业的资格认证,整个行业没有一个固定的价格标准,整形失败、反弹现象也越来越多等。

（二）医疗美容问题的伦理分析

随着理论知识和技术手段上的突破与发展,人类的身体得到了前所未有的解放。"身体发肤,受之父母"的古训,在从以前强调内心的控制到现在重视对身体表面的解放的观念转换中遭到了瓦解。人们不再局限于用利用一些"自然"的方法来循序渐进地提高身体的基本能力,而对于身体的关注与重视,远远超过了以往任何一个时代。尤其是外在形象的塑造上,整容热潮已不是新鲜话题,爱美人士赴韩国整容更是趋之若鹜。

人们根据自己的意愿选择和控制自己的身体。它的本质是满足人们的需要,它是超越了社会文化、政治意义上的解放个性,为人们提供了自由选择与自主表达的机会,本无可厚非,是人们在身体外形上追求完美所做出的努力。然而,太过重视外形的改造,以至于付出自己能力范围之外的代价,把身体仅仅当做客体性的存在,而忽略了身体是人类认识和改造世界的主体,就本末倒置了。首先,身体的构成具有一定的脆弱性。其次,人类是不断进化的船坞,人类目前还处于不断的进化当中,还不是已经进化到最高阶段的状态,所以还有很多的缺陷,显得并不完美会存在一定的局限。距离"完备"的身体还有距离。最后,人之所以为人的本质特征是由于人具有自由意志,拥有自主性。因此,只有在适度的界限范围之内,对身体的干预与控制才有一定的正当性和理论性。或许进行医学美容能够更好地生存下去,但真正意义上的幸福是要涉及精神层面的,是与人的内在价值、人性的完善息息相关的。现今社会有多少例子是因为整容而丢掉了自己原有的幸福?"你变漂亮了,但是我不爱你了",过度的变化,在进行必要的身份认证时,一定会感觉到尴尬。更何况,整容或许是提高自身自信心的一种途径,但整容和自信之间并不能画等号。真正做到自信、自强,依靠的绝不是外在的改变。借助科学技术手段,用不同的方式和途径来试图掌控更多并没错,但绝不能把一切都赌在这上面。

跟风整容是当下的热潮,一个人即使本身并没有对自己的容貌有那么强烈的不满或不自信,仅仅因为身边很多人进行医学美容手术而在心理上存在一种跟风的思想而选择加入整容行列之中。盲目跟风的人生活平淡,价值观取决于强势人群,这在一定程度上是一种病态心理。"自律"是道德的本性,提升公民道德的自觉性是公民道德建设的重要任务,尤其是在社会需求得到一定的满足后,需要建立在高度自觉基础上对他人的一种奉献精神。而社会主义核心价值观体系提倡荣辱观,进一步肯定了这种奉献的自觉性。实际上,从他律到自律的过程,就是公民道德主体意识和责任意识得以增强的过程。自由意志是自律的前提,选择整容是每个人的自由选择。但整容商业化导致道德淡化和道德败坏。整容合同的不完善、不合理,是对整容者的不公正。在伦理层面上,这是一种道德基础的缺乏,是一种不义行为,是责任伦理的缺失。

伦理就其全部本质而言是无限的,它使我们承担起无限的责任和义务。这既包括对其他生命的尊重,更多的是对自我生命的重视。我们不能因为整容手术的结果不尽如人意而漠视生命、伤害生命甚至自杀。因此,加强敬畏生命伦理教育是十分必要的。当然,给予女性足够的关爱,在一定程度上可以解决医学美容失败后的问题。许多伦理学家,包括许多女性主义者,都将关爱视为一种值得肯定的心理习性。诺斯丁认为关爱是伴随关爱活动的一种态度。关爱的核心是关注并理解被关爱者的感受、需要、欲求和思想的能力。很多人都想通过容貌上的变化,使自己在工作或择偶时拥有更多、更好的选择,提高自己的竞争力。如果,拥有足够的爱和自信,谁还会选择需要付出很多代价的手术呢;拥有足够的关注,是不是失败之后的维权之路会更好走呢。

　　整容可以与自杀类比,一个是处置自己的身体,一个是处置自己的生命。从法律上来说,自杀是无罪的,社会和他人都无法制止,整容也并没有违背法律。但从伦理上来说,自杀是违背道德,抛弃责任的,是违背自然的欺骗行为。虽然整容是人类的一种进步,也算是人类的一种自由,但我们要更多地去敬畏生命、尊重生命和善待生命,自觉承担起基于生命维度的社会理论责任;不断强化生命价值观,提升基于人与人和谐的社会文明。

　　(三)医疗美容的伦理原则

　　医疗美容依据什么样的处理原则呢? 这就是伦理学要解决的问题。坚持医学伦理学和医学道德信仰这一基本要求,才能在最大范围内保证受术者的利益,保持美容医学的纯洁性。同样,具有良好医德修养的美容外科医生才能成为合格的美容外科医生,根据美容外科的专业特点,在美容外科的实践中应该遵循如下伦理原则 。

　　(1)完美与无伤原则。追求完美的美容外科手术效果是美容外科应遵循的基本道德准则。然而,美容外科手术效果的完美性与美容外科手段的有伤性是一对矛盾,故应力求做到完美性与无伤性的统一。美容外科手术效果虽好,但又常常以有伤性为前提或代价。所以,在进行手段、术式选择时应较其他临床医学措施的使用采取更为慎重的态度,这不仅仅是伦理学的无伤原则要求,也是美容外科效果完美性的要求。

　　(2)局部微创原则。美容外科的基本要求是有效性与有伤性,有效性的原则是有伤。美容外科的前提条件是最大限度的安全与无伤。事实上,想从根本上消除美容外科的有伤性,几乎是不可能的,但并不是不可以最大限度地减少其伤害。要求达到完美性与无伤性的统一,必须提高美容外科的艺术性。美容外科的一个重要特征是技术性与艺术性突出,无论是手术操作还是医生与客户的沟通,都要求医生有高超的艺术与技艺。手术操作力求做到局部微创,要强调无伤操作,手术操作越精细,其对组织的创伤越小,效果越好。将显微外科技术引入美容外科,必将大大提高手术效果。内窥镜外科也是美容外科的发展方向。从伦理学要求方面而言,美容外科医生应该努力把握好以上技术,为客户提供最优服务。

　　(3)知情同意原则。知情同意原则是医患道德的基本准则之一,同样也是美容外科医患关系的重要伦理原则,即受术者对所实施的手术操作方法的优缺点局限性、并发症等有知情权。在术前与客户沟通时,美容外科医生应坚持医疗底线原则,对受术者充分说明有关情况,如人体的缺陷程度、类型;可采用的医疗美容手段,以及优缺点,此次采用的美容外科手段的术式、并发症、效果、愈后情况等,都应如实提供给受术者。总之,美容外科医生所提供的各种信息,能够使美容受术者做出合理的判断和决定,把选择权交给受术者。现代社会能提供给人们更多的选择,最后的选择权在于每一个人。尽管这种选择并不能化解美容外科的有伤性问题的有关风险,但毕竟负责任地告知了受术者,并且是他们自己的选择。术前对手术选择应充分达成共识并且双方签订知情同意书。这是对受术者权的尊重,也是提高医疗服务质量、减少医疗纠纷的必要措施。

(4)尊重与保密原则。在美容外科医疗实践中,有相当多的受术者不想让人知道自己曾做过美容手术。毕竟大家的心理总是觉得天生丽质比"人造美女"更有价值。美容外科医生对客户应持同情和爱护的态度,尊重他们的人格,并信守医疗保密的原则。人体的某种疾病或缺陷,在某种意义上讲是个人隐私的组成部分。每个人都有隐私权并且受到法律的保护。由于美容医学特点就决定,常拍摄受术者手术前后的相片,而这些照片涉及个人隐私问题,必须遵循尊重与保密原则,否则可能会引起法律纠纷。

第十一章

卫生政策伦理

【本章内容提要】

◆ 卫生政策的道德基础

◆ 制定卫生政策的道德要求

◆ 制定和执行卫生政策的道德原则

◆ 卫生改革中的伦理原则

◆ 卫生资源分配的伦理道德原则

一、卫生政策的道德基础

卫生政策和管理道德在调节社会关系中执行着不同的功能,一定的卫生政策是建立在一定管理道德基础之上的,一定的管理道德又总是体现着一定政治制度的卫生政策,二者相互联系,相互依存,缺一不可。卫生政策的制定必须以医学道德为导向,在卫生各项政策的制定中,医学道德的价值取向起着重要的影响作用。

所谓的卫生政策,是指改善卫生状况的目标、目标重点,以及实现这些重点目标的主要方针和措施的总称。为了改善人民的健康状况,维护人民的健康权利,每个国家的政府都要制定卫生政策。美国学者 Pellegrino 认为,卫生政策一般为三种目的所推动:①使已有的卫生资源尽可能合理分配;②控制先进的医疗技术在治疗个人时对社会和经济的影响;③利用医学知识来推进有利于这一代或下一代的集体利益或社会理想或目标。从医学伦理学的角度看,卫生政策是一个国家对卫生资源的社会使用进行合理的控制,实现优化配置,使有限的卫生资源发挥其最大的功能,获得最大的效果,起到真正维护人民健康利益的战略决策。影响一国卫生政策制定的因素是多方面的,其中伦理道德价值的定向是一个重要因素。伦理道德价值取向在卫生决策中的作用主要体现在以下方面。

第一,它可以在不同的决策之间进行选择,如对婚检采取什么政策,是强制性婚检还是自愿性婚检? 再如,对生育采用何种政策,是放任自流还是严加控制? 在多种决策方案中做出符合伦理道德要求的选择。

第二,它可以对不同的决策者进行选择,如选择医学专家来做决策者,还是选择行政干部、管理专家来做决策者?

第三,卫生政策赖以建立的医学事实也在很大程度上取决于一定的价值观念。医学本身是中性的,但是多种多样的,甚至有时是互相冲突的。决策者强调和选择哪些事实作为决策的依据或政策解释,直接受其价值观念的影响。伦理道德价值作为制定卫生政策的基础,主要体现在以下几个方面。

第一,伦理道德价值为选择不同的卫生政策提供了轮廓、框架。决策要求相应的观念和其他的价值体系,判定哪一种价值最值得实行,如果仅仅依据事实,就会出现错误。如美国患地中海贫血的病人达到41.8万之多,从而成为一个严重的问题,因为对这些患者的治疗是使用输血和铁铬合剂,这就涉及经济和伦理之中的"不治"将导致病人的痛苦和死亡,"治"则经济不堪重负。又如,优生优育,禁止近亲,某些精神病、遗传病患者结婚,这使一些人终生失去结婚和繁殖后代的机会。而现代医学伦理学则认为此法不妥,因为对后代有危害较大的遗传病人,只需把他们列为强制性婚前绝育对象,就可以达到目的,不应一概地不准结婚。为此,有的学者建议在制定优生法律政策条款时,把禁止结婚的范围限制在那些严重危害配偶的疾病者施行绝育手术后,应准予结婚。目前,现行卫生政策还是让位于传统伦理理念,从中我们可以看出伦理道德对卫生政策选择的作用。

第二,伦理道德价值对医学事实的影响。决定政策事实与医学事实有密切的关系,医学事实是中性的,而且是多种多样的,甚至有时是冲突的,决策者强调哪些事实,并选择作为自己制定政策的基础,受其价值观念的影响。例如,在制定有关收集器官的政策时,有些器官供不应求,以及一些病人自愿捐献器官的事例,为他们支持而进行的政策辩护。另一些人则强调器官移植力量不足,以及一些病人拒绝移植器官的事例,为他们支持的比较保守的政策辩护。我国卫生部做出了禁止胎儿性别鉴别的规定,以防止男女比例失调,同时对人工授精加以限制,与这些相关的技术的应用要受到伦理道德的约束,只要科学还被人为地操控,决定政策所提供的事实未必都是客观的,其科学性免不了受认识主体对伦理认识的影响,从而产生傲慢和偏见,进而影响卫生政策的制定、允许和实施。

第三,卫生政策受到伦理道德价值的制约,但在一定程度上也能引导人们伦理观念的转变。目前,我国积极倡导的大卫生观和健康道德、健康权利、健康任务等新观念,都是"人人健康策略"在我国的具体运用和扩展,成为我国卫生改革的依据,引导人们形成卫生、健康的新理念。随着这种影响的深入,人们希望医院也能适应健康观念的转变,从单纯的诊疗中心向预防中心转向,以尊重大多数人的普遍的健康权利,相应地,其他卫生部门的功能也应适应这种趋势,并在卫生政策中体现"人人健康"的价值观、伦理观的取向。

二、制定卫生政策的道德要求

一个社会的所有价值并不都是道德价值,但是一旦这些价值被用来作为对其他人或社会的义务,它们就具有了道德性质。伦理学是作为论证或选择的工具,它考察某种卫生政策的有效性及推导了这种政策的价值。社会对自己和个人的选择所施加的限制是由道德原则决定的,而道德原则是由伦理学决定的,因此,伦理学是道德价值和政策的桥梁。

卫生政策的道德主要包括两个方面:一是卫生政策对伦理道德价值的指向和选择,制定和实施卫生政策中表现出的一些道德问题。二是卫生政策对社会各阶层的价值指向和选择的道德问题,这主要涉及有关卫生资源的分配对社会各阶层的价值重视程度,主要是公平分配问题。因此,制定卫生政策的道德要求如下。

(一)确立正确的观念是制定卫生政策的前提

制定卫生政策的重要前提或基础之一,是要从伦理道德上承认人民健康权利的合理性,就是政府在制定卫生发展规划时主张人人平等,还是强调在享受健康权利上有等级和层次之分。世界卫生组织(WHO)在《阿拉木图宣言》中指出:"初级卫生保健是实现人人健康的关键。"据此,政府在制定卫生政策时,与世界接轨,必须以初级卫生保健为基础,只有这样才能保证人人享有卫生保健的权利。这里存在的问题是:政府决策部门在观念上是否理解和接受这一基本的战略计划?我国部分省份经济不发达,有的地方人民生活仍然比较贫困,但是由于各级政府重视初级卫生保健,把这项工作纳入了社会和经济发展计划中,采取各种有效的措施,大大地改善了人民的医疗预防、保健条件,提高了人民的健康水平。由此可见,政府制定卫生政策的价值定向不仅仅涉及伦理学意义上的抽象的人权问题,而且对于卫生保健的实施效益具有决定意义。

(二)卫生政策最基本的道德定向是面向初级卫生保健

政府对人人健康权利的态度和伦理决策,对此有两种情况是要加以区分的。

(1)在本地卫生资源能够保证初级卫生保健的情况下,其中的伦理问题是:有多少卫生资源用于初级卫生保健?受益人群是全体还是部分?

(2)在本地资源不能保证初级卫生保健的情况下,其中的伦理问题是:政府对初级卫生保健的重视程度如何?在多大程度上筹集了有效资源?受益人群是谁?是否越多越好?我国卫生政策中一直坚持实行医疗补贴,即低收费,这是由我国社会主义卫生事业的公益性、福利事业性质所决定的。因此,只要决策者重视,即使在发展中国家,初级卫生保健,也是能做出显著成绩的。

（三）卫生决策者应从实际出发，制定切实可行的卫生政策

在制定卫生政策之前，卫生决策者应从实际出发，了解和掌握有关社会卫生保健需求情况，社会经济发展状况、主要包括人口状况、生态状况。社会卫生保健状况及需求，以及支持卫生保健的社会经济状况，是制定卫生政策的基础，也是道德价值观念对决策者的要求。同时，对国家经济状况进行分析，了解国家财政在多大程度上支持卫生保健工作，以利用有限的资金保证重点，提高效率，减少浪费。目前，我国仍存在卫生资源即人、财、物分布不合理的现象，突出的是我国有9亿多人口生活在经济不发达的农村，平均每千人还不到半个医生，传染病多发病对生活在这些地区的人群还有极大危害，这就决定了我国卫生工作的重点在农村。所以，对实际情况的了解和掌握，是决策者不可疏忽的道德问题。

三、制定和执行卫生政策的道德原则

（一）科学发展原则

我国卫生事业经过几十年的发展，特别是改革开放以来的发展，取得了显著的成就，但是，用科学发展观来衡量，不全面不协调的问题较突出，医疗卫生服务不适应人民群众日益增长的健康需求的矛盾较为严重，具体表现为：一是公共卫生体系建设任务艰巨。疾病预防控制体系和突发公共卫生事件应急体系不够健全，尤其是在农村和基层；疾病预防控制能力和应急救治能力不强，一些重大疾病流行蔓延的趋势仍未得到有效遏制；疫情信息监测报告网络有待进一步完善；执法监督队伍薄弱、执法能力不强，人才队伍不适应工作需要，以及工作经费缺乏有效保障等。二是我国正面临着疾病谱的快速转变，新发传染病的人畜共患病不断出现，原有传染病、地方病的防治形势依然严峻，慢性非传染性疾病人数又不断增加，疾病预防控制面临巨大挑战。三是医疗资源配置存在结构性矛盾，优良资源过多集中于大城市、大医院，农村卫生和社区卫生发展严重滞后，不适应群众公共卫生和基本医疗服务需求。四是公立医疗机构的运行机制不合理，公益性质淡化，片面追求经济利益的倾向严重。在卫生管理中，要以科学发展观为指针，无论是制定卫生政策，还是修改和补充卫生法规、条例等，都要坚持实事求是和按客观规律办事，实行科学管理。我国卫生事业发展要统筹城乡卫生发展，统筹地区卫生发展，统筹城镇社区卫生发展，统筹医疗机制的合理布局，统筹卫生人才的培养，要实现城乡之间、不同层次的卫生服务之间协调均衡的发展，特别要把发展农村卫生和社区卫生作为重中之重，使我国卫生事业持续协调全面发展。

（二）以人为本原则

科学发展观的核心是以人为本，卫生管理要将以人为本作为重要的行为准

则,树立以人为本的理念,制定以人为本的卫生政策,将以人为本落实在卫生管理和人民健康服务的实践中。在卫生管理中遵循落实以人为本的原则,主要体现在两个层面:一是在卫生管理中将以人为本作为指导方针和指导原则,制定出符合人民利益的卫生政策,并教育卫生管理人员和医务工作者在卫生服务中以病人为中心,搞好各项服务。一些医院开大处方,甚至出现上百万的天价医疗费,重复检查等现象加重了群众的负担,也在医疗领域滋生了各种各样的不正之风,违背了以人为本的医德原则。关怀生命,提高生命质量,人人享有健康权利,是当今世界医学发展的共同目标。因此,要坚持以人为本原则,为更多的人民群众提供卫生保健,降低能耗,把自然科学与人文关怀结合起来,推进医疗卫生事业的健康发展。二是在卫生管理中,对医务人员的管理要体现以人为本,要关心医务人员和卫生工作者,从而调动其积极性,为实现卫生工作的目标和卫生管理目标做出贡献。

(三)公正公益原则

医疗卫生工作的公益性,是指一个国家的医疗卫生政策为谋求大多数人健康的一种公正选择。它一般是通过卫生资源的分配和一系列的方针政策实现的。例如,在医疗资源短缺的情况下,限制某些高技术的发展,普及和发展适宜技术,就是从公益原则出发的一种公正选择。公益原则是一条适应包括发展中国家和发达国家在内的普遍性原则。卫生投资比重较大的国家,同一些卫生投资较少且又奉行公益原则的发展中国家相比,广大人民群众的健康水平并未出现较大的差异。因此,是否执行公益原则,将决定一个国家医疗卫生保健的总体水平。公益原则并不是为了实现一个低水平的卫生保健目标,也不是卫生资源短缺情况下的权宜之计,而是从绝大多数社会成员健康利益出发的公正选择。

医疗卫生工作的公正性,是指每个社会成员在卫生保健权利上能得到公正的对待。医疗卫生保健的公正原则要求人人为健康尽义务;人人享受健康的权利,有相同的需要,就采取同等对待的方针。但是我国尚处在社会主义初级阶段,实现公正原则,必须注重以下几点:一要强调在初级保健范围,使人人能享受起码的保健需求,不可能在所有保健领域内全部拉平;二要和区域性的发展相结合,在一个区域内实现与其经济发展相适应的公正原则,并注重尽量避免各个区域卫生发展差距过大,应向老、少、边、穷地区进行更多的倾斜;三要注意把公正与效率结合起来,而不应使二者互相妨害。任何卫生资源的发展总是要经历一个由少到多的过程,不可能一开始就满足所有人的需要,因此,对公正的要求不能理想化,我们只能做到相对公正。

公正公益原则就是要求"坚持为人民健康服务,坚持为现代化建设服务",这是我们医疗卫生工作的指导思想。卫生管理人员要忠实地贯彻执行这一"两为"方针,要体现在制定卫生政策时坚持公正性和公益性,即在制定卫生政策时能够反映人们的观念变化,维护病人和健康人的权利,公正合理地分配卫生资源。同时,要为大多数人的利益、社会利益及后代利益着想,实现"人人享有卫生保障"的目标,提高全民族的健康水平。目前,我国卫生费用总量增长过快,并带来了各种各样的供求矛盾。因此,要兼顾长期目标和利益与近期目标和利益的协调,坚持全局出发与局部区域发展相协调,做到优质、高效、低耗、协调各阶层利益,实现供求平衡、发展平衡。

（四）效用原则

效用原则是在考虑治疗后病人的生命质量或病人对社会的可能贡献等因素的情况下,进行选择的标准。这一原则的公平尺度是社会功能即社会效益。只要有助于激发个人的活力和创造性,有利于增进整个社会的福利,它在逻辑上便肯定差等分配的公平性。然而,这一原则在伦理学上还存在诸如人人在生死面前是有同等权利和同等条件,或在难以比较的情况下如何选择的难题。但在运用其他原则难以进行选择时,效用原则往往被采用。当然,不同的价值观对"效用"的理解是不同的。我们认为首先应考虑人的生命质量,其次才能考虑病人所承担的社会责任、家庭责任和愈后的可能贡献。至于病人对医务人员的"效用"则不属于此例,如病人是医生的亲属、领导或对自己有用的人等,如医生以此为标准进行选择,则是不道德的。

（五）依法管理原则

国家制定的卫生法律法规能够规范卫生工作的行为,并且对于进行有效的卫生管理也具有权威性和严肃性。因此,卫生管理部门和卫生管理人员要处处以卫生法律法规为准绳,做到依法行政、秉公执法,维护法律法规的尊严。否则,卫生管理人员置法律法规于不顾,以权谋私、徇私枉法,践踏法律法规,不仅违背了卫生管理的伦理原则,也是法律所不容的。同时,建立完善和有效的执行监督机制,是卫生法律法规有力实施的保证。

四、卫生改革中的伦理原则

卫生改革是一项创造性的复杂系统工程,要按照社会主义医德原则去把握改革的方向,确立卫生改革中的道德取向,也为了减少和调节卫生改革中的矛盾和利益冲突,保障我国的卫生改革沿着健康积极的道路深入发展,按照《中共中央、国务院关于卫生改革与发展的决定》《卫生事业发展"十一五"规划》的精神,卫生改革应遵循以下伦理原则。

（一）正确处理公共卫生建设与医疗服务的关系，把预防为主放在首位

由于科学进步、工业发展、人类生存环境和疾病谱的变化，危害人类健康的因素已从生物因素为主，逐渐转变为社会、环境、心理和生物等综合因素为主，从以疾病为中心转向以人的健康为主导；从注重单个患者或群体患者的医疗服务为主，转变为以个体和群体预防相结合，全社会甚至全世界共同参与的公共卫生机制，将疾病预防的策略和措施贯穿到卫生防疫部门、医院、家庭、社会和个人中去。为此，国家应重视对公共卫生机构的建设和资金投入。通过合理配置卫生资源，保障人口健康，改变重治轻防的传统习惯，要健全疾病监测机制，提高公共卫生应急处理的能力，贯彻预防为主的方针，防病于未然，保社会平安。为了预防特大传染病在国内乃至世界各国传播的事件，从中央到地方各级政府授权卫生主管部门建立和完善突发传染病传播的应急机构和应急机制，使传染疾病的规模被限制在最小的范围，从而避免2004年春爆发的"非典"（SARS）在全国的传播和在世界各国的传播再次发生，为人们的生活创造一个良好的健康环境，为社会主义现代化建设创造一个安全、稳定的社会环境。

（二）正确处理基本卫生服务与多样化卫生服务的关系，优先发展和保证基本卫生服务

在卫生改革中，要以提高人民健康水平为中心，优先发展和保证基本卫生服务，逐步满足人民群众多样化的健康需求。这就必须实施正确的发展战略，即以社会健康需求为导向，遵循公平与效率相统一的原则，优先保证和发展基本卫生服务，大力发展城市社会卫生服务，巩固农村三级卫生网。同时，随着我国经济发展和人民生活水平的提高，逐步满足群众不同层次的多样化的卫生服务需求。这样才能保证卫生事业改革的正确方向，实现卫生事业发展的根本目标。至于在不同地区和个体、由于经济发展水平和收入的差别，医疗卫生单位开展一些自费的、特需的、多样化的服务，以满足部分群众的个性化的卫生服务需求，也是正当与合理的。

（三）突出重点、分类指导，提高卫生工作质量和效益

卫生资源是卫生工作重要的物质基础，要提高卫生工作的质量和效益，增进人民群众的健康，必须合理配置卫生资源，以最少的卫生资源的消耗，获得最大的人民健康的效果。由于我国的国情是人口多、底子薄、地域广、经济发展不平衡，这就需要从人民群众的健康需要出发，重点加强农村卫生、预防保健和中医药工作。从实际情况看，这三大战略重点的落实，还有很大距离，发展不平衡，急需下大力气。因此，要因地制宜，分类指导，采取切实有效措施，逐步缩小地区之间、城乡之间在卫生事业发展方面的差距。

（四）坚持公办卫生机构为主，大力发展民营卫生单位

我国已经形成了以公立卫生机构为主体，社会和个人办医等其他形式并存和发展的办医体制，同时要大力发展民营卫生医疗单位，这是我国卫生事业性质和社会主义市场经济体制所要求的。其他办医形式将会长期存在，并发展壮大，特别是要大力发展民营医院。非公有制的卫生医疗单位的发展要严格执行国家相关政策，符合人民群众的健康需要，符合当地区域卫生规划。各级政府必须加强对社会力量、个体办医、民营医院的积极引导，依法审批、严格监督管理，纠正"乱办医"的现象，惩罚违法办医的行为，对广大人民群众的健康负责。

（五）扩大对外开放，加强国际交流合作

卫生工作是一项自然科学技术性十分强的工作，只有加强国际医学科学的交流与合作，才能学习和跟踪世界上先进的医学科学理论，吸取和借鉴先进技术和管理经验，提高我们的卫生工作水平。同时，也可以将我国好的经验介绍给世界，推广自己的先进医学技术，尤其是要将我国中医、中药的比较优势发挥出来，走出国门、走向世界，取得世界人民的广泛认同，受到世界各国的欢迎。

（六）加强卫生行业社会主义精神文明建设

卫生工作要坚持物质文明和精神文明"两手抓，两手都要硬"的方针，把社会主义精神文明建设放在更加突出的地位。要按照"救死扶伤、忠于职守、爱岗敬业、热情服务、开拓进取、精益求精、乐于奉献、文明行医"的要求，把建立良好的职业道德，树立良好的医德医风，作为卫生系统精神文明建设的中心，要引导广大卫生人员树立正确的人生观、价值观，不断提高卫生队伍的思想道德素质和业务水平。

五、卫生资源分配的伦理道德原则

卫生资源分配是否合理，关系到我国卫生事业的发展。从我国实际出发，制定必要的伦理道德原则，规范卫生部门在卫生资源分配中的行为，是十分必要的。为实现卫生资源分配的合理性，卫生资源分配应遵循以下伦理道德原则。

（一）公正原则

公正原则是卫生资源分配与使用中伦理道德的核心。对于公正的定义，不同的伦理学派有不同的理解。亚里士多德的公平原则是指平等的应平等对待，不平等的应不平等对待，这种观点在西方被广泛接受。功利主义的公正原则强调公平是对社会的最大福利。马克思主义公平观要求未来实现按需分配，现阶段应实行按劳分配。罗尔斯的正义论认为公正就是尽量减少不平等。由于各国的伦理背景和经济状况不一样，各国在遵守公正原则时采取的模式不尽相同，正如 Dewey

所说,公正本身不是目的,而是手段,各国应依此建立相应公正的分配制度。所谓公正原则,是指公平地分配社会的好处与坏处,平等地分配社会权利和义务。坚持公正原则就是要公平地分配和使用卫生资源,给予每个人平等地享有卫生资源的权利。

公正分配与使用卫生资源是公益理论的必然要求。公益理论要求把个体道德和价值与群体的道德责任和价值统一起来。不仅要对个体健康负责,而且要对群体的健康负责;不仅要注意生命的数量,而且更要注重生命的质量;不仅要关心当代人的健康,而且要重视下一代人的健康。每一个人都享有社会给予的生产劳动、社会活动的权利,也享有满足自身健康和生存健康的权利,在这一点上所有国家、种族、所有人都应该是平等的。卫生资源公正分配是获得健康的物质基础,只有坚持公正才能使每个人都获得均等的机会、平等的权利,才能确保"人人享受卫生保健"这个价值目标的实现。

公正地分配与使用卫生资源,是由社会主义制度的性质决定的。社会主义是以公有制为主体的一种崭新的社会制度。人们在满足自身健康和生存需要的健康权利上是平等的。我们要尊重每一个人的医疗机会,平等地看待人们的健康权利,并允许其公平地享有这种权利。但现实中,我国13亿多人口中享受公费医疗的人口仅占11.5%左右,他们享受着国家或企业提供的优越的卫生保健服务,而近90%的人处于自费的境地,与这项福利无缘。这种分配方式是不符合公正原则的,应通过改革逐步缩小这种差异。

公平分配与使用卫生资源是相对的,在享受卫生资源的权利上应该是公正的,但实际上公正永远是相对的;在我国经济发展还比较落后的情况下,实际上在健康权利的享受方面还存在着各种差别。目前,要注意两种错误倾向:一是脱离我国实际,不顾我国现阶段的经济发展状况和政策,不承认差别,搞绝对平均主义,是错误的;二是任意扩大差别,不尊重人们平等享有健康权利的行为,很明显也是很不道德的。

(二)优先原则

根据"代表最广大人民群众的根本利益""全面建设小康社会""构建社会主义和谐社会"的总体思路,我国卫生资源合理分配与使用的道德有四个优先原则。

(1)富裕地区与贫困地区相比,应优先"老、少、边、穷"地区。目前,这些地方的卫生事业发展普遍较落后,特别是占全国陆地面积62.5%的少数民族地区,卫生人才匮乏、缺医少药现象尤为严重,应尽快改变。

(2)城市和农村相比,应优先农村,据调查"卫生投资在农村的效果要比城市高40%左右"。农村卫生工作基础薄弱,卫生技术人员数量少、素质弱,因此,把发展农村医疗卫生事业作为重点,是必要和合理的。

(3)尖端技术与普通技术相比,应优先发展普通实用技术,发展尖端技术对特殊人群可能会产生高效益,但它不能给最大多数病人提供最大的利益,因而不能认为是正确的选择。相反,发展普通实用技术,能满足绝大多数患者的治疗需要,国家财力和人民群众都负担得起,因此是道德的选择。

(4)医疗与预防相比,预防工作应当优先。

(三)人民群众是主要受益人的原则

从道德目标上讲,卫生资源的分配与使用应坚持人民群众为主要受益者的原则。马勒博士在《人民》一文中主张"健康是为了人民,又要依靠人民;人民既是发展的主体,又是发展的目标"。因此,卫生资源的分配与使用应主要面向广大人民群众。我国的卫生资源分配使用主要用于城市,对农村的投资较少,导致城乡在享受卫生资源方面差距加大。据报道,1978—1988 年全国 18 个重点医院投资均在千万元以上,而同时卫生资源主要在县级医院,对原来享有额外补助的乡卫生医院降低补助额,一般为工资的 40%。投资方面的颠倒使卫生事业发展出现了不平衡,特别是近 10 年中县及县级以上医院机构增加 320%,而乡卫生院却减少16%,县以上医院床位数增加了 32%,乡卫生院床位数则减少了 38%,县及县级以上卫生人员增加了 34%,而乡卫生院卫生人员却减少了 15%。这种不合理状况应尽快扭转,因为中国的人口卫生保健问题主要应在乡、村得到解决。按照初级卫生保健要求,投资的重点应放在乡、村两级,形成"金字塔"。

(四)前瞻性原则

所谓前瞻性原则是指卫生资源分配与使用中的一些重大决策,必须要考虑到卫生事业的未来发展与社会贡献,要正确处理局部利益与全局利益、眼前利益与长远利益、近期目标与长期目标的关系,防止和避免短期行为。

在卫生资源分配与使用中,要正确处理近期目标与长期目标、眼前利益与长远利益的关系。卫生资源的合理分配与有效利用是为了医疗卫生事业的高速发展,最大限度地满足人们的健康需求,逐步实现卫生事业的现代化,这是一个相当长的过程。如果脱离我国国情和医疗市场的实际,过分强调卫生事业的未来发展与贡献,盲目发展高层次的医疗服务,大量引进"高、尖、精"的仪器设备,忽视基础医疗卫生条件的改善,致使多数患者的基本医疗要求得不到满足,这并非是正确的选择,其社会效益和经济效益也是不会好的。相反,如果片面强调近期目标与眼前利益,追求急功近利,忽视对基础医疗和高尖精设备的研制,那肯定也是有害无益的。

（五）整体利益的原则

所谓整体利益是指要坚持经济效益与社会效益、环境效益的统一。一是要正确处理经济效益与社会效益、环境效益的关系，片面强调其中任何一方面，并且将其推向极端都是错误的，是十分有害的，目前要特别注意纠正那种重经济效益，轻社会效益、环境效益的倾向。要加强对现有卫生资源的科学管理与利用，发挥其潜在效果。据调查，如果只管分配而不加以管理或管理不善，就会造成卫生资源丧失和浪费50%，这是我们值得引以为戒的。二是要正确处理卫生资源分配与人力资源分配的关系，要纠正那种只管收钱、购设备，忽视人力资源分配的倾向。卫生人力资源是卫生资源中最根本的起决定意义的因素，如果忽视人力资源的分配，只管经费分配，即使有钱购置了先进设备，也不能很好地发挥其作用。

第十二章

现代护理伦理

【本章内容提要】

◆ 护患关系的发展历程

◆ 护理工作的地位和特点

◆ 护士的形象和道德要求

◆ 基础护理伦理要求

◆ 护士伦理学国际法简介

一、护患关系的发展历程

护患关系是随着医学模式的发展而发展的,整个医学模式大概经历了神灵主义医学模式、自然哲学医学模式、机械论和生物医学模式、生物－心理－社会医学模式等四个不同阶段,不同医学模式下护患关系的发展历程也不同。

医学模式是人类医学科学的发展和医学实践活动过程中逐渐形成的观察和处理医学领域中有关问题的基本思想和主要方法。医学模式会随着医学技术手段不断发展和人类健康需求变化而调整。著名医史学家西格里斯特曾经说过:"每一个医学行动始终涉及两类人群,医生和病人,或者更广泛地说,医学团体和社会,医学无非是这两群人之间多方面的关系。"护患关系是医学行为所产生的关系中一种特殊的人际关系。一个和谐的就医环境离不开良好的护患关系,也是处理好一切护理工作的前提条件,医学模式的不断变化也在引领着护患关系不断地演变。

（一）神灵主义医学模式时期的护患关系

大约在1万年前的亘古洪荒时代的原始社会,那时候的人类尚未开化,对人体结构和疾病的认识尚处于蒙昧无知的状态,认为是神灵和妖魔鬼怪在主宰世间的一切,这就诞生了所谓的神灵主义医学模式。当时整个社会都在盛行这种对疾病的观点,造成了部落、部族和氏族的所有成员对待疾病的态度都是认为生病的人都是被神所遗弃的,不能违背神的旨意。即使出现了病情好转,也会被认为是神的怜悯。在这个医学模式的时代,其实并不存在真正的医护身份,他们都会被认为是执行神的旨意的使者,他们有权力干预部族成员的生与死,医护的早期形象,也就是神的形象,神主宰着人世间的一切,医者与病人之间的关系就完全被神与人的关系所代替了,医护患之间是一种松散、无序的关系。在这个时期,医者是处在国家权力的顶端,同时享有崇高的社会地位。

(二)自然哲学医学模式时期的护患关系

约公元前5世纪,自然哲学医学模式开始逐渐形成,由于当时的生产力的发展和人类对自然界认识的不断加深,积累了一些疾病的治疗经验,使人们认识到疾病并非是神鬼怪所为,而是可以治愈的和有规律可循的。当时某些人对神鬼怪与疾病的联系心生质疑,希腊的希波克拉底著名的"四体液说",主动抛开当时流行的所谓神学理论,提出疾病是人类身体受到外在因素干扰而出现异常的,断然不是神鬼怪所为。我国古代名医扁鹊归纳的"病有六不治"中的"信巫不信医,六不治也",也坚决否定了所谓的神学与巫医,成为日后的经典论断。在那个时代,医护并无分工,"医"既要看病抓药又要护理病人,可以视为容"医"与"护"于一身。不过在这个时期,医生的地位是备受尊敬的,在社会等级划分中处于尊贵级别,这种情形就决定了劳动群众就要求医问药,就要卑躬屈膝。治疗的决定权被医者牢牢攥在手中,医者享有决定性的地位,而求医者只能被动接受、听从医者的吩咐,这与当时封建社会严格的等级制和伦理制有一定的联系和相对性。但与封建统治者和贵族相比较,医者只能"叩头请命""君饮药臣先尝之",治愈疾病,可得到丰厚的赏赐、宠遇,但一有差错,便会人头落地,他们之间的医护患关系属于主仆关系。

(三)机械论和生物医学模式时期的护患关系

在文艺复兴开始的15世纪的西方,很多学者将人体的生命运动看做机械的活动过程。英国唯物主义学者弗兰西斯·培根明确提出了整个世界和人类都是物质的,均是由大小不一的各种物质组合而成,法国著名的科学家笛卡儿也延续这种学说,甚至还为此专门撰写了了《运动是机器》一书。法国一名叫拉马特利的医生,也提出类似的观点,他在《人是机器》这本书中提到,人是一步自动运行的机器,心脏是动力,四肢是杠杆,食物是燃料,疾病的出现代表人体的某个零件出现了问题,需要进行维修。

这个时期人体"维修工具"和"修补设备"也得到了卓有成效的完善和改进,定量实验法在医学研究领域的使用要归功于意大利科学家圣托里奥,他所设计的诸多医疗设备如温度计、脉搏计、早期临床护理仪器等在今后的医学行为中都得到了广泛应用,著名的《论医学测量》便出自于他之手。"操作与被操作""修补与被修补"的观念在这些医疗设备出现后显得尤为突出,更加减少了医生、护士与患者的交流,忽视了对病人的关心、尊重,以及在心理社会方面对患者的应有的安慰和指导。

(四)生物－心理－社会医学模式时期的护患关系

1977 年,Engel 教授提出了需要构建一种新的医学模式代替现有的医学模式。他认为,不论是对疾病的治疗、预防和康复,都要将人视为一个整体来对待,将人的心理因素和社会因素等多方面的因素综合进行考虑,而不能单独将其分开,未来生物—心理—社会医学模式时期必会代替生物医学模式。在这个新的医学模式下,医生要继续弘扬高尚的医德医风,公平对待每位患者,尊重患者的权利和隐私。最终将医学本身的目的发扬为预防和减少疾病的发生、优化生存环境、提高生命质量。

在此期间,才真正实现了医护身份、工作职责明确。1956 年,美国医生萨斯和霍伦德正式提出了"医患关系的基本模式",将护患关系也区分出 3 种基本模式:①主动—被动型;②指导—合作型;③共同参与型。在日常的临床护理工作中,护患关系不可能是一成不变的,根据患者的不同情况和病情的发展程度,会由一种模式过渡到另外一种模式。

护患关系继医患关系之后也成了社会关注的热点问题,一个和谐的就医环境才会有利于治疗、康复和护理工作的开展,保证顺利完成对患者的病情评估和采集资料的真实性。其实,和谐的护患关系也可以作为一种沟通交流的技术手段,不但可以有利于患者更快地康复痊愈,而且对于护士自身身心健康也大为有利。由古观今,我们需要理清医学模式的演变和护患关系变革中各种问题的内在联系,才能更好地对护患关系进行更加深入的研究和探索。

二、护理工作的地位和特点

护理工作是医疗卫生事业的重要组成部分,它担负着救死扶伤、保障人民健康的特殊任务,是一项既平凡又崇高的事业。对于从事护理工作的护士来说,不仅要掌握精湛的护理技术、广博的护理知识,还必须具有较高的护理道德水平。

(一)护理工作的地位和作用

护理工作在整个医疗工作中发挥着重要的作用,有着特殊的重要地位。无论是保健、预防、临床治疗还是康复,都离不开护理工作。

首先,护士是医院技术人员中不可忽视的力量。护理人员的人数在医院各类人员中占50%以上,不仅人数多,而且护士工作面广、量大。一个患者从入院到出院的各项处置中约有90%是由护士执行和配合完成的。护理人员除了要护理住院患者外,还要为社会人群做好保健服务。护理工作面向社会,面向人群,与人民有着密不可分的关系。人的生、老、病、死都离不开护理。社会上的各个角落,凡有人群的地方,就应有卫生保健工作,也就离不开护理。

其次,正确的诊断和治疗离不开护理人员的密切配合。在医疗过程中,护士既是医嘱的执行者,又是医生的密切合作者,她们参与门诊、急诊、住院治疗、手术及康复等医疗的每一个环节,与患者的接触最多,常常最早发现患者病情和情绪变化,被喻为临床诊治"哨兵"。正如原中国医学科学院院长黄家驷所说:"护士和病人接触比医生多得多。病情变化觉察得比医生早,病人有什么话,时常很早对护士说,因此,病人健康的恢复对护士的依赖丝毫不低于医生。"只有正确的诊断和治疗同高质量的护理相结合,才能取得良好的医疗效果。

最后,临床护理人员的基本职责之一,就是要为患者创造良好的环境,满足患者生理和生活的需要。随着护理学模式的转变,护理人员在对患者进行疾病护理的同时,还要承担着心理护理的重要任务,因此必须像重视药物和手术治疗一样,重视心理护理在治疗中的地位。护士必须熟悉和研究每一个患者的心理特点,耐心、仔细地做好心理护理工作,帮助患者减轻痛苦,克服困难,战胜疾病。然而,无论是生活护理还是心理护理护理人员,都必须有高度的责任心和强烈的道德感,这是护理任务顺利完成的保证。

衡量护理道德水平的重要尺度,主要是护理的质量和医疗的效果,临床上一切护理工作都是围绕这两个方面进行的。高水平的护理质量和满意的医疗效果,往往都是良好的护理道德在实践工作中的体现。

(二)护理工作的主要特点

1. 服务性

随着医学模式和健康观的转变,护士工作的范围不再局限于医院和门诊,而是扩大到全社会,具有范围广、内容多且庞杂具体的特点。从护理的对象来看,护理人员面对的不仅是各式各样的患者,还要逐渐转向面对社会人群中的健康人。从护理内容上来讲,有基础护理、专科护理、特殊护理等。从护理方式上来讲,有责任护理、心理护理、自我护理、家庭护理、保健护理等。

2. 技术性

现代的身心医学研究表明,生物的、社会的和心理的因素,对人的健康和疾病的发生、发展和转化都有直接或间接的关系。所以,护理学模式已经从以"疾病"为中心向以"病人"为中心转变,即用整体的观念看待疾病和护理患者。一名护士如果没有扎实的医学、护理学、社会学的理论知识和熟练的护理操作技能,是不能胜任护理工作的。有人认为护理工作只是被动地执行医嘱、发药、打针、输液等一般技术操作而已,不需要什么学问,其实这是一种曲解。护理工作是科学性和技术性均很强的工作。发药零点几毫克,注射胰岛素几单位,测量血压观察值零点几千帕,手术后引流管液体颜色的轻微变化,患者面部表情的一丝改变等,看来都很小,但都可能出现病情的突变。因此,护理人员要具有科学的头脑、丰富的专业知识、精湛的技术、审慎的态度,才能做好护理工作。

3. 严格性

护理工作是一项科学技术工作,必须严格地遵守各项规章制度和操作规程,在观察病情,查对和执行医嘱,进行各种护理技术操作,预防各种合并症等工作时,要做到及时、准确、无误。护理工作稍有不慎,就会造成不可挽回的损失。英国东伯明翰医院一名护士将医生处方上 0.1mg 地高辛看错了一位小数,用了相当处方 10 倍的用量(即 1mg),结果造成婴儿死亡。德国柏林某护士给一位 14 岁学生注射止痛剂可卡因时,本来应用 2% 的溶液,由于该护士疏忽,误以 20% 的溶液注射,造成学生当场中毒死亡,该护士后悔莫及,最后自杀身亡。这些事实说明,严格遵守各项护理操作规程,不但是保证工作质量和患者生理安全的重要前提,也是护士工作者职业道德的重要内容之一。护士只有具备高度的责任心和高尚的护理道德,才有可能自觉地严格遵守各项操作规则。

在强调严格的同时,还要求护士要有积极、灵活的主动性。在特殊情况下,对于如急诊患者的临时处置,病情观察中出现的紧急意外等,护士都要从患者的利益出发,灵活机敏地采取一些果断措施,以免延误抢救时机,这与护理的严格性并不矛盾。

三、护士的形象和道德要求

人们常常称护士是白衣天使,这是对护士心灵美和仪表美的赞誉。作为一名护士,一定要注重自己的形象和道德素质。

(一)护士的形象和品格

护士的标准形象应该是:"衣着整洁,态度可亲,性格开朗,言语谦逊,精神饱满,步履轻捷,动作轻柔,观察敏锐。反应灵敏,既温文尔雅,朴素大方,又意志坚定,临危不惧。"人们将护士的职业道德规范归纳为八个字:爱(专业)、亲(患者)、精(技巧)、雅(风度)、严(作风)、勤(工作)、诚(同行)、稳(情绪)。

由于种种原因,有些护士的形象不够理想。如有的护士专业思想不稳固,有相当数量的护士不热爱自己的专业,甚至鄙薄护理工作;有的护士缺乏探索和研究精神,不努力学习业务技术,知识面窄,结构单一,缺乏社会科学知识及其他相关的自然科学知识;有的护士缺乏医德修养,工作懒散,不负责任;有的护士怕脏、怕臭、怕累;有的护士心理素养欠缺,稍不如意就拿患者出气,这些都有损于白衣天使的形象。

为此,护理要工作者应加强"自爱、自尊、自重、自强"修养,修炼和塑造白衣天使的内在美的品格。

自爱,首先是爱自己的职业。护理是一门以患者为中心、以促进其恢复健康为重点的独立学科,是一种救死扶伤的极其光荣而崇高的职业。护士是人类健康的保护者,护士要对自己从事的工作充满热情,充满自豪感。其次是爱自己的声誉,护士要"白衣天使""临床哨兵""生命的守护神"等美誉,在实践中应该时时处处做到尽职,用实际行动维护自己和职业的声誉,不应以轻蔑的渎职来毁坏护士职业的荣誉,珍爱自己独特的荣誉就是钟爱自己。

自尊,尊重自己,尊重自己的职业和选择。这不仅要求社会尊重护士,自己也要看得起自己。要牢固地树立护士光荣的观念,以献身护理事业作为自己的崇高理想。如王绣瑛、林菊英等南丁格尔奖章获得者,就是众多护士中的典型代表。护士尊重自己,首先要尊重患者,尊重尊严和权利。由于世俗的偏见或疾病的折磨,一些患者和家属的心情不好,往往会向护士发泄,在言行上出现不尊重护士的现象,作为护士应以高度的职业道德正确对待,并给予其更多的同情和谅解,用自己熟练的操作技术和热情周到的服务来赢得患者的尊重和信赖。

自重,就是要注意自己的言行。护士的言谈举止应庄重审慎,切忌轻佻、娇作。护士与患者的关系应严格限于医疗护理工作方面。在上班时间,不与同事或患者谈论工作以外的事情,不利用工作之便与患者拉关系,等等。自重者贵在有自知之明,能正确估量自己的长处和短处,扬长避短,善于自制,严于律己。

自强,就是在思想道德和业务上具有积极进取、自强不息的精神。现代护理工作领域的扩大,内涵的深化,新业务、新技术在护理过程中的不断运用,都要求护理工作者要有计划地进行知识更新,掌握新的诊疗护理技术,用业务上的高水平去取得工作中的高质量。

(二)护士的道德要求

1. 忠诚于护理事业

忠诚于护理事业,树立职业的自豪感,是护士最基本的道德素质。护士的职业道德素质往往与心理品质密切相关,应该充分注意自身心理品质的培养,尤其是护士的职业自豪感,是建立在职业自尊心上的道德情感。一名优秀的护士要有"自尊、自爱、自重、自强"的优良品质,充分认识到护理工作的意义、性质及专业的特点,要尊重和热爱自己所从事的职业。只有树立护理专业是为人类健康而劳动的高尚职业信念,才能对护理事业有深厚的感情和献身精神。

2. 高尚的道德情感

护理工作者所接触的患者,有的痛苦呻吟,有的疮口流脓,有的躯体畸形,有的生命垂危,等等,人们把他们送到医院,对护士寄予很大希望,当护士出现在患者面前时,就应该表达出护士对患者应有的真诚相助的情感,护士还应尊重患者的正当要求,不论发生什么情况,都不应指责训斥患者;对传染病或残疾的患者,都应尊重其生命价值,不能有任何歧视。

3. 刻苦学习业务,钻研技术

现代科学不断向深度、广度发展,科学技术知识更新周期的缩短,医学、护理学模式的转变,边缘科学的发展等,都对护士的知识结构提出了更高的要求。一名合格的护士要有扎实的医学和护理学专业知识,以及熟练的操作技术,否则就做不好护理工作。例如,生活护理是以医学和护理学知识同技能相结合合为基础的护理技术,是衡量护士素质的一个重要标志。目前,许多医学新技术的使用,如显微外科、器官移植、危重患者监护、电子计算机断层扫描、核磁共振,以及新专科的出现和康复医学的兴起,使护理学的内容和范围不断扩大。要胜任这些新的护理工作,就需要不断学习,掌握新的医学、心理学、伦理学、社会学、管理学、文学、美学等多方面的知识。

总之,只有不断学习新知识,扩大知识面,提高理论和技术水平,精通本专业的业务,不断提高实际工作能力,才能适应护理工作的需要,成为一名称职的护士。当然,称职是相对的,今天可能称职,如果不学习,明天就可能不称职。

4. 良好的语言修养

语言是沟通护患之间感情的桥梁。护士的良好愿望、美好的心灵,要通过语言表达出来。一名合格的护士应该十分注意语言的修养,要使用礼貌性语言、鼓励性语言和治疗性语言。

正确使用语言,对护士来说具有特殊重要的意义。护士亲切的语言能给患者以安慰、信任、鼓励,增强患者战胜疾病的信心和勇气,促使同志间协调、合作、和谐,增强团结,搞好工作。护士的语言,应该是科学、文雅、谦虚、和气与善良的,任何不利于患者健康的语言都应该注意避免。例如,态度冷淡,缺乏感情,讲话生硬,不分场合、地点,不照顾患者的心理,或随意透露一些诊断治疗中的保密性内容,语言粗鲁、刻薄,甚至恶语伤人,训斥患者等。值得注意的是,在工作繁忙紧张的时候,在遇到修养不足的患者的时候,在自己工作不顺心或各种意外引起情绪不佳的时候,在不被患者理解而被错怪或误解的时候,护士应用理智战胜感情,控制自己的情绪,从大局、患者的利益着眼,在语言上仍始终给患者以温暖和信心,这是护士道德情操高尚的体现。

四、基础护理伦理要求

基础护理是各专科护理的基础,是指不同科室的各种患者在诊治过程中,在护理上需要解决的共同问题。

基础护理的内容包括为患者创造和提供良好的治疗和康复环境,保持患者的个人卫生,保证患者有足够的睡眠,维持患者的合理营养及正常排泄,解除患者的身心痛苦及避免伤害,采集患者的标本以供辅助检查,测定患者的生命体征(脉搏、血压、体温等)并做好护理记录,执行医生治疗和其他医嘱,观察患者的病情变化并随时配合医生抢救,物品的清洗、消毒、保养及敷料制备,传染病患者的消毒隔离等。基础护理是护理工作的重要组成部分。

(一)基础护理的特点

(1)常规性基础护理是每天例行的常规性工作,并以制度形式固定下来,如晨间、晚间护理,体温、脉搏和呼吸的测量,药物的口服、注射和静脉输液,定期的病房消毒,血、尿、粪便的采集和送验等。对于这些常规性护理工作,必须合理安排,严格按时、按顺序进行,如卫生员的病房清洁必须在晨间护理以前进行,医生查房与各种无菌操作必须在晨间护理以后进行。这不仅是为了使病房工作有条不紊,而且是为了避免发生交叉感染,保证患者安全。

(2)连续性基础护理工作昼夜24小时连续进行,通过口头交班、床边巡回交班及交班记录,护理人员换岗不离岗。由于基础护理是连续性的,就可以及时了解和观察患者,掌握患者的病情变化和心理波动,甚至可以获取某些被忽视的或直接询问得不到的体征信息。这些情况对制定下一步的诊疗护理措施、防止病情恶化或发现病情变化及时抢救,具有预见性和针对性。如一位内科护士巡查病房时,发现一名冠心病患者大汗淋漓、静卧于床,头部前倾90°。这种不正常的姿势,预示可能是心源性休克的征兆。护士立即报告医生,经及时抢救而化险为夷。

(3)协调性大量的基础护理工作为医生诊治工作提供了必需的物质条件和技术协助,能及时执行治疗计划和落实医嘱内容。一方面,护理人员处于医、护、患三者之间的中间位置,护士接触患者的机会比医生多,接触医生的机会比患者多。因此,护患之间要多进行情感交流,医护之间要多进行信息交流,从而协调好医患关系,增加患者的安全感和信赖感。另一方面,护理工作不仅是技术性护理,而且是生活性护理,护理人员要掌握自己工作的特殊性,协助医生提高诊疗效果,帮助患者早日康复。如对于彻夜辗转的失眠患者,可以经过晚间护理,如擦身洗浴、更换衣服、梳理头发等,就会使其感到全身舒服和轻松;再加以有理有据的交流、谈心,让患者释放和减轻精神负担,在宽慰中帮助其入睡。

(4)科学性基础护理是科学的,每一项操作、每一次处理都有其医学根据,都必须严格按照科学原则办事,不然就不能获得预期效果。给药时应考虑药物过敏或中毒反应;几种药物配伍,要注意有无协同或拮抗作用;静脉推注去乙酰毛花苷注射液(西地兰)和钙剂时,应严格掌握速度,否则可能会引起急性心律失常,甚至心搏骤停。护士的护理与医生的诊疗同等重要,同样具有两重性,违反科学原则,都会损害患者健康,甚至威胁患者生命。

(二)基础护理的伦理要求

(1)热爱事业,默默奉献。热爱护理事业,有为护理事业献身的理想,有强烈的职业自豪感,这是从事基础护理的基本道德要求。护理是一门独立的专业,是提高医疗质量的基础性和广泛性工作,虽然平凡,却是关系患者生命安全的有价值的科学劳动。每一个患者就医治病的过程,都包含着基础护理的成果、护理人员的辛劳及从事护理职业的价值和作用。一个护士,只有懂得为谁工作、为什么工作和怎样工作,才能忠心耿耿、兢兢业业地全身心投入到基础护理工作之中,对工作精益求精,在细微之处为患者的康复默默奉献。

(2)坚守岗位,精心工作。基础护理工作昼夜不停,要求护士遵守纪律,坚守岗位,日夜守护患者,不仅要准时执行医嘱任务,还要满足患者身心的基本需要。如应该提前10分钟交接班,并巡视病房,尽量多了解患者情况;上班时间富裕时,应该与患者多交流,开展诸如健康教育、心理疏导、文化娱乐等工作;下班前,应该及时处理好本班发现的问题,为下一班创造便利条件。基础护理要求护理人员要像对待自己的亲人那样,了解患者最痛苦的症状和机体功能障碍,了解患者对治疗的反应及其效果,了解患者的思想牵挂和各种要求,尽力创造一个宜于治疗的环境和利于康复的和谐气氛。

(3)严密观察,严防事故。患者的最高利益,一是保持生命,二是促进健康。基础护理是责任心很强的工作,必须把患者的安全放在第一位,严密观察患者症状和疗效及一切细微变化。患者神态反常都有症结所在,应以关切态度为其解开症结,消除不正常现象。如昏迷患者突然烦躁不安,做生活护理时应注意膀胱是否充盈,有尿潴留即需马上导尿,以帮助患者解除痛苦。又如,腓骨骨折患者突然肝区疼痛,要考虑是否有并发症,提醒医生注意,以采取必要的医疗措施。基础护理都是平凡小事、"老一套",一旦掉以轻心、草率从事,甚至偷懒取巧而无视规章制度和操作规程,就很可能发生护理差错和事故。如发药时错床号、错时间、错剂量、错药名、错用法,都是责任心不强所致。

(4)认真操作,减轻痛苦。基础护理的内容中有很多具体的技术性操作,而这些操作应当尽量避免或尽可能减轻患者的痛苦。如肌内注射要做到"二快一慢",

即进针、拔针快,推药慢;静脉穿刺要争取一次穿刺成功,防止多次刺针疼痛;各种引流管要保持畅通,并认真做好引流物情况的记录,以免发生多次插管或延误病情。另外,应用新理论、新技术、新设备的基础护理,要更加审慎、认真,并注意收集反馈信息,以便提高应用新诊疗手段的能力。

(5)团结合作,协同一致。基础护理的协调性特点,要求护士与其他医务人员为了治病救人的共同目的,必须团结合作,协同一致。其一,护士在基础护理中要与医生密切配合,既要主动、诚恳和友好地配合医生为患者诊治,又不要过分依赖医生而把自己置身于被动的从属地位。其二,与医务人员要平等交往和交流,不要以患者为借口而盛气凌人。当发生矛盾时,医护之间要共同商议,寻求解决办法。其三,要加强与患者及其家属的配合,获得他们对护理工作的理解和支持,促进患者早日康复。

五、护士伦理学国际法简介

国际护士协会在 1953 年 7 月召开的国际护士会议上通过了《护士伦理学国际法》。随后,于 1956 年 6 月,在德国法兰克福大会予以修订并被采纳。

《护士伦理学国际法》中提出:护士护理病人,担负着建立有助于健康的、物理的、社会的和精神的环境,并着重用教授示范的方法预防疾病,促进健康。他们为个人、家庭和居民提供保健服务,并与其他保健行业协作。为人类服务是护士的首要职能,也是护士职业存在的理由。护理服务的需要是全人类性的。职业性护理服务以人类的需要为基础,所以不受国籍、种族、信仰、肤色、政治和社会状况的限制。

本法典固有的基本概念是:护士相信人类的本质的自由和人类生命的保存。全体护士均应明了红十字原则及 1949 年日内瓦决议条款中的权利和义务。

(1)护士的基本职责有三个方面:保护生命,减轻痛苦,增进健康。

(2)护士必须始终坚持高标准的护理工作和职业作风。

(3)护士对工作不仅要有充分的准备,而且必须保持高水平的知识和技能。

(4)尊重病人的宗教信仰。

(5)护士应对信托给他们的个人情况保守秘密。

(6)护士不仅要认识到职责,而且要认识到他们的职业功能限制。若无医嘱,不予推荐或给予医疗处理,护士在紧急的情况下可给医疗处理,但应将这些行动尽快地报告给医生。

(7)护士有理智地、忠实地执行医嘱的义务,并应拒绝参与非道德的行动。

(8)护士受到保健小组中的医生和其他成员的信任,对同事中的不适当的和不道德的行为应该向主管当局揭发。

（9）护士接受正当的薪金和津贴，例如，契约中实际的或包含的供应补贴。

（10）护士不允许将他们的名字用于商品广告中或作为其他形式的自我广告。

（11）护士与其他事业的成员和同行合作并维持和睦的关系。

（12）护士坚持个人道德标准，因为这反映了对职业的信誉。

（13）在个人行为方面，护士不应有意识地轻视在其所居住和工作的居民中所做的行为方式。

（14）护士应参与其他卫生行业所分担的责任，以促进满足公共卫生需要的努力，无论是地区的、州的、国家的和国际的。

第十三章

现代医院管理中的伦理

【本章内容提要】

◆医院管理的伦理原则

◆医院管理的伦理要求

◆医院管理的伦理责任

◆社会主义市场经济中的医院管理伦理

◆加强医院管理伦理建设的必要性

◆管理者与领导者的素质、行为与道德

一、医院管理的伦理原则

医院管理伦理是以医院管理者为核心,研究管理过程中人们相互之间的道德关系,特别是研究与医院有关的人际道德关系,并从中引申出有关医院管理道德的各种原则、规范、范畴等道德要求。在管理伦理学视野中,医院管理应该遵循以下伦理原则。

(一)医患利益兼顾,患者利益高于一切的原则

患者利益高于一切,这是医院管理道德的一个重要原则,是由社会主义医院的性质所决定的,也是道德的基本要求,一切损害或不利于病人利益的做法都是违背伦理原则的。医院管理伦理强调,要把为病人健康服务作为一切管理工作的着眼点和落脚点,在维护患者利益的前提下,兼顾医者的利益。

1. 医院的信誉来自维护病人的利益

信誉就是信用和名誉。各行各业都离不开信誉。众所周知,病人看病愿意找"名医",这就涉及信誉。名医之所以能取得病人的信任,一靠医术,二靠医德。医院的信誉,直接影响有时甚至决定着医院的生命。因此,病人对医院的医务人员能否信得过,在病人的治疗和康复过程中具有举足轻重的作用。

医院要维护病人的利益,第一,应做到各项工作都着眼于病人的利益。通过高质量的管理工作,使病人在医院得到良好的治疗和热情的服务。第二,建立良

好的医患关系,赢得病人及社会各方面的理解和支持,并接受病人和社会的监督,在相互理解的基础上增进感情。第三,搞好医院的"窗口"服务,把好"第一关",挂号、划价、收款、取药等,对医院声誉的影响较大,必须在日常管理中加强对"窗口人员"的职业道德教育。

2. 关心病人才能维护病人利益

医疗过程是医生与病人直接接触的过程,病人痛苦和期望感染医生,医生给病人以同情和关心。但是,随着现代医学科学的发展,一些诊疗仪器的出现,病人与医生除了保持直接接触外,许多联系通过医疗器械设备进行,病人的概念在医生头脑中淡薄了,出现了重治病不关心病人的现象,这是医院管理特别是医德建设中所不可忽视的。所以,医务人员无论在何种情况下,都要关心病人,只有关心病人,才能真正做到维护病人的利益。

3. 经济管理必须与病人利益相统一

长期以来,医院曾片面地认为收费越低越好,免费越多越好,出现了不计成本、不计折旧、不谈积累的现象。从表面上看,这似乎有利于病人,符合人道主义原则,但其结果是不利于医院发展的,最终还会损害患者利益。近些年来,医院实行经济管理,有的片面追求经济效益,又出现了乱收费、多收费和强行出售非治疗性药品现象,增加了病人的负担,损害了病人的利益。我们应当既体现医院的福利性质,又支持经济效益原则,合理收费,不断改善医院的条件。

(二)经济效益和社会效益相统一,坚持社会效益第一的原则

医院作为卫生事业的主体,是一个相对独立的经营单位和经济实体,因此,研究卫生服务过程中的经济问题,加强经济管理和成本核算,合理筹集和分配资源,提高经济效益,是卫生管理的重要任务。但卫生事业的本质属性是体现一定福利政策的社会公益事业,医疗服务不同于一般商品服务的特殊性,决定了医院必须全心全意为人民健康服务的根本宗旨。

医院要生存,要发展,必须把经济效益和社会效益统一起来,既要讲经济效益,又要讲社会效益,在取得经济效益的同时,会带来社会效益,社会效益中又蕴含着巨大的经济效益。但是,在两个效益的关系上,医院管理应把社会效益放在首位。这是由我国卫生事业的性质所决定的,作为非营利性医院,它是福利公益性事业,医院要维持、生存和发展,不单靠医务人员的劳务收入,而主要是依靠国家和社会对医院的投入,从根本上支持医院的发展,不断改善医院条件和医务人员的待遇。

医院的社会效益,主要通过不断提高医疗质量,改进服务态度,逐步满足社会对医疗卫生保健日益提高的需要,保护人民健康,促进生产力的发展和社会的安

定,由此带来的经济效益才能加大国家和社会对医院的投入,从根本上支持医院的发展。

但是,医疗卫生事业的发展,离不开物质条件,必然会受到经济效益的影响。在有计划的商品经济条件下,如果不计成本,不求经济效益,医院的经济条件被削弱,甚至失去了物质基础,医院就失去了存在的条件,社会效益就无从谈起。因此,这就要求医疗卫生单位要加强经济管理,提高经营水平,使有限的资源发挥更大的作用,显著增加效益。

综上所述,医疗卫生事业既不能离开社会效益单讲经济效益,又不能离开经济效益单讲社会效益。我国社会主义制度和医疗卫生事业的性质决定了医疗卫生部门必须以社会效益为最高准则。因此,要把社会效益作为医疗服务的主要目标和根本宗旨,把提高经济效益作为实现社会效益的物质基础,正确处理国家、集体、病人和卫生人员之间的利益关系,将经济效益统一于社会效益之中。

当然,还应该看到,医疗卫生事业的社会效益和经济效益之间存在着矛盾,这就要求我们要正确处理好社会效益、经济效益的关系,坚持以社会效益为最高准则,在最大限度地提高社会效益的基础上,努力提高经济效益,把社会效益和经济效益统一起来,实现两个效益的同步增长。

(三)充分调动医务人员积极性的原则

调动人的积极性,必须研究影响人的积极性的因素。一般认为,首要因素是人生观的问题。一名医务人员有了崇高的人生目的,必然会激发其高度的事业心和强烈的责任感。其次是实现生活中的各种实际问题及偶发因素,如提职晋级、福利奖金、住房分配及意想不到的收获、失误、遭遇等,都直接或间接地影响医务人员的积极性的发挥。因此,调动人的积极性应首先重视精神作用,包括人的思想信仰、精神鼓励和工作目标。同时还应重视物质的作用,人们对物质利益的关心,必将产生有效的激励。调动医务人员积极性的基本原则如下:以责任心、使命感为前提,以精神激励为主,以物质激励为辅,以激发内在动力为根本,以"感情投资"为桥梁,树立全心全意为人民服务的思想,培养良好的医疗技术和忘我的工作精神。

(四)不断提高医疗质量的原则

医疗质量是医院工作的生命线,医疗质量的好坏,医技高低,服务水平的优劣,直接关系到医院的生存和发展。随着现代化的高精度的仪器和尖端技术被应用于临床诊断和治疗,这就要求医务人员既要掌握现代化的高技术水平,又要提高医疗质量,承担道德责任,这在医院管理中具有特殊的和重要的道德意义。作为医院管理者,必须抓住提高医疗质量这个中心环节。作为医务工作者,要不断刻苦学习新技术、新知识,努力提高诊治水平,作为管理者,一定要认真学习现代管理科学知识,不断提高管理水平。

(五)防治结合,预防为主的原则

"预防为主",这是我国卫生工作的方针之一。中华人民共和国成立后,党和政府始终坚持"预防为主"的方针,医院积极配合卫生防疫等部门认真贯彻执行这个方针,经过专业人员和广大群众的共同努力,在我国消灭和控制了鼠疫、天花、霍乱等烈性病,使疾病谱和死亡谱发生了顺位变化。但是,现今肝炎等一些传染病仍在流行,性传播疾病死灰复燃,艾滋病存在着潜在危险并有蔓延的趋势,与此同时,心脑血管疾病、肿瘤、糖尿病、外伤等在上升。对这些疾病的控制,从根本上讲还是要坚持"预防为主"的方针。因此,医院管理的伦理原则要求医务人员要深入贯彻预防为主的方针,积极推行三级预防措施,群策群防,这是符合广大人民群众健康利益的根本要求。

(六)投入与效率相统一,效率居先的原则

医院要发展,就要增加投入。增加医院的投入和提高医院的工作效率,是促进医院发展,解决"看病难,住院难"及不断满足广大人民群众对医疗卫生保健需要的两个关键措施,也是医院管理的伦理原则。对医院的投入,主要是增加经费,用于基本建设,购买先进的仪器和设备等。提高效率,主要是提高仪器、设备的使用率,加速病床的周转率,缩短病人治疗时间和平均住院时间等。前者是发挥物质基础的作用,提高使用率;后者是发挥医务人员的主观能动性,提高工作效率。驾驭物质基础的是人,是懂技术的人,是有创造思维能力的人,任何仪器、设备都是在人的作用下发挥效能的,光有人而没有必要的物质基础,就不能发挥人的作用,而光有仪器和设备,人不去管理好、使用好,同样不能产生效益。因此,在医院管理中,必须坚持投入与效率相统一的原则,二者不可偏废。

同时,医院管理要把提高效率放在第一位。效率决定了医院的发展速度,在市场经济条件下,效率几乎决定着医院的生死存亡。只有提高效率,加速医院发展,才能使医院有立足之地,为医疗服务提供更丰富的物质基础。讲求效率是对医务人员劳动能力和价值的尊重,是对个人劳动积极性和主动性的肯定,有利于形成医院积极进取的道德氛围,激励鼓舞更多人的工作热情,促进医院的发展,创造更丰富的物质条件,为增加医院的投入,使硬件设备在人的作用下更好地发挥效能,提供坚实的基础。

(七)以服务对象为中心的原则

医院是提供医疗服务的机构,必须把患者对医院服务质量的感知作为医院管理的第一驱动力。传统的医院功能是"治病救人",而现代医学要求医院不仅要关心疾病的治疗,也要致力于预防疾病、康复治疗和促进健康。医院的服务对象,除了患者本身,还应该包括患者家属及有潜在医疗需求的人。确立以服务对象为中心的医院管理,就是医院管理者在医院管理过程中,提高服务的效率化和人性化,进一步提高医疗技术水平,加强与患者的交流,努力做到服务对象至上,一切为了服务对象,使尊重就医顾客、关爱就医顾客、方便就医顾客、服务就医顾客的人文精神在医疗服务的全过程中得到体现。

(八)医院管理中的公平原则

(1)权利的平等。医院所有职工都具有工作的权利、参与竞争的权利、维护自己正当利益的权利,以及由此引发的或者其他的各项基本权利。

(2)机会的平等。医护人员和医院职工应该具有平等的机会。这是实行公平原则的前提条件,具体地反映了对每一个人基本权利的尊重。

(3)利益分配的平等。在医院管理中,公平的原则要求保证每个人的基本利益,适当控制人们之间利益分配的差距。

二、医院管理的伦理要求

医院管理的内容很多,范围很广,每一项管理都有相应的道德伦理要求,下面就医院管理中的一些主要方面,提出应遵循的伦理要求。

(一)医院人才管理的伦理要求

医院管理的成败,关键在于正确的用人观。因为人才是医院最宝贵的财富,也是医院管理的重要任务,在医院人才管理中,应遵循的道德要求主要有以下几个方面。

(1)坚持任人唯贤的伦理要求。任人唯贤与任人唯亲,是两条根本对立的用人道德准则。任人唯贤就是指对人才的培养和使用,要在机会均等的原则下,不分亲疏,对人才的聘用和安排要坚持择优的原则。在医院管理中,要防止人才培养、选拔、使用上的任人唯亲,不搞一视同仁。

(2)坚持量才使用、尊重人才的伦理要求。尊重人才就是要大胆重视"冒尖"人才的培养,敢于量才使用。既要重文凭,更要看能力、水平,要鼓励易于人员岗位成才、自学成才,在人才使用上,不搞论资排辈,不搞照顾,对那些有突出贡献的人才,要敢于提拔,破格提拔,大胆使用,并给予重奖。因此,在医院管理中,要防止压制人才、排斥人才,特别要防止一些人的妒忌心理而排挤"冒尖"人才,防止那种只重文凭而忽视实际能力的倾向。

(3)坚持理解人才、关心爱护人才的伦理要求。在医院管理中,首先要做好人才的管理,对人才要给予理解,没有理解,关心、爱护人才就无从谈起。只有真正做到对人才的理解,才能真正做到关心和爱护人才。一般来说,要留住人才,关心、爱护和使用好人才:一是靠感情留人;二是靠事业留人;三是靠待遇留人。

(4)注意发挥人才的整体效应,注重优势互补的道德要求。由于人才的年龄、职能、专业、素质等各不相同,医院管理者就要注意发挥人才的整体效应,既要充分发挥每个人的特长,又要注意优化组合、优势互补。

(二)医院经济管理的伦理要求

在医院经济管理中,必须处理好社会效益和经济效益的关系,切不可只顾经济效益而忽视社会效益;同时,也不能只讲社会效益而不注意经济效益,两者不可偏废。因此,在医院经济管理中,必须遵循以下道德要求。

(1)兼顾到国家、医院、病人和医务人员的利益。四者利益兼顾,这是我国社会主义集体原则在医院管理中的集中体现。在市场经济条件下,医院管理特别要注意防止和克服只顾医院集体和医务人员利益而不顾国家和患者利益的倾向,要纠正那种乱检查、乱收费、大处方的行为,以及以医谋私的行业不正之风。否则,将使医院经济管理走向斜路,卫生改革也难以深入。

(2)充分利用好卫生资源。医院的卫生资源包括人力、技术、资金、医药用品、医疗器械设备及医院设施等,充分利用好、发挥好、使用好这些资源是医院经济管理的重要内容。要充分认识到,我国卫生资源短缺,还需要全体医务人员和管理者继续发扬艰苦奋斗、勤俭节约的优良传统和美德。

(3)正确处理好人道与功利的矛盾。在医院经济管理中,有时会碰到人道与功利的矛盾冲突,从根本上讲,要解决人道与功利的矛盾,需要建立比较完善的医疗保险和卫生保健系统,资助无钱就医的病人。如果医院坚持了人道主义,但病人欠账过多,使医院难以维持正常运转,势必影响医院对更多的病人实施人道主义,不能进行可持续发展;如果医院片面追求功利,势必丧失医院的福利公益性质,使医院偏离社会主义方向。因此,在医院管理中,必须正确处理好人道与功利的矛盾。

(三)医院医疗质量管理的伦理要求

医疗质量是在医疗活动过程中形成的医疗水平和服务效果,医院管理的核心就是医疗质量,不断提高医疗质量是医院全体人员共同奋斗的目标。医务人员的境界不同,其医疗效果也不同。高尚的医德可以使医务人员对病人极端热忱,尽职尽责,对技术精益求精而取得最佳的医疗效果。医德是医院管理的基础,是提高医疗质量的保证。因此,在医院医疗质量管理中,应严格遵循以下伦理要求。

(1)牢固树立"质量第一"的观点。人的生命只有一次,因此,在医疗质量管理中,必须牢固树立"质量第一"的观点。这就要求医院上下,要强调质量意识。

医疗质量是医院的生命力所在,每一个部门、每一个环节工作的好坏,都将直接影响到医疗质量;每一位管理者、每一位医务人员必须忠于职守,尽职尽责,努力为提高医疗质量作贡献。

(2)坚持医疗质量标准。在医院医疗质量管理中,要坚持医疗质量标准,严格把关,进行有效的质量控制,使形成医疗质量的每一个环节、每一道工序,都被列入标准化管理系列,环环相扣,达到质量标准的要求。同时,在检查和质量评价过程中,要以高度的责任感,坚持医疗质量标准,防止弄虚作假,确保医疗质量的不断提高。

(3)严格各项管理制度。管理要科学化,就要靠制度管理。规章制度是对医务人员行为规范的具体要求,是维持医院秩序,保证医疗活动正常运转及提高医疗质量的重要条件。在医疗质量管理中,要维护规章制度的严肃性和权威性,教育职工要自觉遵守各项规章制度,并在医疗实践中不断使之规范化、制度化和科学化。

(4)强化医疗安全意识。医疗安全是医疗质量管理的重要内容,它贯穿于医疗活动的全过程。因此,在医疗质量管理中,要重视医疗安全工作,强化医务人员的安全意识,提高其道德素质和业务素质,加强责任感,防范医疗事故和差错的发生。同时,要控制和排除不安全因素,如服务态度不好、医疗技术水平低、操作不当、非适应证用药或医院卫生状况不佳而出现的院内感染等,否则就难以达到应有的质量目标,导致对病人的伤害,甚至影响人群、社会和子孙后代的健康。

(四)医院医疗技术管理的伦理要求

医疗技术是指在医疗实践活动中,医务人员根据人们的健康需要,运用掌握的知识和能力,借助于可利用的物质手段,达到维护和促进人们健康的目的。医疗技术管理,旨在发挥医疗技术为人民健康服务的作用,同时防止滥用技术及避免对病人的伤害。因此,在医疗技术管理中,应遵循以下伦理要求。

(1)端正使用医疗技术的指导思想,防止滥用医疗技术。医务人员使用医疗技术是为了提高诊治水平,以维护和促进人民的健康。为此,医务人员一定要掌握适度原则,不可不用,也不可滥用。要按操作常规,使医疗技术在规范内运行,保持技术活动的标准化．防止技术差错事故。对技术设备的使用也要适度,工作量不足而仪器设备使用率低,浪费卫生资源;超负荷运转仪器设备,滥用医疗技术,势必影响医疗质量和长远效益。

(2)坚持技术人道主义。在医疗技术管理中,要引导医务人员坚持技术人道主义,这是医院管理的重要职责。为此,医务人员首先要坚持对人民健康负责,尽力选择费用低、安全有效的医疗技术;要加强医患之间的交流,不单纯依赖仪器设备的检查结果,更要注意临床观察和临床思维;预防医疗技术的潜在危险,对病人实施保护性医疗制度,同时注意保护社会人群和自然环境,使人和自然和谐发展。

(五)医院内感染管理的伦理要求

医院内感染问题,是世界各国医院管理中一个十分突出的问题,也引起了医院管理者的普遍关注。在医院内感染管理中,应遵循以下伦理要求。

(1)有统筹兼顾的使命感。医院工作任务繁多,领导者要总揽全局,统筹兼顾,将医院内感染管理提到议事日程,建立或完善医院感染管理委员会或领导小组,认真贯彻执行有关政策、法规,自觉接受防疫部门的检查和监督。

(2)有关心医患健康的责任感。医务人员受染的危险及实际受染率明显高于正常人群。而患者院内感染,躯体和精神受到更痛苦的折磨,严重者导致残废或丧失生命。医院管理者必须对医、患健康负责,切实加强医院内感染管理。为此,在医院要为门诊、病房营造一个清洁环境,定期监测污染情况,及时采取控制和预防措施,积极开展有利于职工身心健康的活动等。

(3)搞好医院基础设施建设,完善防治感染的规章制度。医院要防止院内感染,必须搞好医院基础设施方面建设,同时,还要建立责任制,制定本院感染控制的规划,建立和完善防治感染的各项规章制度,培养专职的感染管理人员和消毒人员等。作为医院管理者,要从长远着想,从眼前着手,切不可搞短期行为。

(4)增强法律意识。随着我国法律的不断完善,其中与医院内感染有关的《传染病防治法》《消毒管理法》等已颁发,这就使医院内感染管理向法制阶段迈进。然而,一些医务人员法制观念淡薄,法律意识不强,既损害了病人的利益,又造成了医院内感染的纠纷案和诉讼案逐渐增加。因此,要加强医院内感染管理,就必须增强医务人员的法律意识。

(六)医院教学管理的伦理要求

随着卫生事业的发展和需要,现在医学生不断增多。许多医院都肩负着教学任务,教学管理也是医院管理的重要内容,而道德是关系到医院培养什么样的医学人才的大问题。因此,在医院教学管理中,应遵循以下伦理要求。

(1)坚持社会主义方向。把德育放在首位,德育是政治教育、思想教育和品德教育的总称,它在主体的德智体培养中具有主导性和方向性作用。因此,在医院教学管理中,要始终坚持把德育放在首位,把学生的政治思想工作纳入教学管理的议事日程,加强对德育课程的建设和投入;加强学生的社会实践活动;培养学生的创造精神和实践能力及理性思维,使学生在德智体方面得到全面发展,成为合格的医学人才。

(2)强化"三育"人意识。"三育"指教书育人、管理育人、服务育人,育人是教学的永恒主题。教师要做好教书育人,管理工作者要做好管理育人,后勤服务人员要做好服务育人,三者结合起来,形成合力,才能达到真正的育人目的。

(3)完善教学管理系统,发挥各系统功能。医院的教学管理系统包括主管教学的院长、教学办公室、学生工作办公室、各临床教研室及全体师生,上述机构和人员必须形成一个系统。与此同时,医院与学校教育部门、临床科室与基础学科、各临床教研室之间都必须相互协调,发挥各系统的功能。系统最本质的特点就是整体性,要发挥整体功能,就要坚持教学管理的系统性和协调性,只有这样才能达到教学的有序性,形成整体力量和提高教学质量。

(七)医院行政管理的伦理要求

医院管理中的行政道德,集中反映了医院管理的水准,反映了医院的道德面貌和精神文明状况。行政工作道德建设的核心内容,是维护和保护广大职工当家做主的民主权利和主人翁地位,维护和保证广大病人的利益。具体表现在以下几个方面。

(1)全心全意为人民服务,是行政管理道德的基本点。医院行政人员要卓有成效地开展工作,既要牢固树立全心全意为人民服务的思想,又要掌握为人民服务的本领,并要具有科学的工作方法和不断进取的精神。

(2)办事公正是行政管理道德的重要要求。具体包括:①分配公正。在医院的分配工作中,正确处理国家、医院、个人三者的利益关系。②奖罚公正。奖功惩过,赏罚分明,历来是公正的重要内容。医院要根据不同人员的不同贡献,给予不同的物质和精神奖励。③用人公正。对人的管理,必须坚持任人唯贤的原则,按德才兼备的标准选用干部和专业人才。

(3)医院行政管理人员只有为人民服务的医务,没有搞特殊化的权利,任何时候都不能把个人利益置于国家和人民的利益之上。行政管理人员只有廉洁自持,一尘不染,才能取信于人民,并促进医疗卫生事业的发展。

(八)医院医药管理的伦理要求

1. 医药工作在医院管理中的地位和任务

医院的医药管理包括药品的生产、经营、药政、药检、药剂研究及药品调剂等工作,是医院防病治病,开展医疗服务,实行计划生育的重要组成部分。主要任务是:①按照药政管理的有关规章制度、政策法令,管理全院的中西药品,检查、督促合理用药,确保药品安全,严防浪费和事故;②审查调配处方,制备制剂,供应本院医疗所需药;③所配处方、制剂和发放,准确无误,保证药品的质量;④调查研究本院用药情况,做好药品的采购、供应、保管、计划、统计、报表等工作;⑤开展临床药学的研究,推荐新药,按规定管理好麻醉药品和剧毒药品的安全使用;⑥建立、健全药品监督、检验制度。

2. 药剂人员的职业道德规范

(1)严肃认真、一丝不苟。药剂人员在工作中,应有严谨、科学的工作态度。

(2)面向临床、通力协作。药剂人员要树立面向临床第一线,一切服从医疗需要,一切为病人着想的思想,并严格按工作程序监督用药。

(3)刻苦钻研、精益求精。药剂工作是一项技术性很强的工作,不论是制剂还是调剂,都需要有精湛的技术。

(4)平等待人、热情服务。对待病人的态度是衡量医德修养的重要标志,要做到尊重、体贴病人,时时处处为病人着想,对病人一视同仁。

(5)遵守法令、尽职尽责。药剂人员必须严格按《中华人民共和国药品管理法》的规定,进行药品生产、经营、管理、使用等,做到"有法必依、执法必严、违法必究"。在药品生产、经营中,严格把好质量关,严禁伪、劣、假药。在药品采购、销售中,不收"回扣",不搞"搭配",不经营非医用药品。

(九)医院后勤管理的伦理要求

1. 医院后勤工作的特点和原则

后勤工作是医院管理的重要组成部分,是发展医疗事业不可忽视的力量。后勤工作为医疗、教学、科研服务,其服务质量如何,会直接影响到医院其他工作。

医院后勤工作,必须坚持正确的政治方向,严格执行党的方针、政策。从事后勤工作的人员,应作风正派,勤俭办院,积极主动地做好工作。特别强调后勤人员为临床服务,这是医院后勤工作的根本立足点。

后勤管理工作,应从整体出发,合理组织力量,达到最佳的管理效果。为发挥后勤管理的整体效能,管理者应协调好社会各方面和医院各部门的关系。

后勤工作必须用计划的形式统筹安排。后勤部门应树立计划观念加强计划管理,将近期计划和长远计划相结合,临时性计划和经常性计划相联系,以便充分发挥医院拥有的物质资源的作用,从而高效率、高质量地完成任务。

医院后勤工作,具有行政管理和经营服务双重任务的特点,应加强经济核算,以尽量少的劳动消耗和成本消耗,提高经济效益,为医院提供符合需要的物质条件。

2. 医院后勤管理人员的要求

(1)具有坚定正确的政治方向,辩证唯物主义的世界观,立足本职,无私奉献。后勤管理人员要甘当无名英雄,勤勤恳恳,热心为病人和医护员工服务。

(2)公私分明,不谋私利;先人后己,不搞特殊;办事公道,实事求是;热情政治,团结同志。

（3）努力掌握医院后勤管理的规律，成为后勤管理的内行，做到有知识，懂技术，会操作。同时，要学习经济管理学、卫生经济学、医学心理学和医学社会学等多方面的知识，以适应现代化医院管理的需要。

三、医院管理的伦理责任

医院是以救死扶伤、防病治病、保障人民群众健康权益为宗旨的社会公益性事业单位，但同时又承担着经营责任。从医院的特点和伦理思想即医德与医院管理的关系可知，医院工作的对象是病人，而"人命至重，贵于千金"，面对医患关系的矛盾和利益冲突，伦理思想在医院管理工作中的地位和作用的重要性越来越突出，具体表现在以下几个方面。

（一）医德是实现医院管理目标的重要条件

医疗质量是现代化医院管理的核心和目标，也是衡量医院管理水平的重要标志。虽然医疗质量的高低有赖于医院技术和设备的优劣，技术在医疗活动中起直接决定作用，但是如何掌握和运用技术、设备并使它们发挥最大的效能，则取决于医务人员的医疗水平和道德修养。事实证明，有些技术、设备条件稍差的医院，由于医务人员的境界高尚，其医疗质量反比条件较好的医院高出许多。这表明，同样的技术和设备，因医务人员为病人服务的责任心不同，会出现不同的社会效果和医疗效果，反映出不同的医疗质量。不仅如此，医德还规定着医疗技术、设备的开发、引进和使用，这也影响着医疗质量。因此，医德是实现医院管理目标的重要条件。

（二）医德是实施医院管理手段的内在动力

医院管理在于实现医院人、财、物、时间、空间、事件、信息等管理要素的最佳组合和合理流通，以达到调节、控制和激励医务人员的积极性；挖掘潜力，减少内耗和消耗以取得最佳效果。这种管理功能的发挥和提高，需要依靠有效的管理手段，其中医德规范和规章制度是医院管理的基本手段。但在医德规范和规章制度的执行过程中，医德的作用是十分重要的，它是贯彻执行医德规范和规章制度的重要前提和基础。医务人员的高尚医德是实施医院管理手段的内在动力，否则，医德规范和规章制度只能是纸上写、墙上挂的一纸空文。

（三）医德是医院管理文明建设的基本内容

医德是医院管理内容的重要组成部分，是医院精神文明建设的重要内容，这是社会主义医院的特色。在建设物质文明的同时，要大力加强社会主义精神文明的建设，即两个文明一起抓，是医院工作的基本方针。如果忽视物质文明的建设，精神文明就失去了基础和前提，如果忽视或放松了社会主义精神文明建设，就可能偏离社会主义方向,物质文明建设就失去了精神动力和支柱。所以,在注重医院物质文明建设的同时,要抓好精神文明建设。精神文明建设抓好了,不但可以使病人产生良好的心理效应,而且有助于良好医患关系的建立和诊治效果的提高,还可以推动社会精神文明建设的开展,因为医院是社会主义精神文明建设的窗口。所以,医院管理工作者一定要下大力气搞好医院的精神文明建设,树立崇高的医学道德风尚,不断地提高医务人员的医德水平,体现社会主义医院的本色。

医院社会主义精神文明建设的根本任务之一,就是培养有理想、有道德、有文化、有纪律的社会主义新人,全面提高广大医务人员的思想道德素质和科学文化素质。只有抓住这一根本任务,才能坚持正确的办院方向,推动医院工作的全面提升。所以,必须紧紧抓住医德医风教育,切实加强思想政治工作,使医院的社会主义精神文明建设水平不断提高。

(四)医德是医院管理的思想导向

医院除负担着医疗、教学、科研三项基本任务外,还担负着预防接种、卫生宣传、地区保健、计划生育技术服务等任务。医院管理是以医德为导向,以医术为基础的科学管理,医院管理水平取决于医疗技术、服务质量和医德医风建设。

医院建设的重要任务之一,是造就一批技术精湛、道德高尚的人才队伍,以保证医院的生存和发展。只有医术缺乏医德的医生,不是好医生。医生不讲医德就有可能心术不正,以医谋私。这样既会损害医务人员的形象,也会损害医院的声誉。因此,加强医德教育,提高服务人员的医德素质,是医院管理的基础性工作。

(五)医德是把握医院改革方向的思想基础

医院的改革管理应立足于提高医疗、服务质量,有效地防病治病,维护患者的权益,确保广大群众的健康和幸福。调动医务人员的积极性,建设有中国特色的社会主义现代化医院,是医院改革的正确方向,这个方向是以良好的医德为思想基础的。在医院改革中如果不重视医德的保障作用,片面地强调经济收益而损害患者的利益和医院的形象,就会使医院的改革偏离正确方向,当然也难以持久地进行下去。

(六)医院管理伦理理念构建是医院伦理文化形成的基础,是医院和谐发展的必要前提

医院管理不能离开伦理手段,现代管理形式越来越重视伦理因素的作用。医院的性质和宗旨决定了在医院管理中不仅需要规章制度的硬约束,更需要能体现道德伦理的软约束。要加强医院管理,提高病人满意度,保证医院能始终坚持为人民群众的生命健康服务,就必须把伦理学放在医院管理的重要位置。

（七）构建伦理文化是医患和谐的重要保障

评价医院的服务质量，应以病人的满意度为检验的第一标准。医院伦理文化的重要体现是对患者的伦理关爱。只有把服务于患者的伦理意识根植于员工的心中，医疗活动才能真正体现出以人为本，调动患者的主动性，做好沟通，才能构建和谐健康的医患关系。

四、社会主义市场经济中的医院管理伦理

医学以治病救人为宗旨，不以牟利赚钱为目的。如何处理好医疗卫生服务与市场的关系，使医学能在最大程度上为人类的健康服务，必须全面审视市场经济、医疗卫生服务与医学道德伦理的关系。

（一）医疗卫生服务进入市场的必然性

在人类社会发展过程中，各种资源的有限性与人们需求增长的无限性始终是一对矛盾。医疗卫生服务也存在着有限的卫生资源与不断增长的卫生需求之间的矛盾。特别是随着高新科学技术的广泛应用，预防、医疗、保健的费用激增，国家无法承担或难以全部承担，只能通过盈利来补偿卫生事业经费的不足。无论是从医疗服务本身的发展还是从市场经济运行功能来分析，医疗卫生服务进入市场都有其客观必然性。

（二）医疗卫生服务在市场经济中的特殊性

（1）医疗卫生服务是一种社会公益性福利事业。它追求的目标是减少疾病，确保生命，增进人类健康，提高人类生命质量和健康水平，它所追求的不是或主要不是利润最大化的经济目标。"人人享有卫生保健"，正是对人的生存权和医疗权的确认。医疗卫生事业首先要奉行人道主义的原则，这是医疗卫生事业的根本宗旨。医疗卫生服务总是把社会效益放在第一位，特别是当社会效益与经济效益发生矛盾时，总是强调经济效益要服从社会效益。

（2）医疗卫生服务不是一般意义上的商品，它是一种特殊的商品。第一，医疗卫生服务不以追求货币为终极目的；第二，在许多国家，医疗卫生服务不是直接从其所服务的对象收取费用，而是从国家总收入中得到补偿；第三，一些国家允许医疗卫生服务收取一定的费用，只是作为国家医疗卫生服务投入不足的补充。这些都是基于医疗卫生服务的特殊性考虑的。

（3）医疗卫生服务产品具有一些特点。第一，无形性。医疗服务表现为医生对患者进行检查、诊断、手术、治疗等活动形式，患者无法看见服务的无形部分，只能感知这种无形服务。第二，专业性和技术性。由于卫生服务的高科技特征，提供卫生服务就必须要有相应的专业知识和技术水平。第三，垄断性。卫生服务的

高度专业性和技术性是导致其垄断性的主要原因。第四,供给者的主导性。卫生服务的信息不对称,导致卫生服务的需求者不拥有主导地位,也不能做出理性的选择。所以,在卫生服务利用的选择上,卫生服务提供者是需求者的代理人,居于主导的地位。

(4)医疗卫生服务的双方有一些特点。第一,医患双方的关系一般不受或不应受供求关系的影响。疾病的发生及流行是由社会、经济、自然等多种因素决定的,不因服务的好坏而涨落(指供求量而言)。第二,在许多国家医疗服务是分级的。一般只有初级医疗服务机构医治不了时才转到高一级的医疗服务机构,这样有利于发挥整体医疗卫生机构的社会效益。这就是说,服务对象对服务提供者的选择自由度和一般商品购买者不同。第三,医患双方存在着事实上的不平等。在诊治中,病人一般应听从医生的意见,与一般商品交换中双方独立自主的关系不同。

(三)社会主义市场经济条件下的医学道德伦理建设

医疗卫生服务进入市场有其客观必然性,但它又有自身的特殊性,这就凸显出了医学道德建设的必要性。为此,第一,要在医疗卫生队伍中,就医疗卫生服务的特点及道德要求进行广泛宣传、教育和讨论,统一思想,提高认识。第二,要建立完善的医德医风教育、检查、考评、奖惩规章制度。医务人员良好的医德医风的养成,首先依靠个人的修养,同时还需要相应的医德医风制度作保证。在大力加强医德医风教育的同时,要建立和完善一整套教育、检查、考评、奖惩的规章制度,并严格落实这些规章制度。对医德医风好的医务人员进行大力表彰,对那些医德医风比较差的医务人员及时进行批评教育,对那些屡教不改者要严肃组织纪律,使其严格按照规章制度办事,以形成良好的医德医风。

加强医德医风建设是市场经济的内在要求,建设具有中国特色的市场经济体制下的医德医风运行机制,首先要解决其认识问题。市场经济使过去的单纯福利型医疗体制转变为综合利益型,按价值规律能使医疗单位取得较好的经济效益,而较好的经济效益又能够促进良好医德医风的形成。同样,医德医风反过来又能够促进市场经济建设和医疗系统经济效益的提高,在实施医疗服务的过程中始终伴随着经济活动和医德医风行为。因此,加强医德医风建设既是社会主义市场经济的内在要求,也是我国卫生体制改革实践中的迫切需要。加强医德医风建设,是实践的迫切要求。在市场经济条件下,医疗体制必然由单纯福利型向综合利益型转换,但并不是把医疗卫生机构像企业那样完全推向市场。如果单纯地将医疗行为商品化,必然会使医德异化为商品道德,从而与社会主义的医德宗旨背道而驰。

五、加强医院管理伦理建设的必要性

（一）医院管理离不开伦理手段

1. 道德化管理符合现代管理趋势

从管理科学的发展史我们可以看出，在古典管理理论向现代管理理论演变的过程中，伦理因素发挥了很大作用。名噪一时的泰罗"科学管理理论"之所以被行为科学学派取代，其重要原因就是前者缺乏对伦理性的认识，而后者增加了对人的需要、人性及人际关系等伦理性问题的研究。马克思早在《资本论》中就指出，管理具有技术性和社会性的二重性，其社会性表明，管理作为一种组织活动，其功能的实现会受到一定历史条件下、一定社会关系中的各种因素的影响，包括经济、法律、行政、伦理等。其中，伦理道德因素是最具持久广泛作用力的因素。在现代管理理论和实践中，管理正逐渐从纯技术主义向技术与情感相平衡的方向转变，寻求管理与伦理的价值同构，踏上管理"人性化""伦理化"的历程。伦理性因素已成为现代管理价值选择的核心要素。在此形势下，将伦理因素纳入现代医院管理体系，符合现代管理趋势。

2. 医学、医学活动的历史和内在逻辑表明医学和道德密不可分

"医乃仁术"，从古希腊的希波克拉特到我国唐代的孙思邈，自古以来人们都把仁爱救人的医学人道主义作为医学的宗旨。医学和道德从来都是相依相伴的，道德性是医学的内在属性，它决定了医学的伦理价值是一切价值的基础。医院管理不能没有伦理属性。

3. 历史上人们一直把道德作为医院管理的目标和手段

早期的医院曾是病人和穷人的收容所。尽管时世变迁，但在医院管理中，人道主义精神永恒。医院的性质和宗旨决定了在医院管理中不仅需要规章制度的硬约束，更需要能体现道德伦理的软约束，特别是在改革开放和社会主义市场经济条件下，医院管理仍要把道德作为重要目标和手段。

4. 医院道德化管理也是对我国传统文化中注重道德在管理中作用的沿袭和发扬

中国的传统儒家文化中，特别强调道德教化在管理中的作用，博大精深的儒家管理伦理思想对今天我们的医院管理仍有重大的影响，医院道德化管理正是对祖国优秀传统文化的继承和弘扬。

5. 贯彻"以德治国"的治国方略

医院管理也需要伦理手，"以德治国"的战略思想对医院管理具有重要的指导意义。在改革开放和建立社会主义市场经济体制的过程中，我们要加强医院管

理,提高医院管理水平,保证医院能始终坚持为人民群众的生命健康服务,就必须实施以德治院,增加医院管理中的伦理含量。

6. 伦理手段对深化医药卫生体制改革具有重要作用

从现在到 2020 年,是我国全面建设小康社会的关键时期,医药卫生工作任务繁重。随着经济的发展和人民生活水平的提高,群众对改善医药卫生服务将会有更高的要求。医药卫生问题无一不具有道德成分,无一能离开伦理政策得以解决。伦理学在制定卫生政策时的作用在于,确定道德风格,提供客观分析,加强批判研究,以及帮助维持平衡、协调的视角,从而在不断加大卫生投入的同时,通过校正政策,缩小不平等的差距,政府进行医疗改革的最终目标是实现国民人人享有卫生保健,追求公正是医学与伦理之间联系的桥梁。

(二)伦理因素对医院管理的影响

1. 对医院形象的影响

医院形象是社会对医院的评价,是由医院的医德医风、价值观念、服务质量等因素构成的。良好的形象是医院的无形资产,它能赢得社会各组织、社会公众及媒体的支持,赢得广大患者的信赖,是提高医院社会地位,影响医院生存和发展的重要条件。在医院形象中,道德形象是最关键的因素。没有医院管理的伦理视野与深度,没有医院内在道德形象的设计,就不可能塑造出现代化的最佳医院形象。

2. 对医院效益的影响

我国的医院在社会主义市场经济条件下由传统福利事业转为社会公益事业,不管是营利性还是非营利性医院,效益问题都越发重要。谋求好的效益(包括经济效益和社会效益)是管理工作的基本出发点和归宿。医疗卫生事业是社会化的活动,其目的是最大限度地满足病人健康恢复的需要和符合最大多数人的最大利益。由此,注重效益自然就成了管理道德的基本内容。效益好,意味着以低投入获得高产出,也意味着卫生资源得到了充分、合理的运用,当然是道德的;反之则是浪费,是不道德的。现代医院的伦理性与盈利性是同时存在的,它们互相包含、互为前提。医院通过强调其伦理性而扩大盈利性,同时也通过发展盈利性充实其伦理性。特别是在市场竞争中,不讲道德就不能维护医院的信誉,就不能争取更多的患者就诊,也就无法扩大盈利。因此,医院管理中的伦理因素是使医院取得长远意义上潜在效益的重要手段。

3. 对医院竞争力的影响

随着改革开放和社会主义市场经济体制的逐步建立,医院间也展开了日趋激烈的竞争。加强医院在市场竞争中的实力,必须讲究"手段"。医院向社会提供的产品是医疗服务,是帮助患者恢复健康、延长生命,提高人们的生命质量。医院提高竞争力的关键是提高产品质量即医疗服务质量,而医疗服务质量不仅指医疗技术水平,还包含医疗道德水平,讲求客观、公正、透明和诚信。从这个意义上说,医院间的竞争不单纯是一个技术问题或经济问题,还包含道德因素。只有把道德因素作为医院竞争健康发展的基本保证,在竞争中加强道德意识,实施高质量和优质服务的竞争战略,才能在更高层次上把握竞争的主动权,保持较强的竞争力。

4. 对医院凝聚力的影响

医院的凝聚力是医院对职工的吸引力和职工对医院的向心力的合力。医院对职工的吸引力表现在医院使职工的安心程度、依赖程度和满足程度;职工对医院的向心力则表现在职工对医院的热爱程度、关心程度和贡献程度。医院的凝聚力主要取决于职工的士气、和谐度及群体关系等伦理因素。干群关系、职工之间关系融洽,能激发职工自豪感和使命感的医院表现出很强的凝聚力;而一个群体意识淡薄、人际关系紧张复杂的医院则缺乏凝聚力。因此,在医院管理中,树立"以病人为中心"的服务理念,用道德的力量塑造医院的团队精神,对提高医院管理水平至关重要。

(三)医院管理的伦理意义

1. 体现了医疗工作的伦理性质

医院管理的根本目标是维护和保障人民群众的身心健康。因此,医院的一切工作,包括政策的制定、机构设置、人事安排、资金投入、医疗技术应用与开发等,都应该服从这一目标。影响决策方向的根本因素是管理者对医院管理目标伦理性质的把握,只有明确医院管理目标的伦理方向,才能确保医院管理决策的正确有效。

2. 建立协调、有序、相互信任的医疗人际关系

协调医务人员之间的关系是医院管理的重要任务之一。管理病人及其家属,调整医院、医护人员与病人的关系,也构成了医院管理中最现实、最具体也是最复杂的伦理内容。只有通过建立在正确伦理原则基础上的一系列道德规范的调整,进而形成被人们广泛接受的伦理观念,才能从根本上解决医疗中的人际矛盾。

3. 最大限度地调动和发挥人的积极性与主动性

医院管理的对象无外乎人和物两大方面,这是性质不同的两种客体。物可以完全被动地服从管理,只要应用科学和理性的手段就可以实现功效的最大化。人则不同,人是有思想、有感情、有个性的实体,很难用纯科学、理性化、数量化的手段加以测定和计算,更多地取决于人的主观自觉性,取决于劳动者的价值观、信念和自身的品德修养。因此,只有强化对人的道德教育,提升医务人员的道德水准,最大限度地调动人的积极性、主动性和创造性,才能提高人的工作效率。

4. 公正的伦理管理有助于解决制约医学发展的伦理难题

现代医学高新技术的应用使生命及生命的价值、医学的目的、医务人员责任等方面都发生了深刻变化,医务人员处于对道德选择的两难境地。如器官移植中的供需选择和稀有医疗资源的公正分配的矛盾、人工生殖技术应用中的伦理规范,以及医学科研中的现实需要与人类长远利益之间的矛盾等。医院伦理委员会能依据"医学进步最终必须以包括涉及人类受试者的研究为基础;在涉及人类受试者的医学研究中,受试者的福祉必须高于所有其他利益"等一系列公正的伦理管理理念,使医学高新技术的应用更符合人类社会、患者及医务人员等各方面的利益。

5. 良好的伦理管理有助于缓解日益紧张的医患关系

患者要求平等地参与治疗决策,体现了医患关系的民主意识。而医学高新技术的应用在很大程度上赋予了医生诊治的特权和垄断权。这与患者自主选择医疗方案,建立平等医患关系的要求形成了一定程度的不平衡,从而成为医患之间矛盾的基础。解决这些矛盾的最好方法就是落实患者知情同意和医学人文渗透。良好的伦理管理能成为协调医患关系的润滑剂。

6. 有效的伦理管理有助于提高医院发展的整体水平

医院发展的根本目的是增强医院的总体功能,增加医院的活力,更好地服务于大众健康,建立和谐的医患关系。有效的伦理管理能使医院的管理层依据医学伦理原则对医院的战略决策、政策制定、改革方向予以论证和把握,提供伦理咨询意见,帮助医院领导把握改革的正确方向,为医院的改革、发展起到保驾护航的作用。

(四)医院伦理委员会在医院管理中的应用

1. 医院伦理委员会是控制医疗质量的有效手段

医院伦理委员会是医疗质量管理组织,同医疗质量管理委员会、药事管理委员会、医院感染管理委员会、病案管理委员会、输血管理委员会和护理质量管理委员会等一起,定期研究医疗质量管理等相关问题。

2. 监控医疗机构开展的医疗技术服务是否符合伦理原则

医疗机构开展的医疗技术服务与功能和任务相适应,符合诊疗科目范围,符合医学伦理原则,技术应用保障安全、有效;科研项目的医疗技术符合法律、法规和医学伦理原则,按规定审批。在科研过程中,要充分尊重患者的知情权和选择权,签署知情同意书,保护患者安全。

3. 尊重和维护患者的知情同意权

要维护患者合法权益,医疗机构要充分发挥医学伦理委员会维护患者合法权益的作用;尊重和维护患者的知情同意权、隐私权、选择权等。按照法律、法规、规章等有关规定,进行药品和医疗器械临床试验、手术、麻醉、输血及特殊检查、特殊治疗等,取得患者书面知情同意。在医疗服务过程中,保护患者隐私;建立并实施院务公开制度,按规定及时发布有关医疗服务信息;建立并落实医患沟通制度,使用患者及其家属易于接受的方式和理解的语言;公开患者投诉渠道和流程,及时、妥善处理投诉,对存在的问题进行分析总结,落实整改;尊重患者的民族风俗习惯及宗教信仰。

4. 建立医德医风的长效机制

医疗机构要贯彻执行《医德考核办法》,尊重、关爱患者,主动、热情、周到、文明地为患者服务;制定医德医风建设的制度、奖惩措施并认真落实;医院及其工作人员不得通过职务便利谋取不正当利益;严禁推诿、拒诊患者;提供多层次的医疗护理服务,满足不同层次人员的医疗需求;规范服务行为,保障医疗质量,不断提高患者和社会对医疗服务的满意度。

5. 提高医疗机构的服务质量

医疗机构的门诊有就诊咨询、导诊及其他便民服务;服务环境和设施清洁、舒适、温馨,服务标识规范、清楚、醒目;入院与出院、诊断与治疗、转科与转院等连续性服务流程合理、便捷;优化流程,简化环节,挂号、划价、收费、取药、采血等服务窗口的数量、布局合理,缩短患者等候时间;采取有效措施,提高医技科室工作效率,缩短出具检验、检查报告时间。

6. 医院伦理委员会影响医院的决策走向

医院在管理决策中要自觉遵守国家的卫生方针政策,规范医疗卫生服务行为。医院在制订计划、目标时,应运用管理伦理原则进行指导,防止腐败思想成为医院的发展导向,要将创造良好的医德医风,不断提升患者满意度,作为医院发展的正确导向,避免走向歧途,与社会主义精神文明风尚背道而驰。

六、管理者与领导者的素质、行为与道德

作为管理者,又是领导者,首先是指医院的书记、院长一班人。领导者自身的素质、行为与道德关系甚密,即道德影响着领导者的素质和行为,从而直接决定了医院的管理效能和下属的各个管理者及广大职工的行为。

(一)医院管理者的素质与道德

1. 医院管理者的基本素质是多方面的,是一个综合的整体。作为医院管理者的素质构成,一般认为包括政治素质、科学文化素质、道德素质、心理素质,身体素质等。

（1）政治素质。政治素质包括政治方向、政治立场、政治观点、政治纪律、政治鉴别力、政治敏锐性，它体现了马克思主义历来的根本要求，也是对医院管理者的根本要求。

政治素质是医院管理者的首要品质，必须具有坚定的马列主义、毛泽东思想和邓小平理论信念，学会和掌握运用马列主义的基本立场、观点和方法去观察、分析和处理医院管理工作中的一切问题；时刻保持政治上的坚定性，有强烈的为人民服务的事业心和责任感；工作中有胆有识、有魄力、有不断创新的进取精神；有良好的思想作风，有坚持真理、修正错误、实事求是的科学精神等。

（2）科学文化素质。科学文化素质，又称知识素质，是一个医院管理者做好领导工作的基本条件，也是医院管理者应该具备的"才能"。医院的管理者应具有合理的知识结构和智能结构。具体来说，在知识的结构上，知识面要宽，要相对的"博"，这就是说，管理者不仅要具有本专业的医学知识，还应具有比较丰富的人文社科知识；同时，医院院长还必须"专"，精通管理知识。

作为医院管理者，主要是指管理的内行，而不一定是医学上的专家，在智能结构、领导能力、服务水平上，应具有洞察能力、决策能力、组织能力、协调能力、表达能力、演讲能力、指挥能力、分析能力、指挥能力、决断能力、创新能力等。

（3）道德素质。道德素质指医院管理者应具备的品德素质，也就是应具备的职业道德。第一，要以自己崇高的思想境界去影响人、感染人、教育人，要有全心全意为人民服务的奉献精神，立党为公，率先垂范，严于律己，以身作则，甘当"公仆"；第二，是要有民主作风，密切联系群众，相信群众，依靠群众，作风民主，平等待人；第三，就是坚持真理，修正错误，敢于承担责任，不文过饰非，不把错误推给别人，把成绩归于自己；第四，是要有爱才之心，坚持任人唯贤，不搞任人唯亲，要敢于发现、培养、起用人才，不拘一格选拔人才；第五，要清正廉洁，不以权谋私，多为群众办实事，做到好事办实、实事办好。

（4）心理素质。心理素质是指医院管理者的感知、记忆、注意力、想象力、思维及感情、意志、气质、性格等。作为医院的主要领导者，其心理素质的好坏，对工作的态度、工作作风、工作能力、办事效率、工作业绩都会产生直接的重大的影响。因此，一名成功的管理者，必须具有良好的、稳定的、健康的心理素质，这是对现代领导者的基本要求。

（5）身体素质。身体素质是指医院管理者的自然素质或生理素质，这一素质是其他素质赖以存在和发展的物质基础，是做好领导工作的自身物质保障。没有强健的体魄，要承担繁重的管理任务，处理各种复杂的矛盾，干一番事业，是难以肩负起党和群众赋予的领导重任的。要承担起领导者、管理者、指挥者的重大责任,必须经常加强身体锻炼,保持健康的体魄和旺盛的精力。

2. 医院管理者的道德素质在医院中的作用

医院管理道德的实质,归根到底就是要求医院管理者和医务人员全心全意为保障人民的健康服务。它统帅着医院管理中道德关系发展的始终,是衡量医院领导者和医务人员在管理中的道德行为和道德品质的尺度。我们是社会主义国家,人与人之间是同志式的平等合作关系,医德是建立在新型的上层建筑和经济基础之上,这就保证了医院的性质和方向,医疗事业成为广大劳动人民谋求健康和幸福的事业,一切为了人民,一切为人民利益着想,时时、处处关心人民的健康和疾苦。在医院管理道德中,必须贯彻全心全意为人民服务的思想,这是社会主义医德基本原则的核心,它体现了历史唯物主义的精神,在医院管理道德中,关系到为什么人服务的根本问题。

一名合格的管理者,必须具备各种素质,政治素质和道德素质是根本素质,是灵魂;身体素质和心理素质是从事管理的基础或基本的"物质条件";而科学文化素质是不可缺少的手段。医院领导是由个体组合的集体,就个人而言,十全十美的管理者是没有的,但组合起来,可以取长补短,优势互补,如身体素质、心理素质和科学文化素质,形成集体结构,弥补管理者个人的不足。然而,领导者的政治素质和道德素质却不能通过集体结构组合来弥补的。因为管理者个人这两种素质是都应该具备的,而且是优秀的。一个有政治素质的管理者,也必然或者应该是具有高尚的道德品质,而道德品质的高尚,也是管理者具有较高政治素质的基本保证。由此可见,管理者的道德素质是十分重要的,道德在医院管理中的作用是显而易见、非常重要的。

(二)医院领导者的行为与道德

1. 医院领导者行为的特点

(1)医院领导者行为的双向性。领导者行为能否产生出积极的良好效应,取决于领导者与被领导者双方,也就是说,一方面,取决于领导者影响力的大小,另一方面,也与被领导者的心理状态密切相关,即领导者的双向性。医院领导者影响力的大小与领导者的职务高低和权力大小,领导者与被领导者的距离,领导行为方式的信息传递等有关。同时,医院领导者的影响力的实际效果,又与医院广大职工的心理状态和行为选择有关。因此,医院领导者要扩大自己的影响力和影响面,绝不能单靠自己的职务地位,而要模范地执行党的路线、方针和政策,具有良好的道德素养,公道正派,任人唯贤,关心集体,体贴职工,把职工的心凝聚起来,把群众的力量团结起来,领导与群众上下一心、团结一致、同心协力做好医院的各项工作。

（2）医院领导者行为的目的性。医院领导者行为的目的，就是组织、引导被领导者实现医院的共同目标，因而行使各项职权，采取各项措施，都是为实现医院的共同目标服务的。作为医院的领导者，如果思想品质不过硬，私心杂念过重，以权谋私，就丧失了领导的责任感，是一个不称职的领导者，也是一位缺乏良知道德的人。这样的领导者，就无法带领医院职工去实现共同的目标，也无法完成自己的本职工作任务。

（3）医院领导者行为的主观能动性。目的性与主观能动性是分不开的，要实现医院的目标，就必须充分发挥人的主观能动性。作为医院的领导者，应该站得高、看得远，在工作中有预见性和创造性，充分发挥自己的主观能动作用。同时，积极地引导广大职工，发挥全体员工的主观能动性，这样的领导者才能真正成为称职的领导者。作为一所医院的领导者，如果在政治上缺乏敏感性，在工作中缺乏开拓性和创造性，在道德上缺乏进取性，那只能是思想僵化、墨守成规，势必成为群众的尾巴，阻碍历史前进，妨碍工作顺利进行。

（4）医院领导者行为的掌控性。①领导者要合理计划。要对医院未来的医疗、技术、服务、经济等方面工作做统筹设计，注重职工的知识、智力、素质和觉悟的全面提高。②领导应有效控制。对制定的各项规划要加以督促，以保证它们按计划进行，并纠正重要偏差。③领导者更要持续改进。医院领导者要像"牧师"一样不断"布道"，使职工接受医院文化，把职工的自身价值体现同医院目标的实现结合起来。领导者要及时解决问题，推进工作，实行以满足病人需要为出发点的全方位的质量改进体系。

2. 医院领导者的形态与道德

医院领导者的形态，是泛指领导方式、领导风格的类别，有时也称管理形态。在管理中，领导方法种类很多，但在医院使用最多的领导方法主要是两大类：一是两种基本的领导方法：①领导和群众相结合；②一般和个别相结合。二是直接与医院工作性质相关的领导方法：①行政领导方法；②业务领导方法；③学术领导方法。

（1）两种基本的领导方法。①领导和群众相结合的方法，具体包括以下内容：首先是群众观点，"一切为了群众，一切依靠群众"。领导者要把群众利益放在首位，坚持真理，修正错误，把对上级负责和对群众负责统一起来。其次是坚持"从群众中来，到群众中去"的方法，领导要善于倾听群众的意见，并进行科学分析，形成正确的方法、政策，并使之成为群众的自觉行动。②一般号召和个别相结合的方法，这是一个完整的领导方法，也是统一的领导行为过程。具体包括以下内容：首先是"从个别到一般"，作为一名院领导，要深入科室，运用辩证思维，从个别中发现一般,从个性概括出共性,从现象抽出本质。其次是"从一般到个别",这是一个更为重要的环节。在工作中,只有从一般到个别,才能把一般号召变为广大群众的行为,在实践中检验其是否正确。

(2)直接与医院工作性质相关的领导方法。直接与医院工作性质相关的领导方法有三种:①医院行政领导方法。具体内容有:抓医院发展战略、发展方向,面对现实,面对未来,设计出医院未来的发展蓝图;顾全大局,抓好起决定作用的关键性环节;抓中心工作,善于抓主要矛盾。②医院业务领导方法。医院是医疗技术部门,日常大量工作都是业务工作。医院院长要有正确的业务领导方法。具体内容有:抓重点学科建设与发展,突出重点,选拔好学科带头人,做到事业后继有人,人才结构要形成合理的梯队;抓好经济管理和基本建设,增加收入,节约开支等。③学术领导方法。医院是知识密集、科学技术强的部门,院长必须高度重视学术工作。具体内容有:抓好医院的医疗、教学和科研工作;走出去,参加国际、国内的各种学术活动和学术交流;建立医院学术委员会和专家委员会。

(3)领导关心人既是工作作风和方法,又是道德的基本要求。医院领导者要想把医院的工作做好,就必须做好关心人的工作,这既是领导方法、工作作风,又是道德的基本要求。

实践证明,一个成功的、理想的或优秀的领导者,在管理中应兼顾到组织或生产(业务)及关心人这两个方面。在医院管理中,作为医院领导者,更应该如此,应该把医疗、教学、科研工作同关心群众、关心职工有机统一起来。只有把二者结合起来做,才能使医院管理和医院各项工作富有生气,完成任务,做出成绩来。其中,关心职工、关心人的工作既是领导者的工作方法和作风,又是道德建设的基本要求。

上述分析表明,领导形态不是固定不变的模式,它受领导者、被领导者和环境三种因素变量函数的影响。然而,领导者与被领导者、领导者与环境因素的研究结果表明,领导者的人际关系行为是最重要的一个方面,而道德是人们行为关系范围的综合,所以,仍然脱离不了道德的制约和影响。因此,医院领导的形态与道德的关系是辩证统一的,是绝对不能分割的。

第十四章

现代医学伦理学评价

【本章内容提要】
◆ 医学伦理评价的含义和作用
◆ 医学伦理评价的构成和主题
◆ 医学伦理评价的对象与标准
◆ 医学伦理评价的依据

一、医学伦理评价的含义和作用

医学伦理评价是医务人员在职业生活普遍进行的一种重要道德实践活动,也是构成医学伦理学体系的重要组成部分。通过医学伦理评价,医学伦理规范与医学职业活动的互动得以展开。在这种互动中,医学伦理规范从观念形态走向实践形态。医务人员个体的伦理实践能力和医疗卫生行业整体的医德水平因此得到逐步提升。

(一)心医学伦理评价的含义

医学伦理评价是指人们依据一定的医学伦理标准对医学职业活动及其现象所做的善恶判断。

评价是一种非常普遍的社会现象。从广义上讲,主体对客体属性与主体需要之间的关系所做的一切反映和判断都可以称为评价。所以,我们通常把大小、黑白之类的都笼统地称为评价,但这类评价与伦理评价是不一样的。伦理评价是一种价值判断,而大小、黑白之类的评价是一种事实判断,两者之间存在显著的区别。例如,我们说"白求恩是一名医生"时,这是一个事实判断,不涉及我们对白求恩大夫的价值评价。但当我们说"白求恩大夫是一个毫不利己、专门利人的好医生"时,做出的却是一个价值判断,表明了我们对白求恩大夫的伦理评价。因此,清晰地区分事实判断和价值判断,是我们进行伦理评价的前提。

医学伦理评价在医学职业活动中普遍存在。医学以救死扶伤为天职,关系到每个人的生命健康权益,是一种极富道德色彩的职业。医务人员及其社会公众会积极地对医学职业活动及其现象做出各种各样的医学伦理评价。医疗卫生管理部门也会充分利用医学伦理评价来加强行业行风管理,促进医疗卫生事业的发展。

医学伦理评价与医疗卫生制度息息相关,恰当的医学伦理评价离不开对医疗卫生制度的考察,医疗卫生制度构成了医学伦理评价的制度背景。这个制度背景是影响医学职业活动的重要因素,不完善、不健全的医疗卫生制度可能会诱发不良的医学职业活动。因此,医学伦理评价不应脱离具体历史时期的医疗卫生制度。目前,我国的医疗卫生制度仍存在缺陷,尚待完善,正在深化改革,以适应我国医疗卫生事业发展的需要,但制度缺陷不应成为个体职业活动败德的全部理由。医学伦理评价应全面、辩证地对待制度背景与个体职业行为之间的互动关系,在医务人员中倡导高尚的个体职业行为,推动医疗卫生制度的改革和完善。

(二)医学伦理评价的作用

医学伦理评价的作用,主要表现为对医务人员的道德激励和道德谴责。

1. 对医疗行为有道德裁决作用

伦理评价是普遍存在于医务人员和社会公众内心中的"道德法庭"。医学伦理评价依据医德标准,明确各种医学职业行为道德与否的界限,做出正确的评判,能促使医务人员扬善避恶,维护医学道德的权威。

2. 对医务人员有伦理教育作用

医学伦理评价可以具体明确医德责任及其限度,说明衡量行为善恶的标准,展示作为善恶根据的动机、效果及其相互关系,使医务人员从医学伦理评价中明辨是非,正确选择道德行为,有助于其医德修养的提高和医德品质的完善。

3. 对医疗卫生事业有调节促进作用

随着现代社会的发展和医学科技的进步,医疗卫生领域中的一些行为和现象可能会与传统的社会道德观念发生矛盾,从而带来许多伦理难题,比如,器官移植、人体实验、维持技术、安乐死等。如何判断它们的道德价值,解决其中的伦理冲突,将直接关系到新技术的应用和医疗卫生事业的发展。如能对这些伦理难题展开深入分析,做出正确的医学伦理评价,无疑将大大推动我国医疗卫生事业的发展。

二、医学伦理评价的构成和主题

(一)医学伦理评价的构成

从构成要素上分析,医学伦理评价可分为评价主体、评价标准、评价对象、评价依据四大要素。

一个具体的医学伦理评价就是某个评价主体根据评价标准,依据评价对象身上的评价依据对评价对象得出评价结论的过程。其中,评价主体和评价对象是医学伦理评价中的基本要素,构成了医学伦理评价的基本结构。医学伦理评价的评价主体是指依据一定的医学伦理标准对医学职业活动及其现象做出医学伦理评价的人或社会组织。没有评价主体就不可能有医学伦理评价的出现。同时,医学伦理评价也离不开评价对象,否则评价就是无的放矢。评价对象非常广泛,如某种规章制度、某个新闻事件、某医务人员的职业行为等。这些对象大多离不开相关当事人的行为,因此可大体上将评价对象归为医务人员的职业行为。

评价标准和评价依据是医学伦理评价中的重要因素。评价标准是指评价主体在对评价对象做出医学伦理评价时所依据的医学伦理规范。评价依据是指评价对象中供评价主体做出医学伦理评价的主要因素。以现象学的观点来讲,每一个评价对象都是一个无限的现象集合。评价主体在评价这个对象时不可能穷尽其中所有的信息,而是会从中选择主要因素来作为自己进行医学伦理评价的依据。一般来讲,评价依据主要有两对因素:一是动机与效果;二是目的与手段。评价标准来自于评价主体,评价依据来自于评价对象,两者都是医学伦理评价中不可或缺的重要因素。

(二)医学伦理评价的主体

医学伦理评价的评价主体是指依据一定的医学伦理标准对医学职业活动及其现象做出医学伦理评价的人或社会组织。医学伦理评价的评价主体是多样的,从广义上讲,一切人和社会组织都可能成为医学伦理评价的评价主体。不同评价主体从自身境遇和医学伦理认识出发做出不同的医学伦理评价,构成了丰富多彩的医学伦理现象。

从不同评价主体的角度来分类,医学伦理评价主要分为社会公众的医学伦理评价、医务人员的医学伦理评价、医学组织的医学伦理评价和卫生管理部门的医学伦理评价等类别。社会公众虽然不是医务人员,但医疗卫生工作与每个社会公众的生命健康密切相关,使得社会公众对医学职业活动及其现象非常关切,经常会通过各种途径做出医学伦理评价。这种社会公众的医学伦理评价甚至会在一定时期形成带有倾向性的社会舆论,医务人员应予以高度重视。医务人员身处医疗卫生工作第一线,他们对医学职业活动中的各种行为及其现象有着切身体会,他们做出的医学伦理评价生动地展现了医学职业活动。卫生管理部门、医学专业组织、医疗机构等不同主体在其各自的管理和服务工作中,同样会做出各种医学伦理评价。

从不同评价对象的角度来分类,医学伦理评价可主要分为社会评价和自我评价两大类。社会评价是指评价主体对自身以外的其他医学职业活动及其现象做出的医学伦理评价。社会评价指向评价主体之外的医学职业活动及其现象,对这些活动及其现象进行善恶判断,表明倾向性态度,支持、赞扬和鼓励高尚的道德行为,批评、谴责和制止不道德的职业行为。自我评价是指评价主体对自身职业行为做出的医学伦理评价。自我评价指向评价主体自身,是评价主体对自身职业行为的自讼和反省,它能促使评价主体自我提升、择善而行,是评价主体医学伦理修养的重要环节。

三、医学伦理评价的对象与标准

(一)医学伦理评价的对象

医学伦理评价的对象是指评价主体做出的医学伦理评价所指向的医学职业活动及其现象。在医疗卫生工作中,医学伦理评价的对象广泛存在,甚至可以说一切医学职业活动及其现象均属于医学伦理评价的对象。其原因在于,医学职业活动本身是一种极富道德色彩的工作,它的任何一个环节都渗透着伦理因素,因而成为医学伦理评价的对象。

(1)医学职业活动服务于生命及其健康是每个人最基本、最珍视的价值,它是每个人人生的基础。一个人的人生由生命和生活两个层面构成,不同的个体人生又构成了整个社会生活。从这个意义上讲,生命也是全部社会生活的基础。医学则直接服务于这个基础,因而也就富有了浓厚的道德色彩。人们会以一种更加敏感的道德感受力和判断力,来关注各种医学职业活动及其现象。

(2)医学职业活动处在一个复杂的人际关系网络中,现代医学以发达的自然科学为基础,但医学与自然科学在根本目的、成功标准和活动原则方面存在显著的差异。总体而言,医学更加强调实践,其目的具有明确的社会指向,即挽救生命、促进健康。要实现这个目的,医学就需要广泛、直接地服务于个人或人群。这样医学职业活动就处在了一个复杂的人际关系网络中,它需要妥善处理大量的人与人、人与社会之间的关系,而这需要医学伦理的介入。

(3)医学职业活动多与病苦中的患者互动。医患关系是医学职业活动中的基本社会关系,患者是医学职业活动的基本服务对象。通常,患者总是疾病缠身、痛苦不已,医务人员则以帮助者甚至拯救者的形象出现在病苦的患者面前,医患关系的这种特性使得医务人员的医学职业活动充满道德色彩。患者越是痛苦,病情越是严重,这种道德色彩就越得到凸显,两者成一种正比例的相关关系。

(二)医学评价的标准

医学伦理评价的标准是指评价主体在对评价对象做出医学伦理评价时所依

据的医学伦理规范。作为调整医学职业活动的准则,医学伦理既没有专门的执行机构,也不依靠法律的强制,而主要是通过社会舆论、内心信念、传统习俗等方式来实现的。要做到这一点,就必须依据一定的伦理标准来展开医学伦理评价。

评价标准来自于评价主体。在医学伦理评价中,所有的评价主体都必然有一定的评价标准,不存在无评价标准的评价主体。不同评价主体之间的区别在于评价标准的观念清晰程度和具体内容可能存在差异,因而评价标准存在一定的多样性。在日益开放的现代社会,我们应该宽容不同的评价主体依据不同的评价标准对医学职业活动及其现象做出自己的医学伦理评价。但这种宽容不能陷入道德相对主义的泥沼,以为做出什么样的医学伦理评价都是正确的。对于历史悠久的医学职业来说,医学伦理仍然有着其相对稳定、客观的标准。任何评价主体做出医学伦理评价都不应违背这些医学伦理标准,否则我们只能说该评价主体可能做出了一个违背医学伦理要求的"医学伦理评价"。具体来讲,医学伦理评价的标准包括以下几个方面。

(1)医学职业行为应符合严格的医学技术要求。医学是一门最为严肃的科学,它以救死扶伤为天职,来不得半点马虎、半点浮夸,医务人员一个细小的失误很可能会导致患者及其家庭的终生痛苦。因此,所有医学职业行为都必须建立在严格的医学技术要求之上。那些违背医学技术要求以实现自身利益的医学职业行为,应该受到医学伦理的严厉谴责。

(2)医学职业行为应促进患者疾病的缓解和根除。防病治病、维护患者的身心健康是医学职业活动的根本目的之一,是医务人员最基本的医德义务和责任,也是评价和衡量医务人员医学职业行为是否符合伦理及伦理水平高低的主要标志。如果医务人员采取某些可以意识到的,对患者疾病的环节和根除不利的治疗措施,不论主客观原因如何,都是违背医学伦理的行为,得不到医学道德的保护。

(3)医学职业行为应推动医学科技的发展 医学是维护人类生命和增进人类健康的科学。面对现代科技和医学科技发展的挑战,医务人员要认真进行科学研究,不断解释生命运动的本质规律,探索战胜疾病、增进人类健康的途径和方法。因此,那些促进医学科技发展的医学职业行为符合医学伦理要求;反之,因循守旧、不思进取,或者弄虚作假的医学职业行为不符合医学伦理要求。

(4)医学职业行为应利于人类生存环境的保护和改善。医疗卫生事业的目的不仅仅是临床治疗,而且要做好预防保健工作,防止疾病的蔓延、恶化,提高社会人口素质和整个人群的健康水平,保护和改善人类生存环境。那些不考虑环境成本、不考虑代际公正的医学职业行为,不能得到医学伦理的保护。

四、医学伦理评价的依据

医学伦理评价的依据是指评价对象中供评价主体做出医学伦理评价的主要因素。医学伦理评价的对象可简单归为行为。行为可划分为行为者、行为过程和行为结果 3 个环节。从这 3 个环节中,我们可以归纳出两对医学伦理评价的评价依据:动机与效果、目的与手段。其中,动机、目的属于行为者的主观因素,手段体现在行为过程中,效果则是行为的结果。

(一)动机与效果

动机是指引起人们行为趋向的具有一定目的的主观愿望和意向。效果是指人们按照一定的动机去行动所产生的客观后果。它们都是评价主体做出医学伦理评价的重要依据。怎样看待动机与效果在医学伦理评价中的地位和作用,是医学伦理评价中一个极为重要的问题。在医学伦理学上,曾经围绕这个问题进行过长期的争论,形成了动机论和效果论两种对立的观点。动机论者认为,动机是评价医学职业行为善恶的唯一依据。只要是出于善良动机的行为,不论其效果如何,都是合乎道德的。与此相反,效果论者则片面强调医学职业行为的效果

在医学伦理评价中的作用,完全否定动机的作用,认为效果的好坏是判定医学职业行为善恶的唯一依据。只要效果是好的,不管其动机如何,这个医学职业行为都是善良的;只要效果是坏的,这个医学职业行为就是恶的。实际上,单纯的动机论或效果论都是片面的,将它们推向逻辑的极端都会产生许多有悖医学道德常识的结论。在医学伦理评价中,我们应当坚持动机与效果的辩证统一。

对于这种辩证统一关系,我们可以从逻辑上作如下简单分析。首先,建立一个动机与效果的简单逻辑模型,在这个逻辑模型中,我们把动机分为善、恶,把效果分为好、坏,交叉组合。这样,我们就能得出 4 种可能的医学职业行为类型:出于善的动机并获得好的效果的医学职业行为,出于善的动机却出现坏的效果的医学职业行为;出于恶的动机却出现好的效果的医学职业行为,出于恶的动机也获得坏的效果的医学职业行为。针对这 4 种逻辑类型的医学职业行为,对照医学伦理的评价标准,我们可以得出评价结论:出于善良动机并达到好的效果的医学职业行为是能得到医学道德高度评价的;对于出于善良动机但出现坏的效果的医学职业行为,做出医学伦理评价时需要具体分析坏的效果出现的原因;如果医学职业行为本身没有差错,则可以得到医学道德的保护;对于出于恶的动机的医学职业行为,无论结果如何,都不可能获得正面的医学伦理评价。

但这只是一种非常简要的逻辑分析,现实中的医学职业行为比这种简要的逻辑类型复杂得多。比如,动机问题,医务人员在做出某个医学职业行为时,其行为

动机往往隐藏在内心中,一般不会清晰表明,而且具有复杂的多重动机,而不是一个单纯的动机。因此,没有深入的考察,评价主体很难了解行为者的真实动机,更不可能轻易地判断出动机的善恶。又如,效果问题,由于医学职业行为大多是在一种双方甚至多方的社会关系中进行的,并可能同时产生多个效果,这些效果对于不同的当事人也可能具有不同的意义。比如,有些效果对医患双方都是好的,但有一些可能对医院是好的,对患者就可能是坏的;反之亦可能。因此,我们也就不能一概而论地认定某种行为效果的好与坏。这些复杂的现实情况提示我们,医学伦理评价是一种非常复杂的医德实践活动,需要评价主体考量不同的因素,以便做出尽可能准确的判断。评价主体应该避免随意地对某个医务人员的医学职业活动做出缺乏审慎态度的医学伦理评价。

(二)目的与手段

目的是指医务人员在医学职业活动中经过自己的努力所期望达到的目标,手段是指医务人员为实现某种目标所采取的措施、方法和途径。目的与手段、动机与效果是密切相连而又有所区别的评价依据。医学职业行为的动机要转化为效果,必须经过目的与手段的中间环节。目的与手段的辩证统一,保证了动机与效果的辩证统一。

在进行医学伦理评价时,评价主体需要对医学行为的目的与手段展开详尽的道德评估:一方面,不能以目的证明手段,认为只要目的合乎医学伦理,就可以不择手段;另一方面,也不能以手段证明目的,认为手段合乎医学伦理就可以用来实现任何目的。不管是目的还是手段,任何一个方面违背医学伦理,都会影响到对该医学职业行为的整体伦理评价。

目的与手段是相互联系、相互制约的辩证统一关系。目的决定手段,手段对目的具有反作用。医务人员在选择手段时应遵循以下原则。

(1)有效原则。即选择的医学手段应该是经过实践证明行之有效的。那些未经严格的临床实验证明为有效的手段都不能采用,应把医学实验研究与临床医学严格区别开来。

(2)最佳原则。即选择的医学手段应该是效果最好、最为安全、患者痛苦最少、耗费最少的手段。

(3)一致原则。即选择的医学手段应该与病情的发展程度相一致。医务人员应从患者的实际需要出发,根据病程发展各个阶段的特点,给予与病情发展相应的有效医学措施。任何小病大治、大病小治的行为都是有悖医德的。

(4)社会原则。即选择的医学手段应该考虑到可能的社会后果,不得危害他人和社会的正当权益。

附　录

中华人民共和国医学生誓词

（1991 年中华人民共和国教育委员会高等教育司颁布）

健康所系,性命相托。

当我步入神圣医学学府的时刻,谨庄严宣誓:

我志愿献身医学,热爱祖国,忠于人民,恪守医德,尊师守纪,刻苦钻研,孜孜不倦,精益求精,全面发展。

我决心竭尽全力除人类之病痛,助健康之完美,维护医术的圣洁和荣誉。救死扶伤,不辞艰辛,执著追求,为祖国医药卫生事业的发展和人类身心健康奋斗终生。

中华人民共和国医务人员医德规范及实施办法

（1988 年 12 月 15 日中华人民共和国卫生部颁布）

第一条　为加强卫生系统社会主义精神文明建设,提高医务人员的职业道德素质,改善和提高医疗服务质量,全心全意为人民服务,特制定医德规范及实施办法(以下简称"规范")。

第二条　医德,即医务人员的职业道德,是医务人员应具备的思想品质,是医务人员与病人、社会以及医务人员之间关系的总和。医德规范是指导医务人员进行医疗活动的思想和行为的准则。

第三条　医德规范如下:

（一）救死扶伤，实行社会主义的人道主义，时刻为病人着想，千方百计为病人解除病痛；

（二）尊重病人的人格与权利，对待病人，不分民族、性别、职业、地位、财产状况，都应一视同仁；

（三）文明礼貌服务，举止端庄，语言文明，态度和蔼，同情、关心和体贴病人；

（四）廉洁奉公。自觉遵纪守法，不以医谋私；

（五）为病人保守医密，实行保护性医疗，不泄露病人隐私与秘密；

（六）互学互尊，团结协作。正确处理同行同事间的关系；

（七）严谨求实。奋发进取，钻研医术，精益求精。不断更新知识，提高技术水平。

第四条　为使本规范切实得到贯彻落实，必须坚持进行医德教育，加强医德医风建设，认真进行医德考核与评价。

第五条　各医疗单位都必须把医德教育和医德医风建设作为目标管理的重要内容，作为衡量和评价一个单位工作好坏的重要标准。

第六条　医德教育应以正面教育为主，理论联系实际，注重实效，长期坚持不懈。要实行医院新成员的上岗前教育，使之形成制度。未经上岗前培训不得上岗。

第七条　各医疗单位都应建立医德考核与评价制度，制定医德考核标准及考核办法，定期或随时进行考核，并建立医德考核档案。

第八条　医德考核与评价方法可分为自我评价、社会评价、科室考核和上级考核。特别要注重社会评价，经常听取病人和社会各界的意见，接受人民群众的监督。

第九条　对医务人员医德考核结果，要作为应聘、提薪、晋升以及评选先进工作者的首要条件。

第十条　实行奖优罚劣。对严格遵守医德规范、医德高尚的个人，应予表彰和奖励。对于不认真遵守医德规范者，应进行批评教育。对于严重违反医德规范，经教育不改者，应分情况给予处分。

第十一条　本规范适用于全国各级各类医院、诊所的医务人员，包括医生、护士、医技科室人员，管理人员和工勤人员也要参照本规范的精神执行。

第十二条　各省、自治区、直辖市卫生厅局和各医疗单位可遵照本规范精神和要求，制定医德规范实施细则及具体办法。

第十三条　本规范自发布之日起实行。

中华人民共和国执业医师法(节选)

(1998 年 6 月 26 日)

第一条 为了加强医师队伍的建设。提高医师的职业道德和业务素质,保障医师的合法权益,保护人民健康,制定本法。

第二条 依法取得执业医师资格或执业助理医师资格,经注册在医疗、预防、保健机构中执业的专业医务人员。适用本法。

本法所称医师。包括执业医师和执业助理医师。

第三条 医师应当具备良好的职业道德和医疗执业水平,发扬人道主义精神,履行防病治病、救死扶伤、保护人民健康的神圣职责。

全社会应当尊重医师,医师依法履行职责,受法律保护。

第四条 国务院卫生行政部门主管全国的医师工作。

县级以上地方人民政府卫生行政部门负责管理本行政区域内的医师工作。

第五条 国家对在医疗、预防、保健工作中作出贡献的医师,给予奖励。

第六条 医师的医学专业技术职称和医学专业技术职务的评定、聘任,按照国家有关规定办理。

第七条 医师可以依法组织和参加医师协会。

……

第二十一条 医师在执业活动中享有下列权利:

(一)在注册的执业范围内,进行医学诊查、疾病调查、医学处置、出具相应的医学证明文件,选择合理的医疗、预防、保健方案;

(二)按照国务院卫生行政部门规定的标准,获得与本人执业活动相当的医疗设备基本条件;

(三)从事医学研究、学术交流,参加专业学术团体;

(四)参加专业培训,接受继续医学教育;

(五)在执业活动中,人格尊严、人身安全不受侵犯;

(六)获取工资报酬和津贴,享受国家规定的福利待遇;

(七)对所在机构的医疗、预防、保健工作和卫生行政部门的工作提出意见和建议,依法参与所在机构的民主管理。

第二十二条 医师在执业活动中履行下列义务:

(一)遵守法律、法规,遵守技术操作规范;

（二）树立敬业精神,遵守职业道德,履行医师职责,尽职尽责为病人服务;

（三）关心、爱护、尊重病人,保护病人的隐私;

（四）努力钻研业务,更新知识,提高专业技术水平;

（五）宣传卫生保健知识,对病人进行健康教育。

第二十三条　医师实施医疗、预防、保健措施,签署有关医学证明文件,必须亲自诊查、调查,并按照规定及时填写医学文书,不得隐匿、伪造或销毁医学文书及有关资料。

医师不得出具与自己执业范围无关或与执业类别不相符合的医学证明。

第二十四条　对急危病人,医师应当采取紧急措施进行诊治;不得拒绝急救处置。

第二十五条　医师应当使用经国家有关部门批准使用的药品、消毒药剂和医疗器械。除正当诊断治疗外,不得使用麻醉药品、医疗用毒性药品、精神药品和放射性药品。

第二十六条　医师应当如实向病人或其家属介绍病情,但应注意避免对病人产生不利后果。

医师进行实验性临床医疗,应当经医院批准并征得病人本人或其家属同意。

第二十七条　医师不得利用职务之便,索取、非法收受病人财物或牟取其他不正当利益。

人体器官移植条例

第一章　总则

第一条　为了规范人体器官移植,保证医疗质量,保障人体健康,维护公民的合法权益,制定本条例。

第二条　在中华人民共和国境内从事人体器官移植。适用本条例;从事人体细胞和角膜、骨髓等人体组织移植,不适用本条例。

本条例所称人体器官移植,是指摘取人体器官捐献人具有特定功能的心脏、肺脏、肝脏、肾脏或者胰腺等器官的全部或者部分,将其植入接受人身体以代替其病损器官的过程。

第三条　任何组织或者个人不得以任何形式买卖人体器官,不得从事与买卖人体器官有关的活动。

第四条　国务院卫生主管部门负责全国人体器官移植的监督管理工作。县级以上地方人民政府卫生主管部门负责本行政区域人体器官移植的监督管理工作。

各级红十字会依法参与人体器官捐献的宣传等工作。

第五条　任何组织或者个人对违反本条例规定的行为,有权向卫生主管部门和其他有关部门举报;对卫生主管部门和其他有关部门未依法履行监督管理职责的行为,有权向本级人民政府、上级人民政府有关部门举报。接到举报的人民政府、卫生主管部门和其他有关部门对举报应当及时核实、处理。将处理结果向举报人通报。

第六条　国家通过建立人体器官移植工作体系,开展人体器官捐献的宣传、推动工作,确定人体器官移植预约者名单,组织协调人体器官的使用。

第二章　人体器官的捐献

第七条　人体器官捐献应当遵循自愿、无偿的原则。

公民享有捐献或者不捐献其人体器官的权利,任何组织或者个人不得强迫、欺骗或者利诱他人捐献人体器官。

第八条　捐献人体器官的公民应当具有完全民事行为能力。公民捐献其人体器官应当有书面形式的捐献意愿,对已经表示捐献其人体器官的意愿,有权予以撤销。

公民生前表示不同意捐献其人体器官的,任何组织或者个人不得捐献、摘取该公民的人体器官;公民生前未表示不同意捐献其人体器官的,该公民死亡后,其配偶、成年子女、父母可以以书面形式共同表示同意捐献该公民人体器官的意愿。

第九条　任何组织或者个人不得摘取未满 18 周岁公民的活体器官用于移植。

第十条　活体器官的接受人限于活体器官捐献人的配偶、直系血亲或者三代以内旁系血亲,或者有证据证明与活体器官捐献人存在因帮扶等形成亲情关系的人员。

第三章　人体器官的移植

第十一条　医疗机构从事人体器官移植,应当依照《医疗机构管理条例》的规定,向所在地省、自治区、直辖市人民政府卫生主管部门申请办理人体器官移植诊疗科目登记。

医疗机构从事人体器官移植,应当具备下列条件:

(一)有与从事人体器官移植相适应的执业医师和其他医务人员;

(二)有满足人体器官移植所需要的设备、设施;

(三)有由医学、法学、伦理学等方面专家组成的人体器官移植技术临床应用

与伦理委员会,该委员会中从事人体器官移植的医学专家不超过委员人数的 1/4;

(四)有完善的人体器官移植质量监控等管理制度。

第十二条 省、自治区、直辖市人民政府卫生主管部门进行人体器官移植诊疗科目登记,除依据本条例第十一条规定的条件外,还应当考虑本行政区域人体器官移植的医疗需求和合法的人体器官来源情况。

省、自治区、直辖市人民政府卫生主管部门应当及时公布已经办理人体器官移植诊疗科目登记的医疗机构名单。

第十三条 已经办理人体器官移植诊疗科目登记的医疗机构不再具备本条例第十一条 规定条件的,应当停止从事人体器官移植,并向原登记部门报告。原登记部门应当自收到报告之日起 2 日内注销该医疗机构的人体器官移植诊疗科目登记,并予以公布。

第十四条 省级以上人民政府卫生主管部门应当定期组织专家根据人体器官移植手术成功率、植入的人体器官和术后病人的长期存活率,对医疗机构的人体器官移植临床应用能力进行评估,并及时公布评估结果:对评估不合格的,由原登记部门撤销人体器官移植诊疗科目登记。具体办法由国务院卫生主管部门制订。

第十五条 医疗机构及其医务人员从事人体器官移植,应当遵守伦理原则和人体器官移植技术管理规范。

第十六条 实施人体器官移植手术的医疗机构及其医务人员应当对人体器官捐献人进行医学检查,对接受人因人体器官移植感染疾病的风险进行评估,并采取措施,降低风险。

第十七条 在摘取活体器官前或者尸体器官捐献人死亡前,负责人体器官移植的执业医师应当向所在医疗机构的人体器官移植技术临床应用与伦理委员会提出摘取人体器官审查申请。

人体器官移植技术临床应用与伦理委员会不同意摘取人体器官的,医疗机构不得做出摘取人体器官的决定,医务人员不得摘取人体器官。

第十八条 人体器官移植技术临床应用与伦理委员会收到摘取人体器官审查申请后,应当对下列事项进行审查,并出具同意或者不同意的书面意见:

(一)人体器官捐献人的捐献意愿是否真实;

(二)有无买卖或者变相买卖人体器官的情形;

(三)人体器官的配型和接受人的适应证是否符合伦理原则和人体器官移植技术管理规范。

经 2,3 以上委员同意,人体器官移植技术临床应用与伦理委员会方可出具同意摘取人体器官的书面意见。

第十九条 从事人体器官移植的医疗机构及其医务人员摘取活体器官前,应当履行下列义务:

(一)向活体器官捐献人说明器官摘取手术的风险、术后注意事项、可能发生的并发症及其预防措施等,并与活体器官捐献人签署知情同意书;

(二)查验活体器官捐献人同意捐献其器官的书面意愿、活体器官捐献人与接受人存在本条例第十条规定关系的证明材料;

(三)确认除摘取器官产生的直接后果外不会损害活体器官捐献人其他正常的生理功能。

从事人体器官移植的医疗机构应当保存活体器官捐献人的医学资料,并进行随访。

第二十条 摘取尸体器官,应当在依法判定尸体器官捐献人死亡后进行。从事人体器官移植的医务人员不得参与捐献人的死亡判定。

从事人体器官移植的医疗机构及其医务人员应当尊重死者的尊严;对摘取器官完毕的尸体,应当进行符合伦理原则的医学处理,除用于移植的器官以外,应当恢复尸体原貌。

第二十一条 从事人体器官移植的医疗机构实施人体器官移植手术,除向接受人收取下列费用外,不得收取或者变相收取所移植人体器官的费用。

(一)摘取和植入人体器官的手术费;

(二)保存和运送人体器官的费用;

(三)摘取、植入人体器官所发生的药费、检验费、医用耗材费。

前款规定费用的收取标准,依照有关法律、行政法规的规定确定并予以公布。

第二十二条 申请人体器官移植手术病人的排序,应当符合医疗需要,遵循公平、公正和公开的原则。具体办法由国务院卫生主管部门制订。

第二十三条 从事人体器官移植的医务人员应当对人体器官捐献人、接受人和申请人体器官移植手术的病人的个人资料保密。

第二十四条 从事人体器官移植的医疗机构应当定期将实施人体器官移植的情况向所在地省、自治区、直辖市人民政府卫生主管部门报告。具体办法由国务院卫生主管部门制订。

第四章 法律责任

第二十五条 违反本条例规定,有下列情形之一,构成犯罪的,依法追究刑事责任:

(一)未经公民本人同意摘取其活体器官的;

(二)公民生前表示不同意捐献其人体器官而摘取其尸体器官的;

(三)摘取未满 18 周岁公民的活体器官的。

第二十六条　违反本条例规定,买卖人体器官或者从事与买卖人体器官有关活动的,由设区的市级以上地方人民政府卫生主管部门依照职责分工没收违法所得,并处交易额 8 倍以上 10 倍以下的罚款;医疗机构参与上述活动的,还应当对负有责任的主管人员和其他直接责任人员依法给予处分,并由原登记部门撤销该医疗机构人体器官移植诊疗科目登记,该医疗机构 3 年内不得再申请人体器官移植诊疗科目登记;医务人员参与上述活动的,由原发证部门吊销其执业证书。

国家工作人员参与买卖人体器官或者从事与买卖人体器官有关活动的,由有关国家机关依据职权依法给予撤职、开除的处分。

第二十七条　医疗机构未办理人体器官移植诊疗科目登记,擅自从事人体器官移植的,依照《医疗机构管理条例》的规定予以处罚。

实施人体器官移植手术的医疗机构及其医务人员违反本条例规定,未对人体器官捐献人进行医学检查或者未采取措施,导致接受人因人体器官移植手术感染疾病的,依照《医疗事故处理条例》的规定予以处罚。

从事人体器官移植的医务人员违反本条例规定,泄露人体器官捐献人、接受人或者申请人体器官移植手术病人个人资料的,依照《执业医师法》或者国家有关护士管理的规定予以处罚。

违反本条例规定,给他人造成损害的,应当依法承担民事责任。

违反本条例第二十一条规定收取费用的,依照价格管理的法律、行政法规的规定予以处罚。

第二十八条　医务人员有下列情形之一的,依法给予处分;情节严重的,由县级以上地方人民政府卫生主管部门依照职责分工暂停其 6 个月以上 1 年以下执业活动;情节特别严重的,由原发证部门吊销其执业证书:

(一)未经人体器官移植技术临床应用与伦理委员会审查同意摘取人体器官的:

(二)摘取活体器官前未依照本条例第十九条的规定履行说明、查验、确认义务的;

(三)对摘取器官完毕的尸体未进行符合伦理原则的医学处理,恢复尸体原貌的。

第二十九条　医疗机构有下列情形之一的,对负有责任的主管人员和其他直接责任人员依法给予处分;情节严重的,由原登记部门撤销该医疗机构人体器官移植诊疗科目登记,该医疗机构 3 年内不得再申请人体器官移植诊疗科目登记:

（一）不再具备本条例第十一条规定条件,仍从事人体器官移植的;

（二）未经人体器官移植技术临床应用与伦理委员会审查同意,做出摘取人体器官的决定,或者胁迫医务人员违反本条例规定摘取人体器官的;

（三）有本条例第二十八条第(二)项、第(三)项列举的情形的。

医疗机构未定期将实施人体器官移植的情况向所在地省、自治区、直辖市人民政府卫生主管部门报告的,由所在地省、自治区、直辖市人民政府卫生主管部门责令限期改正;逾期不改正的,对负有责任的主管人员和其他直接责任人员依法给予处分。

第三十条　从事人体器官移植的医务人员参与尸体器官捐献人的死亡判定的,由县级以上地方人民政府卫生主管部门依照职责分工暂停其6个月以上1年以下执业活动;情节严重的,由原发证部门吊销其执业证书。

第三十一条　国家机关工作人员在人体器官移植监督管理工作中滥用职权、玩忽职守、徇私舞弊,构成犯罪的,依法追究刑事责任;尚不构成犯罪的,依法给予处分。

第五章　附则

第三十二条　本条例自2007年5月1日起施行。

涉及人的生物医学研究伦理审查办法(试行)

第一章　总则

第一条　为规范涉及人的生物医学研究和相关技术的应用,保护人的生命和健康,维护人的尊严,尊重和保护人类受试者的合法权益,依据《执业医师法》和《医疗机构管理条例》的有关规定,制定本办法。

第二条　涉及人的生物医学研究伦理审查工作均按照本办法组织进行。

第三条　本办法所称涉及人的生物医学研究和相关技术应用包括以下活动:

（一）采用现代物理学、化学和生物学方法在人体上对人的生理、病理现象以及疾病的诊断、治疗和预防方法进行研究的活动;

（二）通过生物医学研究形成的医疗卫生技术或产品在人体上进行试验性应用的活动。在本办法施行前已在临床实践中应用超过两年的,或在本办法施行前已经获得卫生行政部门批准临床应用的技术,不属于本办法规定的审查范围。

第四条　伦理审查应当遵守国家法律、法规和规章的规定以及公认的生命伦理原则。伦理审查过程应当独立、客观、公正和透明。

第二章 伦理委员会

第五条 卫生部设立医学伦理专家委员会。省级卫生行政部门设立本行政区域的伦理审查指导咨询组织。卫生部和省级卫生行政部门设立的委员会是医学伦理专家咨询组织,主要针对重大伦理问题进行研究讨论。提出政策咨询意见,必要时可组织对重大科研项目的伦理审查,对辖区内机构伦理委员会的伦理审查工作进行指导、监督。卫生部和省级卫生行政部门设立的伦理专家委员会《章程》另行制定。

第六条 开展涉及人的生物医学研究和相关技术应用活动的机构,包括医疗卫生机构、科研院所、疾病预防控制和妇幼保健机构等,设立机构伦理委员会。机构伦理委员会主要承担伦理审查任务,对本机构或所属机构涉及人的生物医学研究和相关技术应用项目进行伦理审查和监督;也可根据社会需求。受理委托审查:同时组织开展相关伦理培训。

第七条 机构伦理委员会的委员由设立该伦理委员会的部门或机构在广泛征求意见的基础上。从生物医学领域和管理学、伦理学、法学、社会学等社会科学领域的专家中推举产生,人数不得少于 5 人,并且应当有不同性别的委员。少数民族地区应考虑少数民族委员。

第八条 机构伦理委员会委员任期 5 年,可以连任。伦理委员会设主任委员一人。副主任委员若干人。由伦理委员会委员协商推举产生,可以连任。设立机构伦理委员会的部门或机构应当根据伦理委员会委员的工作情况给予适当的报酬。

第九条 机构伦理委员会的审查职责是:审查研究方案,维护和保护受试者的尊严和权益;确保研究不会将受试者暴露于不合理的危险之中;同时对已批准的研究进行监督和检查,及时处理受试者的投诉和不良事件。

第十条 机构伦理委员会可以行使下列权限:

(一)要求研究人员提供知情同意书,或根据研究人员的请求,批准免除知情同意程序;

(二)要求研究人员修改研究方案;

(三)要求研究人员中止或结束研究活动;

(四)对研究方案做出批准、不批准或修改后再审查的决定。

第十一条 伦理委员会委员应当为接受伦理审查的研究项目保密。

第十二条 伦理委员会按照伦理原则自主做出决定,不受任何干扰;审查结果应当及时传达或发布。

第十三条 伦理委员会接受本行政区域和国家卫生行政部门的监督和管理。

第三章　审查程序

第十四条　涉及人的生物医学研究伦理审查原则是：

（一）尊重和保障受试者自主决定同意或不同意受试的权利，严格履行知情同意程序，不得使用欺骗、利诱、胁迫等不正当手段使受试者同意受试，允许受试者在任何阶段退出受试；

（二）对受试者的安全、健康和权益的考虑必须高于对科学和社会利益的考虑。力求使受试者最大程度受益和尽可能避免伤害；

（三）减轻或免除受试者在受试过程中因受益而承担的经济负担；

（四）尊重和保护受试者的隐私，如实将涉及受试者隐私的资料储存和使用情况及保密措施告知受试者，不得将涉及受试者隐私的资料和情况向无关的第三者或传播媒体透露；

（五）确保受试者因受试受到损伤时得到及时免费治疗并得到相应的赔偿；

（六）对于丧失或缺乏能力维护自身权利和利益的受试者（脆弱人群），包括儿童、孕妇、智力低下者、精神病人、囚犯以及经济条件差和文化程度很低者，应当予以特别保护。

第十五条　需要进行伦理审查的研究项目应向伦理委员会提交下列材料：

（一）伦理审查申请表；

（二）研究或相关技术应用方案；

（三）受试者知情同意书。

第十六条　项目申请人必须事先得到受试者自愿的书面知情同意。无法获得书面知情同意的，应当事先获得口头知情同意，并提交获得口头知情同意的证明材料。对于无行为能力、无法自己做出决定的受试者必须得到其监护人或代理人的书面知情同意。

第十七条　在获得受试者知情同意时，申请人必须向受试者提供完整易懂的必要信息，知情同意书应当以通俗易懂的文字表达，少数民族地区可以采用当地文字表达，并为受试者所理解，同时给予受试者充分的时间考虑是否同意受试。

第十八条　当项目的实施程序或条件发生变化时，必须重新获得受试者的知情同意，并重新向伦理委员会提出伦理审查申请。

第十九条　伦理委员会不得受理违反国家法律、法规的科研项目提出的伦理审查申请。伦理委员会委员与申请项目有利益冲突的，应当主动回避。无法回避的。应当向申请人公开这种利益。

第二十条　伦理委员会对申请伦理审查的项目进行下列审查：

（一）研究者的资格、经验是否符合试验要求；

（二）研究方案是否符合科学性和伦理原则的要求；

（三）受试者可能遭受的风险程度与研究预期的受益相比是否合适；

（四）在办理知情同意过程中,向受试者(或其家属、监护人、法定代理人)提供的有关信息资料是否完整易懂,获得知情同意的方法是否适当；

（五）对受试者的资料是否采取了保密措施；

（六）受试者入选和排除的标准是否合适和公平；

（七）是否向受试者明确告知他们应该享有的权益,包括在研究过程中可以随时退出而无须提出理由且不受歧视的权利；

（八）受试者是否因参加研究而获得合理补偿,如因参加研究而受到损害甚至死亡时,给予的治疗以及赔偿措施是否合适；

（九）研究人员中是否有专人负责处理知情同意和受试者安全的问题；

（十）对受试者在研究中可能承受的风险是否采取了保护措施；

（十一）研究人员与受试者之间有无利益冲突。

第二十一条　伦理委员会的审查可以做出批准、不批准或作必要修改后再审查的决定。伦理委员会做出的决定应当得到伦理委员会三分之二委员同意。伦理委员会的决定应当说明理由。对于预期损害或不适的发生概率和程度不超过受试者日常生活或常规治疗可能发生的概率和程度的项目(即小于最低风险的项目),可由伦理委员会主席或由其指定一个或几个委员进行审查。

第二十二条　申请项目经伦理委员会审查批准后,在实施过程中进行修改的,应当报伦理委员会审查批准。在实施过程中发生严重不良反应或不良事件的,应当及时向伦理委员会报告。

第二十三条　申请项目未获得伦理委员会审查批准的,不得开展项目研究工作。

第四章　监督管理

第二十四条　监督管理涉及人的生物医学研究伦理审查工作应当纳入各级卫生行政部门科研管理工作范畴。其内容包括：

（一）开展涉及人的生物医学研究的机构是否按要求设立伦理委员会；

（二）机构的伦理委员会是否按照伦理审查原则实施伦理审查；

（三）伦理审查内容和程序是否符合要求；

（四）伦理审查结果执行情况,有无争议。

第二十五条　卫生部对全国的伦理委员会实行宏观管理,建立健全伦理审查规章制度。研究制订有关政策。省级的卫生行政部门对本行政区域内的伦理委员会的伦理审查工作负有监督管理的责任。

第二十六条 境外机构或个人在中国境内进行涉及人的生物医学研究。其研究方案已经经过所在国家或地区的伦理委员会审查的,还应当向我国依照本办法设立的伦理委员会申请审核。

第二十七条 对涉及人的生物医学研究项目进行结题验收时,应当要求项目负责人出具经过相应的伦理委员会审查的证明。在学术期刊发表涉及人的生物医学研究成果时,研究人员应出具该项目经过伦理委员会审查同意的证明。

第二十八条 任何个人或单位均有权利和义务举报涉及人的生物医学研究中违规或不端的行为。

第二十九条 研究人员发生违反伦理原则的行为,研究项目负责人所属单位以及卫生行政部门均有权给予相应处罚,并进行公开批评,取消获得奖励的资格;视情节轻重中止科研项目的实施,触犯国家法律的,移交司法机关处理。

第五章 附则

第三十条 本办法自发布之日起施行。

人类辅助生殖技术管理办法

第一章 总则

第一条 为保证人类辅助生殖技术安全、有效和健康发展,规范人类辅助生殖技术的应用和管理,保障人民健康,制定本办法。

第二条 本办法适用于开展人类辅助生殖技术的各类医疗机构。

第三条 人类辅助生殖技术的应用应当在医疗机构中进行,以医疗为目的,并符合国家计划生育政策、伦理原则和有关法律规定。

禁止以任何形式买卖配子、合子、胚胎。医疗机构和医务人员不得实施任何形式的代孕技术。

第四条 卫生部主管全国人类辅助生殖技术应用的监督管理工作。县级以上地方人民政府卫生行政部门负责本行政区域内人类辅助生殖技术的日常监督管理。

第二章 审批

第五条 卫生部根据区域卫生规划、医疗需求和技术条件等实际情况,制订人类辅助生殖技术应用规划。

第六条 申请开展人类辅助生殖技术的医疗机构应当符合下列条件:

(一)具有与开展技术相适应的卫生专业技术人员和其他专业技术人员;

（二）具有与开展技术相适应的技术和设备；

（三）设有医学伦理委员会；

（四）符合卫生部制定的《人类辅助生殖技术规范》的要求。

第七条　申请开展人类辅助生殖技术的医疗机构应当向所在地省、自治区、直辖市人民政府卫生行政部门提交下列文件：

（一）可行性报告；

（二）医疗机构基本情况（包括床位数、科室设置情况、人员情况、设备和技术条件情况等）；

（三）拟开展的人类辅助生殖技术的业务项目和技术条件、设备条件、技术人员配备情况；

（四）开展人类辅助生殖技术的规章制度；

（五）省级以上卫生行政部门规定提交的其他材料。

第八条　申请开展丈夫精液人工授精技术的医疗机构，由省、自治区、直辖市人民政府卫生行政部门审查批准。省、自治区、直辖市人民政府卫生行政部门收到前条规定的材料后，可以组织有关专家进行论证，并在收到专家论证报告后30个工作日内进行审核，审核同意的，发给批准证书；审核不同意的，书面通知申请单位。

对申请开展供精人工授精和体外受精—胚胎移植技术及其衍生技术的医疗机构，由省、自治区、直辖市人民政府卫生行政部门提出初审意见，卫生部审批。

第九条　卫生部收到省、自治区、直辖市人民政府卫生行政部门的初审意见和材料后，聘请有关专家进行论证，并在收到专家论证报告后45个工作日内进行审核，审核同意的，发给批准证书；审核不同意的，书面通知申请单位。

第十条　批准开展人类辅助生殖技术的医疗机构应当按照《医疗机构管理条例》的有关规定，持省、自治区、直辖市人民政府卫生行政部门或者卫生部的批准证书到核发其医疗机构执业许可证的卫生行政部门办理变更登记手续。

第十一条　人类辅助生殖技术批准证书每2年校验一次，校验由原审批机关办理。校验合格的，可以继续开展人类辅助生殖技术；校验不合格的，收回其批准证书。

第三章　实施

第十二条　人类辅助生殖技术必须在经过批准并进行登记的医疗机构中实施。未经卫生行政部门批准，任何单位和个人不得实施人类辅助生殖技术。

第十三条　实施人类辅助生殖技术应当符合卫生部制定的《人类辅助生殖技术规范》的规定。

第十四条　实施人类辅助生殖技术应当遵循知情同意原则,并签署知情同意书。涉及伦理问题的,应当提交医学伦理委员会讨论。

第十五条　实施供精人工授精和体外受精—胚胎移植技术及其各种衍生技术的医疗机构应当与卫生部批准的人类精子库签订供精协议。严禁私自采精。

医疗机构在实施人类辅助生殖技术时应当索取精子检验合格证明。

第十六条　实施人类辅助生殖技术的医疗机构应当为当事人保密,不得泄漏有关信息。

第十七条　实施人类辅助生殖技术的医疗机构不得进行性别选择。法律法规另有规定的除外。

第十八条　实施人类辅助生殖技术的医疗机构应当建立健全技术档案管理制度。

供精人工授精医疗行为方面的医疗技术档案和法律文书应当永久保存。

第十九条　实施人类辅助生殖技术的医疗机构应当对实施人类辅助生殖技术的人员进行医学业务和伦理学知识的培训。

第二十条　卫生部指定卫生技术评估机构对开展人类辅助生殖技术的医疗机构进行技术质量监测和定期评估。技术评估的主要内容为人类辅助生殖技术的安全性、有效性、经济性和社会影响。监测结果和技术评估报告报医疗机构所在地的省、自治区、直辖市人民政府卫生行政部门和卫生部备案。

第四章　处罚

第二十一条　违反本办法规定,未经批准擅自开展人类辅助生殖技术的非医疗机构,按照《医疗机构管理条例》第四十四条规定处罚;对有上述违法行为的医疗机构,按照《医疗机构管理条例》第四十七条和《医疗机构管理条例实施细则》第八十条的规定处罚。

第二十二条　开展人类辅助生殖技术的医疗机构违反本办法,有下列行为之一的,由省、自治区、直辖市人民政府卫生行政部门给予警告、3万元以下罚款,并给予有关责任人行政处分;构成犯罪的,依法追究刑事责任:

(一)买卖配子、合子、胚胎的;

(二)实施代孕技术的;

(三)使用不具有《人类精子库批准证书》机构提供的精子的;

(四)擅自进行性别选择的;

(五)实施人类辅助生殖技术档案不健全的;

(六)经指定技术评估机构检查技术质量不合格的;

(七)其他违反本办法规定的行为。

第五章 附则

第二十三条 本办法颁布前已经开展人类辅助生殖技术的医疗机构,在本办法颁布后3个月内向所在地省、自治区、直辖市人民政府卫生行政部门提出申请,省、自治区、直辖市人民政府卫生行政部门和卫生部按照本办法审查,审查同意的,发给批准证书;审查不同意的,不得再开展人类辅助生殖技术服务。

第二十四条 本办法所称人类辅助生殖技术是指运用医学技术和方法对配子、合子、胚胎进行人工操作,以达到受孕目的的技术。分为人工授精和体外受精—胚胎移植技术及其各种衍生技术。

人工授精是指用人工方式将精液注入女性体内以取代性交途径使其妊娠的一种方法。根据精液来源不同,分为丈夫精液人工授精和供精人工授精。

体外受精—胚胎移植技术及其各种衍生技术是指从女性体内取出卵子,在器皿瞻培养后,加入经技术处理的精子,待卵子受精后,继续培养,到形成早规胚胎时,再转移到子宫内着床,发育成胎儿直至分娩的技术。

第二十五条 本办法自2001年8月1日起实施。

人类精子库的伦理原则

为了促进人类精子库安全、有效、合理地采集、保存和提供精子,保障供精者和受者个人、家庭、后代的健康和权益,维护社会公益,特制定以下伦理原则。

(一)有利于供受者的原则

1. 严格对供精者进行筛查,精液必须经过检疫方可使用,以避免或减少出生缺陷,防止性传播疾病的传播和蔓延;

2. 严禁用商业广告形式募集供精者,要采取社会能够接受、文明的形式和方法,应尽可能扩大供精者群体,建立完善的供精者体貌特征表,尊重受者夫妇的选择权;

3. 应配备相应的心理咨询服务,为供精者和自冻精者解决可能出现的心理障碍;

4. 应充分理解和尊重供精者和自冻精者在精液采集过程中可能遇到的困难,并给予最大可能的帮助。

(二)知情同意的原则

1. 供精者应是完全自愿地参加供精,并有权知道其精液的用途及限制供精次数的必要性(防止后代血亲通婚),应签署书面知情同意书;

2. 供精者在心理、生理不适或其他情况下,有权终止供精,同时在适当补偿精子库筛查和冷冻费用后,有权要求终止使用已被冷冻保存的精液;

3. 需进行自精冷冻保存者,也应在签署知情同意书后,方可实施自精冷冻保存。医务人员有义务告知白精冷冻保存者采用该项技术的必要性、目前的冷冻复苏率和最终可能的治疗结果;

4. 精子库不得采集、检测、保存和使用未签署知情同意书者的精液。

(三)保护后代的原则

1. 医务人员有义务告知供精者,对其供精出生的后代无任何的权利和义务;

2. 建立完善的供精使用管理体系,精子库有义务在匿名的情况下,为未来人工授精后代提供有关医学信息的婚姻咨询服务。

(四)社会公益原则

1. 建立完善的供精者管理机制,严禁同一供精者多处供精并使五名以上妇女受孕;

2. 不得实施无医学指征的 X、Y 精子筛选。

(五)保密原则

1. 为保护供精者和受者夫妇及所出生后代的权益,供者和受者夫妇应保持互盲,供者和实施人类辅助生殖技术的医务人员应保持互盲,供者和后代应保持互盲;

2. 精子库的医务人员有义务为供者、受者及其后代保密,精子库应建立严格的保密制度并确保实施。包括冷冻精液被使用时应一律用代码表示,冷冻精液的受者身份对精子库隐匿等措施;

3. 受者夫妇以及实施人类辅助生殖技术机构的医务人员均无权查阅供精者证实身份的信息资料,供精者无权查阅受者及其后代的一切身份信息资料。

(六)严防商业化的原则

1. 禁止以盈利为目的的供精行为。供精是自愿的人道主义行为,精子库仅可以对供者给予必要的误工、交通和其所承担的医疗风险补偿:

2. 人类精子库只能向已经获得卫生部人类辅助生殖技术批准证书的机构提供符合国家技术规范要求的冷冻精液:

3. 禁止买卖精子,精子库的精子不得作为商品进行市场交易;

4. 人类精子库不得为追求高额回报降低供精质量。

(七)伦理监督的原则

1. 为确保以上原则的实施,精子库应接受由医学伦理学、心理学、社会学、法学和生殖医学、护理、群众代表等专家组成的生殖医学伦理委员会的指导、监督和

审查;

2. 生殖医学伦理委员会应依据上述原则对精子库进行监督,并开展必要的伦理宣传和教育,对实施中遇到的伦理问题进行审查、咨询、论证和建议。

人胚胎干细胞研究伦理指导原则

第一条 为了使我国生物医学领域人胚胎干细胞研究符合生命伦理规范,保证国际公认的生命伦理准则和我国的相关规定得到尊重和遵守,促进人胚胎干细胞研究的健康发展,制定本指导原则。

第二条 本指导原则所称的人胚胎干细胞包括人胚胎来源的干细胞、生殖细胞起源的干细胞和通过核移植所获得的干细胞。

第三条 凡在中华人民共和国境内从事涉及人胚胎干细胞的研究活动,必须遵守本指导原则。

第四条 禁止进行生殖性克隆人的任何研究。

第五条 用于研究的人胚胎干细胞只能通过下列方式获得:

(一)体外受精时多余的配子或囊胚;

(二)自然或自愿选择流产的胎儿细胞;

(三)体细胞核移植技术所获得的囊胚和单性分裂囊胚;

(四)自愿捐献的生殖细胞。

第六条 进行人胚胎干细胞研究,必须遵守以下行为规范:

(一)利用体外受精、体细胞核移植技术、单性复制技术或遗传修饰获得的囊胚,其体外培养期限自受精或核移植开始不得超过14天。

(二)不得将前款中获得的已用于研究的人囊胚植入人或任何其他动物的生殖系统。

(三)不得将人的生殖细胞与其他物种的生殖细胞结合。

第七条 禁止买卖人类配子、受精卵、胚胎或胎儿组织。

第八条 进行人胚胎干细胞研究,必须认真贯彻知情同意与知情选择原则,签署知情同意书,保护受试者的隐私。

前款所指的知情同意和知情选择是指研究人员应当在实验前,用准确、清晰、通俗的语言向受试者如实告知有关实验的预期目的和可能产生的后果和风险。获得他们的同意并签署知情同意书。

第九条 从事人胚胎干细胞的研究单位应成立包括生物学、医学、法律或社会学等有关方面的研究和管理人员组成的伦理委员会,其职责是对人胚胎干细胞研究的伦理学及科学性进行综合审查、咨询与监督。

第十条 从事人胚胎干细胞的研究单位应根据本指导原则制定本单位相应的实施细则或管理规程。

第十一条 本指导原则由国务院科学技术行政主管部门、卫生行政主管部门负责解释。

第十二条 本指导原则自发布之日起施行。

关于建立医务人员医德考评制度的指导意见(试行)

为加强医德医风建设,提高医务人员职业道德素质和医疗服务水平,建立对医务人员规范有效的激励和约束机制,依据有关法律、法规和规章的规定,制定本指导意见。

一、指导思想

以邓小平理论和"三个代表"重要思想为指导,贯彻落实科学发展观,以树立社会主义荣辱观、加强医德医风建设、提高医务人员职业道德素质为目标,以考核记录医务人员的医德医风状况为内容,以规范医疗服务行为、提高医疗服务质量、改善医疗服务态度、优化医疗环境为重点,强化教育,完善制度,加强监督,严肃纪律,树立行业新风,构建和谐医患关系,更好地为广大人民群众的健康服务。

二、考评范围

全国各级各类医疗机构中的医师、护士及其他卫生专业技术人员(以下统称医务人员)。

三、考评的主要内容

(一)救死扶伤,全心全意为人民服务。

1. 加强政治理论和职业道德学习,树立救死扶伤、以病人为中心、全心全意为人民服务的宗旨意识和服务意识。大力弘扬白求恩精神。

2. 增强工作责任心。热爱本职工作。坚守岗位,尽职尽责。

(二)尊重病人的权利,为病人保守医疗秘密。

1. 对病人不分民族、性别、职业、地位、贫富都平等对待,不得歧视。

2. 维护病人的合法权益,尊重病人的知情权、选择权和隐私权。为病人保守医疗秘密。

3. 在开展临床药物或医疗器械试验、应用新技术和有创诊疗活动中,遵守医学伦理道德,尊重病人的知情同意权。

(三)文明礼貌,优质服务,构建和谐医患关系。

1. 关心、体贴病人,做到热心、耐心、爱心、细心。

2. 着装整齐。举止端庄,服务用语文明规范,服务态度好,无"生、冷、硬、顶、推、拖"现象。

3. 认真践行医疗服务承诺,加强与病人的交流和沟通,自觉接受监督。构建和谐医患关系。

(四)遵纪守法。廉洁行医。

1. 严格遵守卫生法律法规、卫生行政规章制度和医学伦理道德,严格执行各项医疗护理工作制度,坚持依法执业、廉洁行医,保证医疗质量和安全。

2. 在医疗服务活动中,不收受、不索要病人及其亲友的财物。

3. 不利用工作之便谋取私利,不收受药品、医用设备、医用耗材等生产、经营企业或经销人员给予的财物、回扣以及其他不正当利益,不以介绍病人到其他单位检查、治疗和购买药品、医疗器械等为由,从中牟取不正当利益。

4. 不开具虚假医学证明。不参与虚假医疗广告宣传和药品医疗器械促销。不隐匿、伪造或违反规定涂改、销毁医学文书及有关资料。

5. 不违反规定外出行医。不违反规定鉴定胎儿性别。

(五)因病施治,规范医疗服务行为。

1. 严格执行诊疗规范和用药指南,坚持合理检查、合理治疗、合理用药。

2. 认真落实有关控制医药费用的制度和措施。

3. 严格执行医疗服务和药品价格政策。不多收、乱收和私自收取费用。

(六)顾全大局,团结协作,和谐共事。

1. 积极参加上级安排的指令性医疗任务和社会公益性的扶贫、义诊、助残、支农、援外等医疗活动。

2. 正确处理同行、同事间的关系,互相尊重,互相配合,取长补短,共同进步。

(七)严谨求实。努力提高专业技术水平。

1. 积极参加在职培训。刻苦钻研业务技术。努力学习新知识、新技术,提高专业技术水平。

2. 增强责任意识。防范医疗差错、医疗事故的发生。

四、考评的主要方法

医德考评要坚持实事求是、客观公正的原则,坚持定性考评与量化考核相结合,与医务人员的年度考核、定期考核等工作相结合,纳入医院管理体系,每年进行一次。各医疗机构要为每位医务人员建立医德档案,考评结果要记入医务人员医德档案。考评工作分为三个步骤:

(一)自我评价。医务人员各自根据医德考评的内容和标准,结合自己的实际工作表现,实事求是地进行自我评价。

(二)科室评价。在医务人员自我评价的基础上,以科室为单位,由科室考评小组根据每个人日常的医德行为进行评价。

(三)单位评价。由医疗机构的医德考评机构组织实施,根据自我评价和科室评价的结果,将日常检查、问卷调查、病人反映、投诉举报、表扬奖励等记录反映出来的具体情况作为重要参考依据,对每个医务人员进行评价。做出医德考评结论并填写综合评语。

五、医德考评结果及其应用

医德考评结果分为四个等级:优秀、良好、一般、较差。

医德考评要严格坚持标准,被确定为优秀等次的人数,一般在本单位考评总人数的百分之十,最多不超过百分之十五。

医务人员在考评周期内有下列情形之一的,医德考评结果应当认定为较差:

(一)在医疗服务活动中索要病人及其亲友财物或者牟取其他不正当利益的;

(二)在临床诊疗活动中,收受药品、医用设备、医用耗材等生产、经营企业或经销人员以各种名义给予的财物或提成的;

(三)违反医疗服务和药品价格政策,多计费、多收费或者私自收取费用,情节严重的;

(四)隐匿、伪造或擅自销毁医学文书及有关资料的;

(五)不认真履行职责,导致发生医疗事故或严重医疗差错的;

(六)出具虚假医学证明文件或参与虚假医疗广告宣传和药品医疗器械促销的;

(七)医疗服务态度恶劣,造成恶劣影响或者严重后果的;

(八)其他严重违反职业道德和医学伦理道德的情形。考评结果要在本单位内进行公示,并与医务人员的晋职晋级、岗位聘用、评先评优、绩效工资、定期考核等直接挂钩。

医疗机构对本单位的医务人员进行年度考核时,职业道德考评应作为一项重要内容,医德考评结果为优秀或良好的,年度考核方有资格评选优秀;医德考评结果为较差的,年度考核为不称职或不合格。

医务人员定期考核中的职业道德评定,以医德考评结果为依据。考核周期内,有一次以上医德考评结果为较差的,认定为考核不合格,按照有关法律、法规和规章的规定处理。

执业医师的医德考评结果,医疗机构应当按照《医师定期考核管理办法》的规定报送执业医师定期考核机构。同时报送医师执业注册的卫生行政部门。

六、工作要求

(一)加强领导,认真组织实施。各级卫生、中医药行政部门要充分认识医德考评制度对于加强医德医风建设、提高医疗服务水平、纠正行业不正之风的重要意义,将此项工作与医院管理工作紧密结合起来,加强领导、精心组织、明确分工、落实责任。各级医疗机构要认真组织实施,层层落实责任,医德考评工作应当有医院领导和医政、人事、纪检监察等职能部门负责人参加,确保医德考评工作顺利进行。

(二)紧密结合实际,制定考评工作方案。各省(区、市)卫生厅(局)、中医药管理局,要根据《指导意见》,结合实际,针对医德医风方面存在的突出问题,制定具体实施办法,细化、量化考评内容和标准,增强考评的针对性和实效性。并报卫生部、国家中医药管理局备案。

(三)加强监督检查,保证考评工作落实。各级卫生、中医药行政部门要加强对所辖医疗机构落实医德考评制度工作情况的监督、检查、指导,总结经验,不断完善,确保考评工作取得实效。卫生部、国家中医药管理局要对各级卫生、中医药行政部门和医疗机构贯彻落实《指导意见》的情况进行督导检查,促进工作落实。

日内瓦宣言

(世界医学会于 1949 年通过)

我庄严地宣誓把我的一生献给为人道主义服务。
我给我的老师们以尊敬和感谢。这些都是他们应该赢得的。
我凭着良心和尊严行使我的职业。
我首先考虑的是我的病人的健康。
凡是信托于我的秘密我均予以尊重。

我将尽我的一切能力维护医务职业荣誉和崇高传统。

我的同行均是我的兄弟。

在我的职责同我的病人之间不容许宗教、国籍、种族、政党政治和社会党派的考虑渗进去。

即使受到威胁,我也将以最大的努力尊重从胎儿开始的人的生命,绝不利用我的医学知识违背人道法规。

我庄严地、自主地并以我的名誉做出上述保证。

悉尼宣言

(1968年8月澳大利亚悉尼世界医学会第22次会议采纳关于死亡的确定)

1. 在大多数国家,死亡时间的确定将继续是医师的法定责任。通常,他可以用所有医师均知晓的经典的标准无需特别帮助地确定病人的死亡。

2. 然而近代的医学实践使得进一步研究死亡时间成为必要。

(1)有能力人工地维持含氧血液循环通过不可恢复性损伤的组织。

(2)尸体器官的应用,如作移植用的心或肾脏。

3. 问题的复杂性在于:死亡是在细胞水平上的逐渐的过程;组织对于氧供断绝的耐受能力是不同的。但是临床的兴趣并不在于维持孤立的细胞而在于病人的命运。这里,不同细胞或组织的死亡时刻不是那么重要的。因为不管采用什么复苏技术,生命总归是确定无疑的不可恢复了。

4. 死亡的确定应建立在临床诊断和必要的辅助诊断上,近来最有帮助的是脑电图。然而还没有一种技术性的标准完全满足目前医学的状况,也没有一种技术操作能取代医师的全面临床判断。若涉及器官移植,那么应由两名以上的医师做出死亡诊断,而且医生对死亡的确定不能与移植手术发生直接的联系。

5. 人的死亡时刻的确定使得停止抢救在伦理上被许可。并且如果履行了通行的法律,则在法律允许的国家内从尸体中取出器官被许可。

赫尔辛基宣言

——关于人体医学研究的伦理准则

(1964年6月芬兰赫尔辛基第18届世界医学协会联合大会正式通过;1975

年10月日本东京第29届世界医学协会联合大会,1983年10月意大利威尼斯第35届世界医学协会联合大会,1989年9月中国香港第41届世界医学协会联合大会,1996年10月南非希萨默塞特第48届世界医学协会联合大会,2000年10月苏格兰爱丁堡第52届世界医学协会联合大会修订)

一、引言

1. 世界医学协会已将《赫尔辛基宣言》发展成为一份伦理原则的声明书,为医生和其他从事人体医学研究的人员提供指导,人体医学研究包括可识别的人体物质和可识别的数据研究。

2. 增加和保障人们的健康是医生的职责。医生应奉献其知识与良心以履行其职责。

3.《世界医学协会日内瓦宣言》以"病人的健康是本人应首先考虑的因素"作为约束医生行为的准则;《国际医学伦理准则》声明:"医生在为病人治疗以减轻他们的身心痛苦时,唯以病人的利益为重。"

4. 医学的进步基于科学研究,而科学研究最终在某种程度上取决于人体实验。

5. 在人体医学研究中,考虑受试者的健康应优先于科学和社会的利益。

6. 有关人体医学研究的主要目的旨在改善预防、诊断和治疗方法,提高对疾病病源和疾病发生因素的认识。即使这些方法已日臻完善,还是应该通过对这些方法的有效性、功效、易理解性和质量的研究而不断地向其挑战。

7. 在现阶段的医学实践的研究中,大多数的预防、诊断和治疗的方法都含有风险和责任。

8. 医学研究须遵从既促进对所有的人的尊重,又保护他们的健康和权利的伦理标准。参加研究的人们有时很脆弱,需要给予特别的保护。必须意识到经济条件差和治疗上不利的人群的特殊需求。需要给予特别关注的是那些自身无能力同意或拒绝同意参加研究的人、迫于压力而参加的人、参加研究又不能得益的人,以及既参加研究又须治疗的人。

9. 研究人员必须了解他们国家和国际社会对有关人体研究在伦理、法律和法规上的要求。任何国家的伦理、法律和法规若降低或取消本宣言阐述的关于保护受试者的原则要求,都是不能允许的。

二、医学研究的基本原则

10. 在医学研究中,医生的职责是保护受试者的生命、健康、隐私和尊严。

11. 有关人体的医学研究必须遵照普遍接受的科学原理,并且基于详尽的科学文献知识、其他相关的信息来源和充分的实验,包括适当的动物实验。

12. 医学研究或许对环境有一定的影响,所以进行实验时要保持恰如其分的谨慎,同时也应善待用于实验的动物。

13. 人体实验的每一个步骤的设计和操作都必须在实验方案中系统阐明。特别设立的伦理审查委员会将对方案进行分析、评价和指导,待合适时予以批准。伦理审查委员会必须独立于研究者、主办者,或避免来自其他方面的影响,但也须遵守进行实验的国家的法律和法规。伦理审查委员会有权监管正在进行的实验,研究者有责任将监管的信息,尤其是一些相关的不良事件提供给伦理审查委员会。研究者还应向伦理审查委员会提供有关资金、主办单位、机构成员、其他潜在的利益冲突和对受试者激励的信息,以供审查。

14. 研究方案应该包括相关的伦理思考的陈述,并明确表明完全符合本宣言所阐述的原则。

15. 有关人体的医学研究应该由合格的科学人员来操作,并由临床医学专家监督。即使受试者对研究给予知情同意,研究者仍应承担对受试者的责任,而不应是受试者本人负责。

16. 每一个有关的人体的研究都应该事先认真地评估该研究会给受试者或其他人带来怎样的风险和负担,并与可预见的利益相比较,这也包括参加医学实验的健康志愿者。所有的研究设计应该是普遍可行的。

17. 医生只有在对人体研究中将出现的风险有信心做出充分的评估,并且能够满意地加以控制时,才能从事有关的研究。假如发现风险超过潜在的利益,或有确切的证据表明只有负面的利益,就应该中止其研究。

18. 只有在研究目的的重要性超过其给受试者带来的固有风险和负担时,才能进行相关的人体研究。特别是对有健康志愿者参与的研究尤为重要。

19. 只有具有这样的可能性,即参加医学研究的对象能够从实验结果中受益时,此类研究才会是正当的、有效的。

20. 在研究项目中,受试者必须是志愿者和知情的参与者。

21. 受试者保护自己尊严的权利应该得到尊重。要采取防范措施确保他们的隐私得到尊重。个人资料得到保密,并将研究对受试者的身心健康和人格的不良影响减少到最小的地步。

22. 在任何的人体研究中,每一位可能的受试者都必须被充分告知研究的目的、方法、资金来源、可能的利益冲突、研究机构成员、预期的收益和潜在的风险,以及将会带来的不适。另外还应知道放弃参加实验的权利,或他们可以在任何时候退出研究而不受到报复。只有在确定受试者已经了解上述信息后,医生才能获取受试者任何形式的知情同意,当然最好是书面的知情同意。如果不能得到书面的知情同意,非书面的知情同意必须有正式的文件证明和见证人。

23. 在得到受试者的知情同意时,医生应该特别注意是否受试者和医生之间存在一种依赖关系或受试者被迫做出知情同意。在这种情况下,应该由一名不能参与实验并且独立于双方关系之外,又很好掌握知情原则的医生来获得受试者的知情同意。

24. 对于一个缺乏法律行为能力、身体和智能上无法予以知情同意的受试者,或没有法律行为能力的未成年人,研究人员必须依据法律规定,从这些人的法定委托人那里获得知情同意。这种类型的人一般不应该参与医学研究,除非医学研究对促进这些人的健康是必需的。并且不能由具有法律行为的人所取代。

25. 如果一位缺乏法律行为能力的受试者,如未成年人有能力自主决定参加研究的,研究人员还必须得到他的法定监护人的知情同意。

26. 如果有关的形容不可能得到代理人的知情同意或预先的知情同意,只有在受试者的身体和状况妨碍其做出知情同意是不可避免的特点时方能开展研究。这种因受试者的身体条件导致不能做出知情同意的特定理由,应该写在实验方案中以备伦理审查委员会的审查和通过。实验方案应该声明知情同意仍然需要,研究人员必须尽早得到受试者或其法定代理人的知情同意。

27. 研究报告的作者和出版商都具有伦理责任。研究结果发表时,研究人员有义务确保结果的正确性。有利和不利的结果都应该全部发表或以其他方式对外公开。资金来源、研究机构成员和任何可能的利益冲突应该在出版物中做出表达。跟本宣言所列的原则不符的实验报告不允许发表。

三、医学研究和医学治疗相结合的附加原则

28. 只有在某一医学研究被证明有潜在的预防、诊断和治疗价值时,医生才可以将研究和治疗相结合。研究和治疗一旦结合在一起,附加原则就被用来保护作为受试者的病人。

29. 一种新方法所带来的利益、风险、负担和效用,应当和现行最好的预防、诊断和治疗的方法所具有的利益、风险、负担和效用进行对照实验。这一原则不排除安慰剂的使用或不予以治疗,只要在研究中证明没有预防、诊断和治疗方法的存在。

30. 在研究结束时,应保证每个参加研究的病人都能得到已为研究所确认的被证明为最好的预防、诊断和治疗方法的机会。

31. 医生应该详尽地告诉病人,治疗的哪一些方面是和研究相关的。而病人拒绝参加研究绝不应该影响到病人和医生之间的关系。

32. 在治疗病人期间,当证明不存在预防、诊断和治疗的方法,或这些方法不起任何作用,医生如果根据自己的判断,认为有挽救病人生命的希望,以恢复他们的健康或减轻他们的痛苦,在征得病人的知情同意后,完全可以运用未被论证的新的预防、诊断和治疗措施。如果可能,这些方法应该被作为研究的课题,做出安全性的功效性评估的设计。所有的医案和新的信息应该被记录下来,适当的时候可以发表。本宣言中其他相关的指导性原则都应遵守。

夏威夷宣言

(1977 年在夏威夷召开的第 6 届世界精神病学大会上一致通过)

人类社会自有文化以来,道德一直是医疗技术的重要组成部分。在现实社会中,医生持有不同的观念,医生与病人之间的关系很复杂。由于可能用精神病学知识、技术做出违反人道原则的事情,所以今天比以往更有必要为精神病科医生定出一套高尚的道德标准。精神病科医生作为一个医务工作者和社会的成员,应探讨精神病学的特殊道德含义,提出对自己的道德要求,明确自己的社会责任。

为了确立本专业的道德内容,以指导和帮助各个精神病科医生树立应有的道德准则,兹作如下规定:

1. 精神病学的宗旨是促进精神健康,恢复病人自理生活的能力。精神病科医生应遵循公认的科学、道德和社会公益原则,尽最大努力为病人的切身利益服务。为此目的,也需要对保健人员、病人及广大公众进行不断的宣传教育工作。

2. 每个病人应得到尽可能好的治疗。治疗中要尊重病人的人格,维持其对生命和健康的自主权利。精神病科医生应对病人的医疗负责,并有责任对病人进行合乎标准的管理和教育。必要时,或病人提出的合理要求难以满足,精神病科医生即应向更有经验的医生征求意见或请会诊,以免贻误病情。

3. 病人与精神病科医生的治疗关系建立在彼此同意的基础上。这就要求做到互相信任,开诚布公,合作及彼此负责。病重者若不能建立这种关系,也应像给儿童进行治疗那样,同病人的亲属或为病人所能接受的人进行联系。如果医生和病人关系的建立,并非出于治疗目的,例如在司法精神病业务中所遇到的,则应向所涉及的人员如实说明此种关系的性质。

4. 精神病科医生应把病情的性质,拟做出的诊断、治疗措施,包括可能的变化以及预后告知病人。告知时应全面考虑,使病人有机会做出适当的选择。

5. 不能对病人进行违反其本人意愿的治疗,除非病人因病重不能表达自己的意愿,或对旁人构成严重威胁。在此情况下,可以也应该施以强迫治疗,但必须考虑病人的切身利益。且在一段适当的时间后,再取得其同意,只要可能,就应取得病人或亲属的同意。

6. 当上述促使强迫治疗势在必行的情况不再存在时,就应释放病人,除非病人自愿继续治疗。在执行强迫治疗和隔离期间,应由独立或中立的法律团体对病人经常过问。应将实行强迫治疗和隔离的病人情况告知上述团体,并允许病人通过代理人向该团体提出申诉,不受医院工作人员或其他任何人的阻挠。

7. 精神病科医生绝不能利用职权对任何个人或集体滥施治疗,也绝不允许以不适当的私人欲望、感情或偏见来影响治疗。精神病科医生不应对没有精神病的人采用强迫的精神病治疗。如病人或第三者的要求违反科学或道德原则,精神病科医生应拒绝合作。当病人的希望和个人利益不能达到时,不论理由如何,都应如实告知病人。

8. 精神病科医生从病人口里获悉的谈话内容,在检查或治疗过程中得到的资料均予以保密,不得公布。要公布得征求病人的同意。如因别的普遍理解的重要原因,公布后随即通知病人有关泄密内容。

9. 为了增长精神病学知识和传授技术,有时需要病人参与其事。在病人服务于教学,将其病历公布前,应事先征得同意,并应采取措施,不得公布姓名,以保护病人的名誉。在临床研究和治疗中,每个病人都应得到尽可能好的照料。把治疗的目的、过程、危险性及不利之处全告诉病人后,接受与否应根据自愿:对治疗中的危险及不利之处与研究的可能收获,做出适度的估计;对儿童或对其他不能表态的病人,应征得其亲属同意。

10. 每个病人或研究对象在自愿参加的任何治疗、教学和科研项目中,可因任何理由在任何时候自由退出。此种退出或拒绝,不应影响精神病科医生继续对此病人进行的帮助。凡违反本宣言原则的治疗、教学或科研计划,精神病科医生应拒绝执行。

2000 年生命伦理学吉汉宣言

(2000 年世界生命伦理学大会通过)

2000 年 6 月,世界生命伦理学大会在西班牙吉汉市召开,国际生命伦理学会科学委员会通过并宣布:坚决主张科技必须考虑公共利益。

（一）再承认

1. 1948 年 12 月 10 日联合国大会公布的全球人权宣言。

2. 1997 年 11 月 11 日联合国教科文组织（UNESCO）的全球人类基因组与人权宣言。

3. 1997 年 4 月 4 日欧洲理事会人权与生物医学阿斯杜利阿斯公约。

（二）意识到

生物学与医学的巨大进展。保证人权的迫切需要,滥用这个进展可能给人类带来的危险。

（三）肯定

生命伦理学在科技进步方面对公众的启蒙作用。

（四）科学委员会提出如下的意见和推荐

1. 生命学科及其技术应该服务于人类福利、所有国家的可持续发展、世界和平以及自然界的保护与保持。这意味着发达国家应该与地球上处于不利地位地区的居民共享生命科学及其技术的利益、服务于人类的福利。

2. 生命伦理学的一项重要任务是在上述宣言和公约所宣布的价值和伦理原则方面使生物医学科学及其技术的应用与人权相协调,尽力使之成为保护人类的重要的第一步。

3. 生命伦理学的教学应该进入教育系统,应该是可理解的和准确的教科书的对象。

4. 社会的所有成员应该接受有关科学进展、生物技术及其产品的适当的、可理解的一般信息。

5. 应该鼓励专业化的和公众的辩论去引导意见、态度与建议。这种辩论将包括不同学科的专家、不同背景的公民以及媒体的专业人员,可以取长补短。

6. 在促进公正与团结原则的同时,应该保证实行个人自主。人的个性与特性应该同样地予以尊重。

7. 每个人都有权利获得最佳的医疗保健。病人与医生应该一起决定前者医疗处理的范围。病人在表达其自由同意之前应使之充分知情。

8. 人类基因组是全人类的遗产,就其本身来说是不能有专利的。

9. 辅助生殖技术的基本目的是通过医疗解决人类不育的后果,可在其他医疗处理证明不适合或无效时用来促进生育。辅助生殖技术也可用于诊断和处理遗传病以及用于核准的研究。

10. 通过克隆产生相同人类的个体应予禁止。为治疗目的而应用干细胞则应予允许,假如这不涉及破坏胚胎。

11. 考虑到科学自由与尊重人类的尊严,人体上的研究应予进行。这一定要事先获得独立伦理委员会的批准。必须使受试者充分知情,自由表示同意。

12. 经过遗传修改的食品首先应按当前最佳科学知识检验其对人类健康与自然界的安全性。只有在关于信息、预防、安全与质量的所有必需的要求得到之后,它们才可予以生产而进入市场。生物技术必须遵守预防原则。

13. 人体器官买卖应予以禁止。在对人体进行临床试验之前应进一步研究异种移植。

14. 为深入分析临终关怀问题不同的伦理、文化观念,并为评估使这些问题得到协调的途径,应继续进行临终关怀问题的伦理辩论。

15. 以推进生命伦理学的普及为目的,应努力使目前有着不同术语的要领协调、统一起来。在这个领域尊重社会文化特性是必不可少的。

联合国教科文组织国际生命伦理委员会
关于知情同意的报告(摘译)

一、总体框架

1. 知情同意原则是现代医学伦理学的一项基本原则,它也是基于个人自主权的现代医学伦理学诞生的标志。《纽伦堡宣言》强调,生物医学研究必须坚持知情同意原则。二战后所发生的种种违背人道的科学研究行为也再次强调了知情同意原则的重要性,从临床实践看,知情同意原则是病人权利运动的产物,也是新兴的生物医学技术发展要求由病人自己对复杂的卫生保健选择做出决定的必然结果。知情同意原则的实践应用,改变了传统的家长式卫生保健医患关系。

2. 个人同意构成了一个基本原则,即医疗实践活动必须遵循《世界生命伦理和人权宣言》的基本原则。同意的原则与自主原则密切相关,也是确保人权和尊重人的尊严的表现。

3. 自主性意味着责任。对一个人来说,决定的能力表明他要承担其行动的后果,在医疗情况下,这种能力是令人敬畏的。因此,必须强调,个人需要被告知其选择将会产生的结果,这就要求思考有关知情内容、获得同意的条件。

4. 尊重个人做出决定的自主权,是与1948年的《世界人权宣言》中的第一条紧密相关的,它强调所有的人生而自由、平等,拥有尊严和权利,具有理性和意识,并以兄弟般的精神来对待他人。

5. 自主和责任之间的紧密联系表明,同意是由个人在自由状态下做出的,这种自由状态是,提供了最清晰的信息、个人自己的理解能力未遭破坏、个人自己能评判病患及其发展的后果、个人自己能理解可能的选择性治疗的优劣。

二、知情同意

(一)知情内容

1. 知情同意必须建立在适当的知情基础上。作为一项基本原则,个体必须获得可理解的、相关的、有序的和为个人定制的信息,以便个体能够做出是否接受医疗干预或参与科学研究的决定。

2. 在病人同意有关医疗干预的情况中,必须被告知下面这些重要因素:诊断和预后;干预的本质和过程。干预的预期好处,干预可能带来的副作用,选择性干预的可能性、好处与风险。医学干预涉及专业人员的经验与能力。以及他们可能获得的经济好处时,也必须予以告知。

3. 在科学研究中,必须告知参与者研究的目的、方法和过程,以及对参与者或其他人可能带来的好处或风险。

4. 如果没有获得同意,不得对病人有任何歧视和任何不当关怀。在研究中,也应同样遵循该原则。拒绝参与研究的人不能因其决定而导致对其不利,而应继续给予其条件许可的关怀。

5. 最后,应该告知个体,无论是在科学研究中,还是在预防性、诊断性和治疗性的医疗干预活动中,其都可随时撤销同意而不需要任何理由,且不会遭到任何不利或遭受偏见。

(二)获得同意的条件

1. 在医疗干预或科学研究中,有责任事先获得同意。

2. 尽管医患关系存在着不对称性,但依然要强调双方的信任和对尊重的信任。因此,要鼓励医患之间建立合作关系,而不是家长式关系。

3. 对医生来说,给予病人以信息告知,不仅仅是一种管理程序或法律责任,而是一种对医生与病人间信任关系的承认。应根据病人情况适当给予病人以告知的信息,在严重疾病的情况下,告知是否得体、告知时的用词选择都格外重要。

4. 关于一项医疗干预或者科学研究所涉及风险的陈述,是个微妙的步骤。一些国家,在医疗事故案例中,如果医生没有将临床治疗中的预期风险告知病人的话,法院就会判定医生有罪。但由于所列出的有关干预风险的清单也会导致病人过度恐惧,因此,必须给予病人有关其疾病的知识,避免造成病人情感创伤。

5. 在知情同意过程中,病人或研究活动的参与者可能会对来自医生或研究者所陈述的对象、风险、好处和预期结果,甚至对自己的权利都产生疑问,在这种情况下,就需要一位调解者给病人或研究参与者来分析告知信息,从而使同意更易理解。

(三)表达同意的方式

1. 同意的表达应是在对个体意志无疑问的情况下做出的。表达同意可以是书面的、口头的甚至是姿势动作,这些方式都因不同环境和不同文化而异。

2. 在世界不同地区存在着不同的表达同意方式。事实上,许多国家视书面同意为最高证明。在一些国家,当要求个体写下书面承诺却隐含着不信任、不确定以及对个体的冒犯时,就认可口头同意。

3. 表达同意的一种特别方式是使用预先条款。在个体因其无能力(濒危或无意识)而无法给出明确的同意时,考虑到对其健康的决定,预先条款逐渐被视为一种表达个人自主性的方式,它们包含个体要求或拒绝医学性或非医学性治疗、医学性或非医学性干预等指令。

4. 预先条款主要有两种类型:(1)涉及确定性情景的指令性条款;(2)作为无能力同意的病人的代理者所做的指令。两种类型都应该有效覆盖各种可能的需要或面临的各种情形。

5. 预先条款和指令可适用于所有医疗情形。包括涉及生命终止,以及个人因评判能力退化而无法表达知情同意的情形。

6. 预先条款的做出,必须是在个人不受任何来自家庭或环境因素影响的情况下的同意。必须规定,在一个确定时期(通常为 3~5 年)内,预先条款是有效的,并且个体可以随时按其意愿修改或撤销。

7. 处理预先条款和代理人的管理、程序在不断发展并引发了争议。一些国家并没要求将这种条款附加在同意表格的条件中;根据其他人的意愿,不需要建立正式文件;而且,只要有可靠证据能证明这种同意的存在,即便它们没有写下来,也会得到充分考虑。然而,在另外一些国家,根据法律,预先条款或代理人证明必须以书面方式写入正式文件中。

8. 在慢性疾病的继续观察以及在长期的治疗性关系框架中,只要对病人继续调查和治疗的话,并不要求有正式而重复的同意。如果出现新方法(药物、手术可能性),就必须更新原有的告知信息,并以同意的术语来询问是否改变了什么。

9. 上述条例所陈述的并不意味着不需要将相关信息多次告知病人,而是要明确病人的同意始终有效。这里要再次强调,通常病人并不能理解所有被告知的信息,更确切地说,是不能理解参与者第一次所告知的信息。因此,再次告知病人有关信息是明智的也是必需的。而这种再次告知可以采用其他形式。

（四）同意的撤销

1. 只要同意还没有被自由地撤销，只要同意所依赖的信息依然正确，那么同意就是有效的。同意可以随时撤销。病人是自主的，是能决定采取行动或不采取行动对他/她来说是最好的。

2. 如果病人撤销同意，正确的做法是，清晰而认真地告知病人这种撤销的后果，以使病人理解。

三、应用和推广

1. 同意与自主、责任密切相关，它是指一个同意接受医疗实验或参与科学研究的人所做的决定。虽然在实验和研究之前获得参与者的同意，但只要医疗干预或科学研究在继续的话，当事人必须继续这一同意。不过，同意可随时撤回。因此，为了确保病人理解其参与的实验或研究，应给予当事人机会以审查其同意。同样要强调的是，要定期重申原先基于知情而建立的同意。

2. 在科学研究中，同意原则的应用和执行，通常由各级伦理委员会审查。为了维护当事人在参与研究前的同意，维护其自由、表达和知情权，研究伦理既要求对提供给所有研究对象的信息予以评估，也要求对取得同意的程序予以评估。在许多情况下，伦理委员会还要求取得同意文件。

3. 要发展和普及知情同意的实践、执行的模式与程序，伦理委员会必须发挥积极作用，这种作用不仅仅体现在研究中，还应反映在医疗实验上。伦理委员会应确保所有做法遵循《世界生命伦理和人权宣言》的基本原则，并确保这些原则能在不同社会、文化和经济背景下得以运用。伦理委员会特别重要的积极作用是保护无能力表示同意者的权利和利益。

（一）信息提供者的教育

1. 在获得知情同意时，执行医疗实验或科学研究的人应顾及不同类别的做法、各种需特殊保护的对象及不同背景。获得同意也需要信心、保密和合作关系。所提供的资料，需要与病人相适应，而不应局限于一种程序方式。因此。获得同意需要特别的技巧，也具有敏感性。

2. 生命伦理教育和医疗教育应特别关注同意及获得同意的原则。知情同意的至关重要性，在现今的医疗保健和科学研究中应予以强调。应对获得同意给予培训并付诸实践。应该讨论和分析各类与敏感问题有关的做法、需特殊保护的对象和不同背景。

（二）交流：过程与材料

1. 运用同意原则是一个沟通过程，目的在于，使研究对象、病人或其代理人做出决定，并为这些决定承担责任。它不是一个孤立的时刻，而需要持续的努力，以确保信息能一直得以理解。

2. 为了促进获得同意的过程，研究人员和专业医护人员应扩展知情材料，以使研究对象和病人得以理解。

3. 同意原则的应用在不同情况下进行，因此，交流经验，并使经验能够公开提供，将十分有益。联合国教科文组织的全球伦理观察站，就能作为一个从众多成员国收集并提供经验的有用手段。例如在不同地区，用不同方式成立存放个案、模型和经验的数据库，出版有关来自不同文化传统的案例的手册。

（三）公共参与

1. 知情同意是一项基本原则。任何涉及研究和医疗实验的当事人，首先要提供基于充分知情的同意。这意味着，所有的人都应知道，必须尊重知情同意原则。因此，群体、社区、机构及企业、公众及个人都应认识到这一研究和医疗保健原则的重要性及相关性。

2. 伦理委员会在适当的水平可以发挥特殊作用，即促进关于同意原则的讨论，增进公众对知情同意原则的认识。

（四）国家作用

各国要积极参与对同意原则的解释和执行。这些条款应作为会员国的一个法律法规和决策框架。许多领域的经验已表明，各国只有通过教育、培训和信息等行动的支持，才能有效执行法律或法规，故各国应在促进生命伦理相关领域的教育、培训和信息方面承担重要责任。

国际人类基因组织（**HUGO**）关于遗传研究道德原则性声明（**1996**）

20 世纪 80 年代提出建议于 1990 年正式启动的人类基因组项目（Human Genome Project，HGP）有其特殊的目标，那就是鉴定所有人类基因并对整个基因组进行测序。在规划的 15 年内完成 HGP 将为生物学与医学提供一本原始资料集。然而在这个时间框架内不会知道所有基因单个和相互协作下的功能。也不会确定这些基因在世界范围的变异。

人类基因组多样性项目（Human Genome Diversity Proiect，HGDP）是一个国际

性的科学努力,它通过分析来自世界范围的群体、家庭和个人,调查人类这个物种基因组的变异,为 HGP 作补充。HGDP 承诺帮助我们了解人类的基本单位、人类的生物学史、群体迁移以及人类种种疾病的易感性或抵抗性。

1. HGP、HGDP 与其他遗传学研究引起了一些忧虑:

(1)担心基因组研究可能导向对个人和人群的歧视与打上烙印,以及被误用于助长种族主义;

(2)丧失为研究目的作发现的通道,特别是通过申请专利与商业化;

(3)把人类缩减为他们的 DNA 序列,并把社会与其他人类问题归之于遗传原因;

(4)缺少尊重群体、家庭和个人的价值、传统和道德原则;

(5)在遗传学研究的计划与实施中科学界与公众缺乏充分的交往。

国际人类基因组织(Human Genome Organization,HUGO)理事会请其由来自一些国家和一些专业的专家们组成的伦理、法律与社会问题委员会(Ethical,Legal and Social Issues Committee,HUGO — ELSI)提供指导与做法,可用于处理这些忧虑并保证在 HGP 和 HGDP 进行过程中使伦理标准得到满足。

2. HUGO — ELSI 委员会的建议基础:

(1)承认人类基因组是人类共同遗产的一部分;

(2)坚持人权国际规范;

(3)尊重参加者的价值、传统、文化与道德原则;

(4)接受并坚持人的尊严与自由。

3. HUG0 — ELSI 委员会具体建议:

(1)科学胜任是伦理研究一个必不可少的前提。这包括适当的培训、计划的制订、先导测试与现场测试以及通过持续评估进行质量控制。

(2)交流不仅要在科学上是正确的,而且是有关群体、家庭和个人可以理解的,而且要注意到他们的社会和文化的背景,交流是一个相互的过程:研究人员必须力求既能了解又能被了解。

(3)磋商应在吸收可能参加者之前,并应在整个研究过程中持续进行。文化规范各不相同,就如同对健康、疾病与残疾的概念,对家庭的概念以及个人地位与重要性的概念都有差异。

(4)同意参加的知情决定可以是个人的、家庭的或是社区与群体水平的。对研究性质、风险与利益以及任何其他情况的了解是决定性的。这种同意没有科学、医学或其他方面当局的强迫。在某些条件下并有正当的投机,为流行病学目的与监控进行匿名测试可以是例外的不需知情同意。

(5)参加者对所取得或获得的材料或信息的贮存或其他用途所做的任何选择应予尊重。告知或不告知结果或偶然发现的选择也应予以尊重。这种选择对其他研究人员和实验室具有约束力。这样,个人、文化和社区的价值可以得到尊重。

(6)对遗传信息保密,予以保证承认隐私并防止未经授权获得遗传信息。应该发展下列工作并在取样前到位:给这种信息加上密码,在控制下进入的程序以及转让和保存样本与信息的政策。对家庭成员现实的或潜在的利益应特别予以考虑。

(7)在信息的自由流转、进入和交换中,在个人、群体和研究人员之间以及在规划之间的协作,不仅对科学进展而且为所有参加者现在或未来的利益也是必要的。工业化国家与发展中国家之间的合作与协作应予促进。一种整体化的途径以及关于条件与赞同的标准化对保证充满活力的协作和成果的比较是必要的。

(8)任何现实的或潜在的利益冲突应在信息交流时并在达成协议之前予以披露。这种现实的或潜在的冲突还应在任何研究开始之前由一个伦理评估委员会予以评估。诚实与公正是伦理研究的基石。

(9)通过给予个别参加者、家庭和群体以补偿进行不适当的诱惑应予禁止。可是这个禁止不包括与个人、家庭、居民小组、社区或群体制订的预见技术转让的协议,当地培训,合资企业,提供医疗卫生服务或信息基础设施,费用补偿,或是为人道主义目的可能利用一定比率的任何税费。

(10)持续评估、看管和监控对落实这些建议是必要的。这种评估在可能的地方应包括这项研究参加者的代表。实际上,在没有持续评价的情况下,剥削、欺骗、抛弃以及被所有人滥用的可能性是不能忽视的。就像能力胜任那样,在国际合作的遗传研究中持续评估对于尊重人的尊严是绝对必要的。

人体生物医学研究国际伦理指南

国际医学科学组织理事会(CIOMS)与世界卫生组织(WHO)合作完成

准则1　涉及人的生物医学研究的伦理学论证和科学性

涉及人的生物医学研究的伦理学论证基于有希望发现有利于人民健康的新途径。这类研究只有当它尊重和保护受试者,公正地对待受试者,而且在道德上能被进行研究的社区接受时,其合理性才能在伦理上得到论证。此外,科学上不可靠的研究必然也是不符合伦理的,因为它使研究受试者暴露在风险面前而并无可能的利益。研究者和资助者必须确保所建议的涉及人类受试者的研究符合普遍接受的科学原则,而且是建立在对有关科学文献充分通晓的基础上。

准则2 伦理审查委员会

所有涉及人类受试者的研究申请书必须呈送给一个或更多个科学与伦理审查委员会,以便对其科学价值和伦理可接受性进行审查。审查委员会必须独立于研究组之外,委员会从研究中可能获得的直接经济利益或其他物质利益不应影响其审查结果。研究者在进行研究之前必须得到伦理委员会的批准或准许。伦理审查委员会必要时应该在研究过程中作进一步审查,包括监督研究过程。

准则3 由外部资助的研究的伦理审查

外部资助机构和各研究者应向资助机构所在国呈送一份研究方案,进行伦理和科学审查,所采用的伦理标准应该和资助机构所在国的研究一样严格。东道国卫生当局和全国性或地方性伦理审查委员会应该确保该研究建议符合东道国的健康需求和优先事项,并达到了必需的伦理标准。

准则4 个人的知情同意

对所有涉及人的生物医学研究,研究者必须取得未来受试者的知情同意,或在其无知情能力时,取得按现行法律合法授权的代表的准许。免除知情同意是少见的或例外的,在各种情况下都必须取得伦理审查委员会的批准。

准则5 获取知情同意:应提供给未来研究受试者的基本信息

在请求每个人同意参与研究之前,研究者必须以其能够理解的语言或其他交流方式提供以下信息:

1. 所有的人都是被邀请参加研究的,为何考虑其适于参加本研究,说明参加是自愿的;

2. 所有的人均可自由地拒绝参加,也可随时撤出研究,而不会受到处罚,也不会失去本应授予的利益;

3. 说明研究目的,由研究者和受试者实施的程序,解释研究和常规医疗有何不同;

4. 关于对照试验:解释研究设计的特点(如随机双盲对照),以及受试者将不被告知所指定的治疗,直至研究结束和解盲;

5. 参与研究的预定期限(包括到研究中心来的次数、时间和总共需要的时间),以及受试者提前结束实验的可能性;

6. 是否要以货币或其他物品作为参与研究的回报,如果有,说明种类和数量;

7. 在研究结束后,受试者将被告知总的研究发现,以及和个人特殊健康状态有关的发现;

8. 受试者有权要求获得其数据,即使这些数据还没有直接应用价值(除非伦

理审查委员会批准数据暂时或永远不公开,在此情况下应该通知受试者,并说明不公开的理由);

9. 参与研究对受试者(或其他人)有何可预见的风险、痛苦、不适或不便,包括对受试者配偶或伴侣的风险、健康或福利的影响;

10. 参与研究对受试者是否有直接的预期利益;

11. 本研究对社区或全社会的预期利益,以及对科学知识的贡献;

12. 当研究结束且研究产品或干预措施已证明安全有效时,它们是否会提供给受试者,何时、如何提供,以及是否要付钱;

13. 是否有现在可得到的其他干预措施或治疗方法;

14. 关于确保尊重受试者隐私和能识别受试者身份的记录的保密规定;

15. 说明研究者保守秘密的能力会受到法律或其他方面的限制,以及违反保密的可能后果;

16. 说明使用遗传检验结果和家庭遗传信息的有关政策,对未经受试者同意而泄露其遗传检验结果(如向保险公司或雇主泄露)是否已有预防措施;

17. 说明研究资助者,研究者隶属单位,研究基金的性质和来源;

18. 说明有可能为研究目的而使用(直接使用或二次使用)医疗过程中取得的受试者的病历或生物标本;

19. 说明是否有计划在研究结束时将研究中收集的生物标本销毁,如果无此计划,说明有关标本保存的细节(何处保存,如何保存,保存多久,及最后处置)和将来可能的使用,以及受试者有权对将来的使用作决定,有权拒绝保存或要求把材料销毁;

20. 说明是否有可能从生物标本中研发出商业产品,受试者是否将从这些产品的开发中获得货币或其他利益;

21. 说明研究者是否仅作为研究者,还是既作为研究者又作为受试者的医生;

22. 说明研究者向受试者提供医疗服务的责任范围;

23. 说明对与研究有关的某些特殊类型的伤害或并发症将提供免费治疗,治疗的性质和期限,医疗机构名称或个体医生姓名,以及该治疗的资金有无问题;

24. 说明一旦这类伤害造成丧失能力或死亡,受试者或受试者的家庭、被抚养者将以什么方式、由什么机构得到赔偿(抑或并无提供此类赔偿的计划);

25. 说明在未来受试者被邀请参与研究的国度里,索赔权是否有法律保证;

26. 说明本研究方案已获伦理审查委员会批准或准许。

准则6 获取知情同意:资助者和研究者的义务

资助者和研究者有以下责任:

1. 避免毫无理由的欺骗、不正当影响或恐吓；

2. 只有在确定了未来受试者对有关事实及参与研究的后果已有充分理解，并有充分机会考虑是否参加研究之后，才能去征求其同意；

3. 一般规定是从每个未来受试者获取已签名的同意书，作为知情同意书的证据，研究者对这一规定的任何例外均应说明理由，并应取得伦理审查委员会的批准；

4. 如果研究条件或程序有了明显变动，或者获得了可能影响受试者愿意继续参加研究的新信息时，应更新每个受试者的知情同意书；

5. 在长期研究项目中，应按预先定好的间隔期与每个受试者续签知情同意书，即使研究目的和设计并无变动。

准则7　诱导参与研究

受试者可因收入上的损失、旅行费用和其他由于参与研究带来的支出而得到偿还；他们还可享受免费医疗服务。特别是不能从研究中获得直接利益的受试者，可以因研究带来不便或花费时间而付给酬金。但是，所付的酬金不应太多，所提供的医疗服务也不应太广泛，以免诱导未来受试者同意参与研究，而违反其更好的判断（"不正当诱导"）。所有的支付、偿还或医疗服务均应得到伦理审查委员会的批准。

准则8　参与研究的利益与风险

在涉及人的生物医学研究中，研究者必须保证对潜在的利益与风险已作了合理权衡，且风险已最低化。

1. 能为受试者个人带来直接诊断、治疗或预防利益的干预措施或操作应该进行论证，以确定就风险和利益而言，它们对受试者个人是否和现有的其他方法至少同样有利。对这类"有利的"干预措施或操作的风险必须联系它们对受试者个人的预期利益来进行合理性论证。

2. 对受试者没有直接诊断、治疗或预防利益的干预措施的风险，必须联系它们对社会的预期利益（即可普通化的知识）来进行论证。这类干预措施带来的风险对于所得的知识而言必须是合理的。

准则9　当研究涉及无知情同意能力的人时对风险的特殊限制

当以无知情同意能力的个人为研究受试者在伦理和科学上得到合理性论证时，那些对受试者个人无直接利益的研究所带来的风险既不多见于也不大于对这些人的常规医学或心理学检查的风险。比这类风险轻微或很小增高的风险可能也是允许的，如果这种增高有压倒性的科学或医学上的根据，而且伦理审查委员会已予批准。

准则 10　在资源贫乏的人群和社区中的研究

在资源贫乏的人群或社区进行研究之前,资助者和研究者必须尽最大努力来确保:

1. 研究是为了针对该人群和社区的健康需求和优先事项;

2. 为了该人群或社区的利益,所研发的任何干预措施和产品或所产生的任何知识都将能为该人群或社区合理可得。

准则 11　临床实验中对照组的选择

作为一般规则,在诊断、治疗、预防性干预实验中,对照组的受试者应该接受一种已证明有效的干预措施。在某些情况下,使用另外一种对比措施,如安慰剂或"无治疗",在伦理上是可接受的。

安慰剂可用于:

1. 当没有已证明有效的干预措施时;

2. 当不给予已证明有效的干预措施至多只会使受试者暴露于暂时的不适或延缓症状的缓解时;

3. 当用已证明有效的干预措施作为对比不能产生科学上可靠的结果,而使用安慰剂不会增加任何使受试者蒙受严重或不可逆性伤害的风险时。

准则 12　研究受试者群体选择中负担和利益的公平分配

研究受试者群体或社区的选择应该使研究的负担和利益能够公平分配。如果将某些能够从研究中获益的群体或社区排除在外,必须有合理性论证。

准则 13　涉及脆弱人群的研究

如要征募脆弱个人作为研究受试者,必须有特别的合理性论证。他们一旦被选中,必须采取保护他们权利和福利的严格措施。

准则 14　涉及儿童的研究

在进行涉及儿童的研究之前,研究者必须保证:

1. 以成人为受试对象,研究不能同样有效地进行;

2. 研究目的是为了获得与儿童健康需求有关的知识;

3. 每个儿童的父母或法定代理人已给予允许;

4. 已取得在儿童能力范围内的同意(赞同);

5. 儿童拒绝参与或拒绝继续参与研究的意愿将受到尊重。

准则 15　因精神和行为疾患而无充分知情同意能力的人的研究

在对因精神或行为疾患而无足够知情同意能力的人进行研究之前,研究者必须保证:

1. 如果该研究能在有充分知情同意能力的人身上进行得一样好,则不应以上

述人群作为研究受试者;

2. 研究的目的是为了获得与精神或行为疾患病人的特殊健康需求有关的知识;

3. 已在每个受试者的能力范围内取得其同意,未来受试者拒绝参与研究的意向必须受到尊重,除非在例外的情况下,即没有其他合理的医学治疗方法,且当地法律允许推翻受试者的反对意见时;

4. 当未来受试者缺乏同意能力时,可由一名适当的家庭成员或法律授权的代表按照现行法律给予同意。

准则16　妇女作为研究受试者

研究者、资助者或伦理审查委员会不应将育龄妇女排除在生物医学研究之外。在研究期间有可能怀孕,本身不应成为排除或限制其参与的理由。但是,对妊娠妇女及其胎儿风险的详尽讨论,是使妇女能对参与临床实验做出理性选择的前提。在这种讨论中,如果参与研究可能对在研究中怀孕的妇女及其胎儿构成危险,则资助者/研究者应该保证在研究开始之前向未来受试者提供妊娠实验和有效避孕方法。如果由于法律或宗教原因做不到这点,研究者就不应该征募可能怀孕的妇女参与这种可能有危险的研究。

准则17　孕妇作为研究受试者

孕妇应该认为是符合参与生物医学研究条件的。研究者和伦理审查委员会应该确保怀孕的未来受试者充分了解参与研究对她们自己、对其妊娠、对胎儿、对其以后的子女以及对其生育能力的利益和风险。

对这一人群的研究只有当其和孕妇及其胎儿的特殊健康需求有关,或和一般孕妇的健康需求有关时才能进行,并且还应尽量得到动物实验特别是致畸和致突变风险的可靠的证据的支持。

准则18　保密

研究者必须建立对受试者的研究数据保密的可靠保护措施。受试者应被告知研究者维护保密性的能力受到法律或其他方面的限制,以及违反保密可能造成的后果。

准则19　受伤害的受试者获得治疗与赔偿的权利

研究者应该确保,研究受试者如因参与研究而受到伤害时,有权得到对该伤害的免费治疗,并得到经济或其他方面的援助,以公平地补偿他们造成的损伤、丧失能力或残疾。如果由于参与研究而死亡,他们所赡养的人有权得到赔偿。受试者不得被要求放弃赔偿的权利。

准则20　加强生物医学研究中伦理与科学审查的能力

许多国家缺乏能力来评价或确保在其法律制度下所建议或实施的生物医学研究的科学质量或伦理可接受性。在外部资助的合作性研究中,资助者和研究者有伦理学义务确保他们在这些国家所负责的生物医学研究对于全国的或地方的生物医学研究的设计或实施能力做出有效的贡献,并为这些研究提供科学与伦理审查和监督。

能力建设包括,但不限于以下活动:

1. 建立和加强独立的、有能力的伦理审查过程/委员会;

2. 加强研究能力;

3. 开发适于医疗保健和生物医学研究的技术;

4. 培养研究和医疗保健人员;

5. 教育研究受试者抽样的社区。

准则21 外部资助者提供医疗保健服务的伦理学义务

外部资助者有伦理学义务确保提供:

1. 对安全地实施研究十分重要的医疗保健服务;

2. 当受试者由于研究性干预而受到伤害时给予治疗;

3. 服务是资助者承诺中的必要部分,使作为研究成果的研发产品或有利干预措施能成为有关社区或人群中合理可得。

国际护士道德守则

护士的基本任务有四个方面:增进健康,预防疾病,恢复健康和减轻痛苦。

全人类都需要护理工作。护理从本质上说就是尊重人的生命,尊重人的尊严和尊重人的权利。不论国籍、种族、信仰、肤色、年龄、性别、政治或社会地位,一律不受限制。

护士们向个人、家庭和社会提供卫生服务,并与有关的群体进行协作。

1. 护士与人

(1)护士的主要任务是向那些要求护理的人负责。

(2)护士做护理时,要尊重个人的信仰、价值和风俗习惯。

(3)护士要保守个人的秘密,在散播这些秘密时必须作出判断。

2. 护士与临床实践

(1)护士的基本任务就是护理,必须坚持学习,做一个称职的护士。

(2)护士要在特殊情况下仍保持高标准护理。

（3）护士在接受或代行一项任务时,必须对自己的资格作出判断。

（4）护士在作为一种职业力量起作用时,个人行动必须时刻保持能反映职业荣誉的标准。

3. 护士与社会

护士们要和其他公民一起分担任务,发起并支持满足公众的卫生和社会需要的行动。

4. 护士与合作者

（1）护士在护理及其他方面,跟合作者保持合作共事关系。

（2）当护理工作受到合作者或某些人威胁的时候,护士要采取适当措施保卫个人。

5. 护士与职业

（1）在护理工作和护理教育中,在决定或补充某些理想的标准时,护士起主要作用。

（2）在培养职业知识核心方面,护士起积极作用。

（3）护士通过职业社团,参与建立和保持护理工作中公平的社会和经济方面的工作条件。